“医者的菩提”丛书

编委会名单

YI ZHE DE PU TI

· 医者的菩提 ·

医学创新的轨迹

段志光　主　编

中国协和医科大学出版社

图书在版编目（CIP）数据

医学创新的轨迹／段志光主编．—北京：中国协和医科大学出版社，2009.11
（医者的菩提）
ISBN 978-7-81136-271-8

Ⅰ．医…　Ⅱ．段…　Ⅲ．医学史-世界-文集　Ⅳ．R-091

中国版本图书馆 CIP 数据核字（2009）第 197514 号

·医者的菩提·
医学创新的轨迹

主　　编：段志光
责任编辑：韩　鹏　苏静静

出版发行：中国协和医科大学出版社
（北京东单三条九号　邮编 100730　电话 65260378）
网　　址：www.pumcp.com
经　　销：新华书店总店北京发行所
印　　刷：北京丽源印刷厂

开　　本：700×1000 毫米　1/16 开
印　　张：14
字　　数：230 千字
版　　次：2009 年 11 月第一版　　2009 年 11 月第一次印刷
印　　数：1—3000
定　　价：28.00 元

ISBN 978-7-81136-271-8/R·271

丛书前言

《医学与哲学》杂志是一本属于人文性质的刊物。在近30年的编辑生涯中，我读过和发表过许多讨论医学人文方面的优秀作品，其中一些文章令我久久难忘。因此，很久以来，就有一个愿望，想将其中一些最好的文章，集成一些册子，供医生们和在医科学校读书的同学们阅读。现在，由于中国协和医科大学出版社的努力和慷慨支持，这个愿望算是实现了，以《医者的菩提》命名的第一批五本这方面的书，终于和读者见面了。

出版社以“菩提”做为丛书的命名，也别有一番意境。“菩萨”是佛教用语，全称为“阿耨多罗三藐三菩提心”，意指觉悟的境界。用现代的语言来说，就是医生要以献身百姓大众的健康为最高意境，也就是我们今日所说的关爱生命、敬畏生命的人文精神。医学为何需要这种意境和精神呢？这是由医学职业的性质所决定的。一个病人坐在医生面前，医生说：张开嘴，把衣服掀起来，你就得张开嘴，将衣服掀起来；医生说，你有病，需要吃药，需要开刀，你就得吃药，接受手术；医生说，你得锯腿保住生命，你就得锯腿。从普通百姓到国家元首，都得像小羊羔一样，乖乖地听候医生的处置。在此种情况下，其他任何知识、权力都是无济于事的。这表明，医生对病人的生命和健康拥有至高无上的权力。既是权力，就需要有约束，就需要规范权力的使用。而医学人文的理念及其相应的要求，就是对此种权力的约束。

当今医学与希波克拉底时代的医学有着天壤之别，古代医学认为根本不可能的事，在今天的医学看来可能是小菜一盘。但令人惊奇的是，医学科学技术愈是进步，人们愈是担心。人们常常怀着急切的心情盼望新的医学技术治好他的病，但同时又害怕这种治疗给身体带来新的疾病；同时，医学所处的环境也和以往大不相同。现在的医学，几乎离不开市场，时时处处要和市场打交道，但医疗服务终究不能和那些在市场上叫卖的商品一样；医生面前的病人也与昔日不同，将医疗保健视为人人享有的基本权利的认识已经深入人心，今日的病人可以在医生面前表述本人的种种自主要求，甚至说不。这就是说，今日的医生比古时的医生要难做得多，遇到的困难与问题要多得多。如何面对这些新情况呢？重要的，甚至是唯一办法，就是有赖医学人文精神的润滑、化解与调节。

医学人文是一个比较广泛的领域，本次选集的作品，只是其中的一部分。其他如医学社会学、医学法学、医学心理学、医学史，等等，都有许多好文章，只好等待以后的机会了。

愿医学成为一门公正的、可持续的、用得起的，同时也是一门有节制的、谨慎的医学。

杜治政

2009年11月

目　录

绪言：中国生物医学科学的发展需要诺贝尔奖级研究①

段志光　卢祖洵

在21世纪到来前后，中外科学家无不预言，在新的世纪里，科学的学科结构重心将转移到生命科学领域，21世纪将是生物医学的时代。近几年，美国等主要发达国家纷纷积极部署了国家层面的生命科学研究战略布局，这在客观上要求我国必须加强生物医学科学研究的战略管理。

一、我国科学技术的发展与诺贝尔奖级研究战略目标的提法

（一）我国科学技术的发展与诺贝尔科学奖的获得

当前，我国科学技术总体水平与主要发达国家之间存在较大差距，尚未成为对世界有重要影响的科学技术强国。其中主要原因之一，是科学研究质量不高，尖子人才匮乏，难以在激烈的国际科技竞争中做出具有世界水平的重大贡献。由此引发了国内社会各界和国外有关人士的热议与研究。关于我国科学技术发展的研究，不可避免地涉及已成为世界各国科学能力乃至综合国力重要标志的诺贝尔科学奖。中国本土科学家究竟何时能获得诺贝尔科学奖，早在20世纪70年代末80年代初，科技界已开始思考[1]。时下，关于中国与诺贝尔科学奖关系研究的文章随处可见，大家最关心的核心问题是，中国科学技术究竟应该如何发展，才能提高国家的科学能力，才能出现诺贝尔科学奖获得者。

诺贝尔科学奖特别强调研究成果对于人类知识的原创性贡献，而近20多年中，我国科学界很少产生具有重大科学价值并得到国内外自然科学界公认的重大科学发现。同是华裔科学家，杨振宁认为中国本土离诺贝尔奖仅一步之遥[2]，20年完全可以，10年里希望也很大[3]！饶毅则认为中国今后20年无缘诺贝尔奖[4]。有关研

---

① 本文原题为《我国医学科学技术的发展需要诺贝尔奖级研究》，刊载于《医学与哲学》2005年第9期。

究认为，中国科学家过去曾在本土做出过诺贝尔奖级的研究成果[5]，近期仍有潜力在本土做出诺贝尔奖级研究成果[6]。中国离诺贝尔科学奖到底有多远？作为国家的最高战略，国家科技战略目标究竟该如何论及科学技术发展与诺贝尔科学奖的关系？这不能不引人关注与深思。

（二）我国科学技术的发展与诺贝尔奖级研究战略目标的提法

建国以来，我国科技发展战略始终是追赶战略。在诺贝尔科学奖与中国关系的研究中，越来越深刻地认识到，基础研究（包括纯基础研究和应用性基础研究）与国家科技战略目标的关系，是我国科技政策必须明确的一个重要问题。国内外众多研究认为[4,7,8]，诺贝尔科学奖基本上都属于基础研究及其之上的成果，但诺贝尔科学奖不宜作为我国科技发展的最终目标；比获得诺贝尔奖更重要的是，国家对科技长久、持续、稳定的重视，对人才的关注，对国家计划的制订，对科研投入的持续增长，对科研环境的改善。显然，我国科学技术的发展，不仅需要诺贝尔科学奖，更需要诺贝尔奖级的科学研究。因而对一个国家科技战略目标来说，诺贝尔奖级研究的提法，比获得诺贝尔奖的提法更为适合。

二、我国生物医学科学技术的发展需要诺贝尔奖级研究

（一）诺贝尔奖级生物医学科学技术研究战略管理规划

在确立诺贝尔奖级生物医学科学技术研究作为我国生物医学科学技术发展的战略目标之一以后，首先需要对诺贝尔奖级生物医学科学技术研究的战略管理规划进行研究。研究表明，在20世纪里，开展研究的决定性因素已从科学的需求变成了社会的需求，这意味着规划要与经济和社会发展目标相一致。作为战略规划，应按照“突出重点，有所为，有所不为”的原则，有针对性地对可能较早达到诺贝尔奖级科研水平的领域，优先给予长期、稳定、持续性的支持。据分析，我国被SCI收录论文中高产出的学科突出集中在化学、物理学、生物学、材料科学、数学、医学等6个学科[9]。因此，我国诺贝尔奖级科学研究战略管理基础研究的学科对象，筛选其中作为生命科学最重要组成部分的生物医学等学科是合适的。当前的难题是，在功能基因组学、蛋白质组学、干细胞研究、转基因研究、脑和认知科学、疾病防治、延缓衰老、节育优生、开发智力等医学科学技术领域，如何选择可能较早达到诺贝尔生物医学奖级水平的分支学科领域。

（二）诺贝尔奖级生物医学科学技术研究战略管理基础

我国国家生物医学科学能力和国内一流生物医学科学家与青年生物医学科学家

的群体实力现状，及其与世界发达国家生物医学科学能力和一流生物医学科学家与青年生物医学科学家群体实力的同比差距到底有多大，这是我国诺贝尔奖级生物医学科学技术研究战略管理的基础，也是确定我国生物医学科技战略目标的前提，需要有定性与定量相结合的基础性研究成果作为参考依据。目前，中国科技部和中国科学院每年都有关于中国科学论文产出的年度报告，国内外学者如李晓轩、李湘德、盖斯勒、朱克曼等有相关研究论著[10~13]。但遗憾的是，国内的研究在这方面仍存不足，即在比较国家科学能力的同时，缺乏不同层次一流生物医学科学家群体实力及其比较的研究，当前不容乐观的现实起点到底有多高，似乎并不十分全面、清晰。在作为决策辅助手段的科研评价中，科研评价工作相对成熟的发达国家一般采用定性与定量相结合的方法，以期用翔实可靠的数据和合理的定量分析，为国家宏观科技政策的制定提供依据。但目前，我国在宏观科技决策方面的评价工作还很薄弱。自20世纪50年代以来，我国先后七次制订了国家级的科技发展规划，总体而言，是比较完善的。但由于历史的局限性，对世界科技现状的研究和分析不足，缺少定量分析的依据[14]；甚至对基础研究的绩效评价，目前都仅有试点，尚无定型的指标体系报道[15]；且对一些必要的基础数据的积累较缺乏。

（三）诺贝尔奖级生物医学科学技术研究战略管理主体

诺贝尔奖级科学研究成果的本质是原始性科技创新，创新的主体是科技精英。美国的基础研究可谓成功，但在《2001~2006年战略计划》中，美国国家科学基金会提出的三大战略目标之一，仍是造就世界级科学与工程人才（National Science Foundation. NSF GPRA Strategic Plan，FY 2001~2006. Arlington，2000.）。当前，我国科学研究能力存在的主要不足之一，是在国际上具有重要影响的科学家还很少。科技人才培养中面临的第一难题，是缺乏世界一流的科学家。因而在诺贝尔奖级生物医学科学研究中，我国最大的问题是培养优秀的生物医学科学家。目前，在关于诺贝尔生理学或医学奖获得者的研究中，国内外有关的定性研究很多[16]，定量研究较少，且多限于一般信息的统计分析。国内仅有获得者科学论文产出测度的年度案例研究[17]，国外仅有获得者获奖前后各五年发表论文数量统计分析[13]。在关于我国生物医学科学家的研究中，周发勤、曾国屏等学者也有不少积极的探索[17~20]。但从总体上看，当前我国缺少不同层次一流生物医学科学家的群体实力测度研究，以及与世界一流生物医学科学家的同比研究。

（四）诺贝尔奖级生物医学科学技术研究战略管理措施

诺贝尔奖级生物医学科学研究战略目标的实现，最终将取决于一流生物医学科技人才的数量和质量。在近10年有关诺贝尔科学奖与中国科技发展关系研究中，这一点已引起国家教育和科技管理部门的高度重视，并相继采取了一系列战略管理措施，如国家自然科学基金委设立的国家杰出青年科学基金项目，中国科学院推出的知识创新工程、百人计划，教育部实施的长江学者计划，科技部推行的“863”、“973”计划等，均可视为我国实现诺贝尔奖级研究目标的重要措施。研究认为，科学是一个高度分层的体制，科学家共同体存在高度分层[21]。因而对科学家的分层管理成为必然。由此可见，我国能否以及何时出现诺贝尔奖级生物医学科学技术研究水平的成果，完全取决于国内一流生物医学科学家和一流青年生物医学科学家。在战略管理措施层面，关于如何提高一流生物医学科学家群体科技产出力的系列具体政策与系统量化指标依据，应由国家相关权威机构共同制定，不宜由某一部委单独提出。这一点当前需引起重视和予以解决。

（五）诺贝尔奖级生物医学科学技术研究战略管理“土壤”

目前我国包括生物医学在内的科学技术发展的关键是要改良我们的科研“土壤”。这个“土壤”的含义非常深刻，除政治、经济、文化、体制等因素之外，在教育方面，以多学科文化为核心的人文底蕴，日益成为诺贝尔奖级研究者的基本条件，亦即高质量的生物医学教育才是我国诺贝尔奖级医学科学研究战略目标实现的根本。如何根据世界一流生物医学科学家群体在基本教育信息方面的异同，为我国高等医学教育改革特别是研究生创新能力培养改革，提供一个定性与定量参考依据，显得十分迫切和重要。在生物医学科技内部环境方面，关于如何解决标准不够科学公正问题，青年生物医学科学家在最佳创造年龄区内的非科学因素影响问题，专家在科技决策中的有限影响问题，科学对政治的“依附性”关系问题，科学家在科技活动中的行为“失范”问题，国内外具有较多的定性与个案研究[22~24]。问题的根本是生物医学科学家之间学术水平的相互全面了解，生物医学科技管理者对生物医学科学家的客观认可等，需要一个对应不同层次生物医学科学家群体水平的量化参照依据。

三、诺贝尔奖级研究将推动我国生物医学科学技术的发展

我国学者将诺贝尔科学奖（包括获奖成果、获得者、所在国家基本情况等）作为一种研究对象，是近20多年来新兴的研究领域；将诺贝尔科学奖与中国科技战略管理决策关系作为一种研究对象，更是近几年来新兴的研究领域。如此一来，诺贝尔科学奖和中国科学技术相关情况的信息就显得异常重要，例如，有哪些数据需要采集？这些数据如何收集？又如何运用到我国的科学技术战略管理决策中？目前的有关研究没有表现出系统的积累，因而研究广度和深度均受限。更重要的是，在研究目的上仍表现出诸多“虚火”。当前这种对我国科学技术发展的关心和热情，应该转移到更加富有实质意义的问题上，即中国如何在科学技术整体发达的基础上批量出现诺贝尔奖级科学研究水平的成果？从诺贝尔科学奖与中国科学技术发展关系作为一个研究领域的角度，应该将这种研究的起点定位在国家科学技术战略管理决策层面；将这种研究方法，定性或定量转为定性与定量相结合；将这种研究成果的表述，从传统意义上的论著，转为多种信息的综合甚至数学方式表达。

当前在诺贝尔奖级生物医学科学研究战略管理中，如能加强定性与定量相结合的方法，为国家宏观生物医学科技政策的制订提供翔实可靠的数据和合理的定量分析；在定量研究中，如能加强诺贝尔奖级生物医学科学研究战略管理基础研究中的数学表达，即提出不同层次生物医学科学家基本信息、科技投入与科技产出测度模型等；这将为我国宏观生物医学科技决策方面的评价工作，中国生物医学科学家离诺贝尔生理学或医学奖获得者距离的量化，可能冲击诺贝尔生理学或医学奖的学科领域的选择，具有做出诺贝尔奖级科研水平成果的核心生物医学科学家的筛选，提供科学依据和国内外比较视角；也将对我国注重和鼓励原始性创新，把握科技战略方向决策，更加合理配置国家的有限资源，集中力量实现某些学科领域突破，培养世界级生物医学科学家，冲击诺贝尔生理学或医学奖，提高国家生物医学科学能力，都具有积极的理论探索意义和深远的现实意义。

参 考 文 献

[1] 周发勤，陈益升. 从诺贝尔科学奖看科学发现［J］. 科学学与科学技术管理. 1982，3（3）：2－8.

[2] 薛冬，刘振坤. 中国离诺贝尔奖仅一步之遥［N］. 光明日报，2000－08－07（1）.

[3] 张光武. 八十自述［N］. 文汇报，2001－12－20（11）.

[4] 饶毅. 中国为什么今后20年无缘诺贝尔奖［N］. 南方周末，2002－10－17（C21）.

[5] 张九庆. 自牛顿以来的科学家［M］. 合肥：安徽教育出版社，2002：537－539.

[6] 何景棠. 2002 年诺贝尔物理奖与中国人擦肩而过 [J]. 科技导报. 2003, (5) :33 - 35.

[7] 中国科学院. 2001 年科学发展报告 [M]. 北京: 科学出版社, 2001 :2.

[8] Cong Cao. Chinese science and the "Nobel Prizes Complex" [J]. Minerva, 2004, (42) :151 - 172.

[9] 宋伟. 如何正确使用 SCI 标准评价基础科学 [J]. 科技导报. 2002, (2) :39 - 42.

[10] 李晓轩, 牛珩, 冯俊新. 科研拔尖人才的成才规律与启示 [J]. 科学学研究. 2004, 22 (3) :273 - 277.

[11] 李湘德. 科学家的基本素质 [J]. 科技进步与对策. 1999, 16 (6) :130 - 131.

[12] [美] 埃利泽 · 盖斯勒. 科学技术测度体系 [M]. 北京: 科学技术文献出版社, 2004: 113.

[13] [美] 哈里特 · 朱克曼. 科学界的精英 [M]. 北京: 商务印书馆, 1979 :94. 125. 209.

[14] 万劲波, 孙中峰, 金利平. 大科学时代中长期科技发展规划的制订 [J]. 科技导报. 2003, (12) :13 - 15.

[15] 吴述尧. 科学发展与科技政策 [J]. 中国基础科学. 2000, (4) :32 - 36.

[16] Francisl Eroiy. A Century of Nobel prizes Recipients [M]. New York: Marcel Dekker, Inc. 2003.

[17] 段志光. 2004 年诺贝尔医学奖获得者科学论文产出测度及思考 [J]. 中国科学基金. 2005, 19 (3) :161 - 165.

[18] 周发勤, 陈益升. 自然科学发现中研究经验的量化 [J]. 科学学与科学技术管理, 1984, 5 (9) :34 - 35.

[19] 曾国屏, 李正风. 我国基础研究队伍的规模、结构和水平问题初探 [J]. 科学学研究. 2001, 19 (2) :62 - 68.

[20]《基础研究人才队伍建设发展战略研究》课题组. 关于我国基础研究队伍建设的战略思考 [J]. 中国软科学. 2001, (4) :84 - 91.

[21] [美] 乔纳森 · 科尔, 勒蒂芬 · 科尔. 科学界的社会分层 [M]. 北京: 华夏出版社, 1989: 84.

[22] 徐冠华. 关于我国基础研究发展的若干看法 [J]. 中国科学基金. 2001, 15 (3) :129 - 134.

[23] 饶毅. 中国科学决策机制弊端在哪里 [J]. 新华文摘. 2003, (7) :148.

[24] 李真真. 我国基础研究问题的探讨与思考 [J]. 科学学研究. 2003, 21 (4) :367 - 372.

第一篇　诺贝尔生理学或医学奖简析

瑞典化学家、发明家、实业家阿尔弗雷德·伯恩哈德·诺贝尔（1833～1896）生前曾三立遗嘱。现在生效的是第三份遗嘱，即他于1895年11月27日确立的遗嘱。遵此遗嘱，1900年设立了诺贝尔物理学奖、化学奖、生理学或医学奖、文学奖和和平奖，并于1901年首颁。1968年，瑞典中央银行为庆祝其成立300周年出资创设了瑞典中央银行纪念诺贝尔经济学奖（简称诺贝尔经济学奖）。其中，前三项奖又被称为诺贝尔科学奖。

诺贝尔科学奖，是当今世界最具权威性的科学奖项。迄今已有20多个国家的500余名科学家获奖。其中，1901～2008年，诺贝尔生理学或医学奖因两次世界大战等原因停颁9年，实颁99年，共有20个国家的192位科学家获奖。事实证明，诺贝尔生理学或医学奖已成为距今100多年来生物医学发展史的缩影。因为近一个多世纪以来，凡是对维护人类健康、拯救人类生命做出卓越贡献的科技成果，基本上都被授予了诺贝尔生理学或医学奖。

诺贝尔生理学或医学奖的影响已远远超越了国界和时间限制，为推动世界生物医学科技进步和社会发展做出了重大贡献，产生了深远影响，得到越来越广泛的认可，以至于人们不再仅仅把诺贝尔生理学或医学奖作为对科学家的一种奖励，而把它视为一个国家占有科学高峰的象征和具有科技创新能力的标志。为此，越来越多的人开始关注和研究诺贝尔生理学或医学奖，试图从中把握20世纪生物医学发展的脉络，预测21世纪生物医学发展的趋势。

诺贝尔生理学或医学奖的历史已经成为一个系统，若要系统地对其进行研究，就需要对其有一个系统的分析，比如获得者的国籍、民族、年龄、学位、毕业学校、背景和研究领域等，获奖项目类别与学科专业属性等。这些定性与定量相结合的分析，将为我们在生物医学教育、研究和管理等方面的工作决策提供一个较为客观的判断依据。

20世纪诺贝尔生理学或医学奖一般分析[①]

| 王晓勇

诺贝尔生理学或医学奖自颁发以来奖励了生物医学领域最高层次的科研成果，代表了现代生命科学发展的历史，已成为衡量科研质量的尺度。分析诺贝尔生理学或医学奖的获奖项目和经历，对把握生物医学发展脉搏、确立科研方向、借鉴科研方法和制定科研战略都有重要意义。

一、国籍分析

20世纪共有172人获诺贝尔生理学或医学奖，分布在20个国家，其中美国82人，占47％，英国22人，德国15人，法国、瑞典各8人，瑞士6人，丹麦5人，比利时和奥地利各4人，澳大利亚、意大利各3人，俄国、荷兰和加拿大各2人，西班牙、匈牙利、阿根廷、南非、葡萄牙和日本各1人。德国在第二次世界大战前获奖处于明显优势，共有8人8项获奖，但二战后领先地位由美国取代。美国95%的诺贝尔生理学或医学奖是在二战后获得的，50年代后，70％以上的诺贝尔奖归属美国，使美国获奖总数独占鳌头。

美国获奖科学家的特点是年轻，外国血统人占比例较大。美国长期实行开放的移民政策，对科学家比较优待，工作条件优越，因而能吸引外国有成就的科学家到美国去工作，这对美国科学事业的发展起了相当大的促进作用。二战后，大量科学家从欧洲外流到美国，特别是犹太人从德国、意大利大量移民至美国，是美国科学霸主地位形成的重要因素之一。英国也因德国科学家的流入而受益。德国在本世纪初并不是经济最发达的国家，它之所以成为世界科学中心，关键在于有优良的学术传统和人才优势。二战后，德国由于移民、死亡和监禁等原因，优秀人才损失严重，科研元气大伤，而美国此时却借机网罗人才，加之经济基础未受战争创伤，科研实力大增，科学事业取得长足进展。可见获得重大科学突破需要两个基本要素：

---

① 本文原题为《20世纪诺贝尔生理学或医学奖获奖分析》，刊载于《医学与哲学》2000年第10期。

一是知识人才大量聚集所形成的知识密度，以及为这些人才所提供的交流思想的完全自由环境；二是资金、资源支持。二战前德国诺贝尔奖的领先地位及战后生物学中最伟大的科学发现——DNA 双螺旋结构不是在美国，而是在遭受战争严重破坏的英国卡文迪什实验室发现的事实说明，在条件不够好的地方也可以产生最重要的科学发现，物质条件对重大科学发现只是必要条件而非充分条件，在科学研究中最重要的条件始终是人脑。有了基本物质条件后，关键是营造促使创新思维产生的学术氛围，吸引优秀人才和选择学术带头人。只有在没有条条框框约束、没有官僚风气盛行的社会环境中，思路正确的科学家才可能取得杰出成就。一个国家拥有的诺贝尔奖数是其科学水平的标志之一。中国在 20 世纪未获一项诺贝尔奖，说明我国基础科学研究与世界先进水平相距甚远。究其原因，恐怕很难说与科研经费的高投入有直接联系，而更多的是与其他因素，如优良的学术传统、科学家的素质、科学知识的积累、科研管理体制、社会环境和社会价值趋向等有关。

二、民族分析

分析不同民族的获奖比例发现，亚、非各民族获奖能力较弱，欧、美各民族获奖能力较强，最令人惊叹的是获奖者中出现的“犹太伟人”现象。就民族人口而言，犹太人从未超过 2000 万，在数十亿世界人口中微不足道。然而截至 1996 年，已有 46 位犹太人获医学奖，占获奖者总数的 28%，这与其人口比例极不相称。这样一个小民族能够对世界做出如此巨大的贡献，其中的原因值得我们认真研究。下面几位获奖者的简历有助于我们体会犹太血统和犹太文化背景对他们的影响。1908 年诺贝尔生理学或医学奖的两位得主都是犹太人。其中梅契尼科夫是俄国人，1845 年生于乌克兰，17 岁便进入哈尔科夫大学，后留学德国、意大利，23 岁获博士学位，1870 年起在敖德萨大学任教，25 岁升任教授。1882 年俄国出现对犹太人的大规模迫害，他被迫辞职逃到意大利西西里岛，并建立私人实验室从事海洋动物比较学研究。受海星幼虫噬菌现象启发，他提出了免疫吞噬细胞理论，证实吞噬细胞是包括人类在内的大多数动物抵御急性感染的第一道防线，为此与另一位德国犹太人埃利希获诺贝尔奖。钱恩是英籍德国人，1906 年出生在德国柏林，父亲是来自俄国的犹太移民。1933 年希特勒上台后开始对犹太人进行迫害，钱恩离开德国，避居英国，后加入英籍。他先后在剑桥大学、牛津大学任教和研究。1938 年钱恩和弗洛里成功进行了青霉素分离和提纯研究，并首次进行了青霉素临床试验。青霉素制服了许多严重危害人类健康的疾病，是医学史上的一大里程碑。为此，钱恩、弗洛里和最早发现青霉素的弗莱明共获1945年诺贝尔生理学或医学奖。很多犹太获奖者，如勒韦（1936年医学奖得主，以下只注获奖年份）、卢里亚（1969）、蒙塔尔西尼（1986）等，也有与梅契尼科夫和钱恩类似的经历。20世纪犹太人对世界文明的贡献超过了历史上所有时期，但20世纪也是犹太民族史上最动荡不定、最苦难深重的时期。人们试图从婚配遗传、环境影响和文化传统等方面来解释犹太人在科学领域出类拔萃的原因，但有一点不能忽视，犹太人的智力优势与这个民族的独特历史和特殊生存环境有关。犹太人过去在西方社会一直受压迫、被歧视，长期以来他们只有在思想学术领域中才能得到较为自由的发展，他们必须加倍努力运用知识、智慧和能力来谋求生存，正是这种压力才使他们成为知识和学术领域中的佼佼者。越是艰苦动荡，做出的贡献越巨大，这种二律背反大概也是犹太民族的一个精神特点。犹太民族值得我们研究和学习的东西还有很多，有人说："不了解犹太人，就不了解世界"，这话用在诺贝尔奖上也许更准确。

三、年龄分析

1901～1990年共有151人获诺贝尔生理学或医学奖，他们获奖时平均年龄为56岁，其中劳斯（1966）和弗里斯（1973）最大，获奖时已87岁，班廷（1923）最小，年仅32岁。83%的获奖人获奖年龄在40～70岁之间，考虑到诺贝尔奖通常是在研究成果公布10～20年后才颁发的事实，若按平均15年计，这些获奖者出成果的年龄就在25～55岁之间。事实上，62%的获奖者获奖年龄不足60岁，即他们在45岁以前就已做出了诺贝尔奖级的科研成果（见表1）。这一结果基本符合所谓"科学发现的最佳年龄定律"，即历史上重大科学成果获得者即时年龄在年龄谱上的分布规律（韦伯尔分布），该分布显示，重大科学成果大都在25～45岁之间取得，概率峰值是37岁。

表1　1901～1990年诺贝尔生理学或医学奖获奖人年龄分布

年龄（岁）	31～40	41～50	51～60	61～70	71～80	81～90	合计
人数	12	40	42	43	10	4	151
获奖率（%）	7.9	26.5	27.8	28.5	6.6	2.7	100

注：1990年后获奖人资料不全，未统计。

奥斯特瓦尔德（1909 年诺贝尔化学奖得主）认为，人随年龄增长而经常出现的创造力衰退现象是对同一问题长期接触造成的。知识积累妨碍独创精神，当头脑满载知识考虑问题时，知识就成为考虑的焦点，如果这些知识不足以解决问题，反而会成为提出新颖独创见解的障碍。知识积累过多容易使人墨守成规，而摆脱成规和解决问题本身一样费劲。对于中年以后丧失独创性的科学家，奥斯特瓦尔德主张应该更换工作领域。他自己在 50 岁以后用这种方法保持头脑敏锐非常成功[1]。其实人过中年后创造力衰退的原因很多，如担任行政职务，生活安逸而造成惰怠，丧失进取心等等，不管什么原因，这种现象至少说明知识和经验积累并不是出成果的主要因素。除个别例外，人年过 70 岁后就基本丧失了创新能力，这提醒科学决策者应该保护处于最佳年龄区的科学家，从物质和精神上支持他们发挥创造力，使他们早出成果。杨振宁认为，中国科学有无希望，关键在于中国的中青年科学家有没有发言权。李政道也曾题词：“江水后浪推前浪，科学未来在青年”。虽然医学奖获得者平均年龄在 90 年中无大波动，但 1950 年以后，平均年龄却在不断增大（图 1）。出现这一现象的原因可能有两个，一是人的创造期限随寿命不断延长而延长了，二是在某一可发掘的知识领域做出重大贡献前，需要积累的知识和经验的复杂性增加了，这一点，下述事实可为旁证。二战后，奖金分给两个或三个受奖者的情况激增。这是由于现代生物医学研究课题复杂性、综合性和交叉性越来越强，许多研究都是通过工作组来完成，有时会有几十甚至上百人参与，所以很难将奖金授予一个人。长期以来医学奖是三人分享奖金比率最大的奖项，在所发奖项中占 30%，50 年代后升至 46%。但这种趋势在过去 10 年中似乎并未继续增强，毕竟在一个工作组里，总有一个或几个人起领导作用，甚至在生理学等具有多学科性质的领域，也经常有一个人或几个人做出巨大贡献。

四、项目分析

20 世纪共有 102 项研究获诺贝尔生理学或医学奖（有 11 次两项研究同时获奖），涉及生理、生化、遗传、免疫、药理、临床等 9 门专业。按研究性质计，80 % 为基础医学项目，临床项目仅占 20 %，且有愈来愈少的趋势，重视开创性基础理论研究已构成诺贝尔奖项的显著特点。

20 世纪生命科学中最富革命性的领域是生物化学和分子生物学，这两个领域侧重在化学（或分子）层次上研究生命过程。现代生物学家正是通过对构成生命过程的典型反应（生物化学领域）和导致这些反应产生的分子结构（分子生物学领

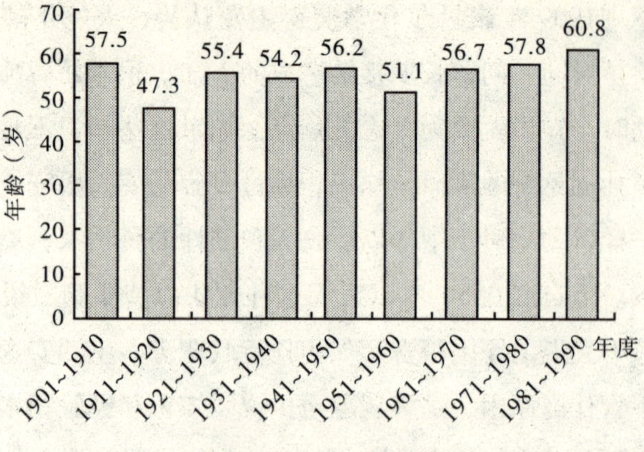

图1 1901 ~1990 年诺贝尔生理学或医学奖获奖者平均年龄

域）的研究来从化学和物理角度理解生命现象的。严格说来，生物化学探讨的是一定生命过程中的化学反应，尤其关注化学过程中可能包含的反应物、产物和辅助因子（如维生素）或酶等物质的识别以及导致一些反应产生的可能机理，其目的是定性和定量地描述生命细胞中的多种化学反应。这类研究在 50 年代前占获奖项目的 1/4。传统分子生物学则更关注重要生物分子，如碳水化合物、脂类、蛋白质和核酸等的详细结构和物理特性。生物化学和分子生物学的研究对象和方法在许多方面是重叠的。50 年代后，分子生物学家和生物化学家发现他们的研究彼此互补，谁都无法忽视对方的工作。研究亚细胞层次的生命过程需要既关注分子结构的详细构成，又关注所含分子之间复杂的化学相互作用。随着生物化学和分子生物学在诸多方面的融合，两者之间的界限也开始变得模糊起来。现代所指的分子生物学包含三方面的研究：①结构方面；②生化方面；③信息方面。50 年代末之前，三方面是相对独立的，只是在它们融合之后，分子生物学才在 20 世纪占据了显要位置[2]。50 年代后，医学奖主要集中在分子生物学领域，约占获奖项目的 3/4。分子生物学几乎只在 3 个国家——英国、法国和美国取得了迅速发展。这一方面是由于这三个国家都享受到 20 世纪 30 年代中后期大量中欧知识分子移民而带来的丰富科学遗产，另一方面是由于它们，尤其是美国，有充分的财政条件来大规模支持科学研究，而亚细胞水平的研究正需要这种支持。分子生物学是远比大多数旧式生物学更需要花钱的科学，只有经济富强，才能大规模开展研究。美国和英国在上半世纪内也曾是遗传学研究中心，这给它们继续从事遗传学研究提供了另一种动力。一个项目能否获诺贝尔奖，最普遍的决定因素是“发现”。诺贝尔奖并不奖励科学事业的献身者或前人发明的继承者，而是奖励巨大创新成果的发现者。如发现青霉素能获奖，而研制头孢菌素就没获奖，也许后者的开发难度和疗效要超过前者，但却缺少明显的创新因素。头孢菌素并未突破抗生素范畴，和青霉素同属β－内酰胺类抗生素，其杀菌机理都是通过抑制细菌细胞壁基本成分肽聚糖的合成而导致不可逆转破坏。它们对真菌、支原体都无作用，其结构改造也多模仿青霉素结构修饰的方法[3]，由于时代差异，头孢菌素的影响也无法与青霉素相提并论。根据已有成就进行研究，没有理论创新，只是扩大了原有规范的应用范围，提高了应用的精确性和效率，这种研究就属于库恩所说的“常规科学的标准课题，其成功只能使人祝贺，不能使人惊讶[4]”。因此，“发现”和“创新”是诺贝尔奖的灵魂。从诺贝尔奖发展趋势来看，获奖将越来越困难。这是因为随着时代的发展，社会进步将越来越依赖科学进步，科学研究将越来越受到各国重视，结果一方面全世界科学家总数在迅速增加，另一方面每年在一个领域只有一个或至多两个诺贝尔奖，加之学科的复杂性和综合程度也在不断增加，所以，未来诺贝尔奖的竞争程度将比以往任何时期都激烈。

五、背景分析

（一）名师出高徒

诺贝尔奖获奖者中有一大部分曾是其他获奖者的学生或在其他获奖者的实验室中工作过，出现了很多师徒群落。科赫是细菌学的两位创始人之一，1905 年因研究结核病获诺贝尔生理学或医学奖，在他门下培养出 4 位诺贝尔奖得主：贝林（1901），艾克曼（1929），埃利希（1908）和菲比格（1926），谢灵顿（1932）也在科赫的实验室工作过。霍普金斯因发现维生素而获 1929 年诺贝尔生理学或医学奖，然而，比获奖更使他出名的是他培养了圣捷尔吉（1937）、克布雷斯（1953）、钱恩（1945）、赫斯（1949）、桑格（因测定胰岛素结构和确定核酸碱基排列顺序而分获 1958 和 1980 年诺贝尔化学奖）等一批诺贝尔奖获奖者。摩尔根因发现染色体在遗传中的作用而获 1933 年诺贝尔生理学或医学奖，他培养的学生穆勒（1946）、莫诺（1965）、德尔布吕克（1969）、比德尔（1958）也先后摘取了诺贝尔奖桂冠，霍奇金（1963）也曾在他的实验室工作过。卢里亚是著名的“噬菌体小组”（phage group）成员，1969 年因发现病毒的复制机制和遗传结构而获诺贝尔生理学或医学奖，经他栽培的沃森（1962）、杜尔贝科（1975）和巴尔的摩（1975）也成为诺贝尔奖拥有者，在他主管的麻省理工学院癌症研究中心，夏普又获 1993 年诺贝尔奖。诺贝尔奖获得者受名师影响是普遍现象，如瓦尔堡（1931）跟 E. 费歇尔（1902 年诺贝尔化学奖得主）从事多肽合成研究，埃克尔斯（1963）在牛津大学与谢灵顿一起工作过 10 年，戈德斯坦（1985）在尼伦伯格（1968）指导下学会了组织培养技术，奥乔亚（1959）接受过迈尔霍夫（1922）的指导，USV 奥伊勒（1970）是 HV 奥伊勒·契尔平（1929 年诺贝尔化学奖得主）的儿子。有些获奖者甚至受教于不同诺贝尔奖得主，如德尔布吕克先在哥本哈根玻耳实验室跟玻耳（1922 年诺贝尔物理奖得主）工作了两年，后又投入摩尔根门下；弗洛里（1945）在牛津高等生理学院和剑桥大学深造时，深受谢灵顿与霍普金斯的影响；赫斯获奖得益于剑桥大学的恩师霍普金斯和戴尔（1936）等。上述事例说明，有机会成为诺贝尔奖获得者的学生或同事是一条获奖“捷径”。麻省理工学院的萨缪尔森（1970 年诺贝尔经济学奖得主）直言：“我可以告诉你们怎样获得诺贝尔奖，诀窍之一就是要有名师指点。”像科赫、摩尔根、霍普金斯等他们不仅是科学大师，也是教育大师，是诺贝尔奖人才的“孵化器”，能很快把学生推到世界科学最前沿。聆听他们的教诲，接受他们的学术思想熏陶，参与他们的学术活动，体验他们的治学态度和研究方法，对启发思想、获得高水平成果和早日进入科学交流主渠道无疑是难得的机遇。如果无缘得到这种机遇，研读诺贝尔奖获得者的论文，利用他们的成果作进一步开拓和发展，并让诺贝尔获奖者了解研究成果也是获奖的“捷径”之一。这种“名师效应”从另一方面也得到印证：有 1/5 的医学奖获得者出自剑桥大学、哈佛大学或哥伦比亚大学，这与特定学术环境下杰出科学家之间的相互交流和影响是分不开的。

（二）他山之石，可以攻玉

诺贝尔曾说过：“各种学科彼此之间是有内在联系的，为了解决某一个科学领域的问题，应该借助于其他有关的科学知识[5]。”学科间相互交流至少有两个益处：一是某些对专家来说理所当然的现象，常常被一些外行视为不可思议，而很多发现正是从这些不可思议中产生的；二是在某一学科中极为平常的技术，很可能成为解决另一学科研究课题的划时代技术。不同专业的科学家能相互交流和协作常常是诺贝尔奖级科研课题成功的关键，DNA 双螺旋结构的发现就是一个由物理学家（克里克）、生物学家（沃森）和化学家（威尔金斯）共同攻关，解决生物学重大课题的典型例子。理论上讲，各学科都可能对生命科学研究产生影响，但相对而言，数、理、化与生命科学关系更密切。一个值得注意的现象是，化学对生命科学研究具有特别重要的意义。考察诺贝尔生理学或医学奖获奖者的知识背景发现，很多人有深厚的化学功底。如巴甫洛夫（1904）1870～1875 年在圣彼得堡大学攻读化学和动物生理学；麦克劳德（1923）1898 年获玛丽歇尔医学院医学与化学学士学位后，又在莱比锡大学生物研究所进修 1 年化学；米勒（1948）在巴塞尔大学学化学；肯德尔和赖希施泰因（1950）分别在哥伦比亚大学和苏黎士理工学院学化学；霍利和霍拉纳（1968）分别在伊利诺斯大学和旁遮普大学学化学；利根川进（1987）毕业于京都大学理学院化学系；瓦尔堡和圣捷尔吉（1937）都是化学、医学双博士。兰德斯坦纳（1930）、奥伊勒（1970）、克劳德（1974）、巴尔的摩（1975）、范恩（1982）、布莱克、埃利昂、希钦斯（1988）、毕晓普（1989）、费希尔（1992）也是学化学的，化学专业知识对他们获取医学奖发挥了重要作用。以兰德斯坦纳为例，他从维也纳大学医学院毕业后，师从著名的糖结构研究专家 E. 费歇尔学习化学，正因为这种背景，他才能够将生物现象作为物质去探索，证明血型不同是因为血红细胞表面糖类化合物的分子结构不同，因而发现血型，获 1930 年医学奖。又如奥伊勒，他学过化学，后来中途改学医学，由于掌握了化学微量分析技术，所以改行后很自然地将这项技术用于研究医学领域中的重要微量物质，1970 年他因发现前列腺素和去甲肾上腺素获医学奖。再如克劳德曾在矿山学校学过化学，后又考入医学院，毕业后进入洛克菲勒研究所，打算从事分离劳斯肿瘤病毒的研究。正因为他在学化学时做过用离心法鉴别矿物的实验，才建立了细胞破碎法和用于分离细胞成分的离心法，并分离出线粒体、微粒体、小泡体、核蛋白体等，获 1974 年医学奖。医学领域充满研究项目，但是只受过医学教育的人通常对许多必须注意的现象只是起个名字并加以注意，却不问一声为什么并穷追到底，这样就漏掉了许多宝贵的研究项目。医学研究者如果接触过化学（或物理），掌握了相关知识和研究手段，又善于捕捉疑问，他们中许多人都可以从事世界级的尖端研究。不懂化学（或物理）而研究生命科学，好比徒手探险者走入森林，虽然发现宝物，却无法拿出来示人，从这个意义上说，应该为更多其他领域的人员打开进入医学研究领域的大门。从事现代生物医学研究，尤其是分子生物学研究，丰富的化学和物理知识是必备条件，鲍林（1954 年诺贝尔化学奖、1962 年和平奖得主）早年曾忠告卢里亚："研究生物化学必须懂许多化学知识，如果没有做到的话，离它远一点[6]。"

"转域创造法"和渗透法在诺贝尔奖级研究中应用非常广泛，其中技术移植、原理移植或方法移植最常见。我国科学家大多囿于各自专业，在交叉领域彼此无法交流，这样就难以产生思维相干作用，激发不出超过"创造阈值"的智能来，这与我国的教育思想有很大关系。

（三）试玉要烧三日满，辨材须待七年期

一般说来，诺贝尔奖获得者所做出的贡献在科学史中都具有划时代意义。100年来，几乎所有被选中的获奖者及其贡献都能经受起时间考验，正因如此，诺贝尔奖才被赋予异乎寻常的声誉。如何保证诺贝尔奖的质量呢？获诺贝尔奖的研究工作，都不是刚刚完成的工作。如沃森和克里克早在1953年就提出了DNA双螺旋结构，到1962年才获奖。再如美国女遗传学家麦克林托克，30年代还是年轻姑娘时，就在研究玉米粒斑点遗传现象时发现了“移动的控制基因”，并在1951年正式发表了这个学说，但未被承认，直到60～70年代，人们从细菌到哺乳动物体中也发现有插入序列、转位子等可移动的成分时，才被科学界承认，到1983年诺贝尔奖降临她头上时，已是年过八旬的白发老妪了。事实上，有拖后近50年授奖的例子，如劳斯1920年就发现肿瘤诱因病毒，1966年才获奖。由于坚持不给科研成果立即颁奖，就使受奖成果能充分经历实践检验，以证明它们确实对科学发展产生了重大影响，从而基本保证发奖对象选得准、水平高。虽然颁发诺贝尔奖很慎重，但有时由于委员会仓促做决定也发生个别错误。如菲比格1926年因发现寄生虫是癌症的病原体而获诺贝尔奖，由于他进行独特动物实验的建筑被烧毁，他的发现永远无法得到证实，现在“致癌寄生虫学说”已被全面否定。尽管如此，却由此引起并大大推动了癌症研究，从这个角度看，菲比格的“发现”对人类未必全然不幸。再如莫尼兹1949年因发明脑白质切除术而获诺贝尔奖，但是切除了脑白质的慢性精神分裂症和严重强迫症患者之所以变温顺，并不是因为精神病被治好了，而是因为脑前叶掌管的高级精神活动功能被切除了，结果将精神病人变成了废人，使病人雪上加霜，让科学为之蒙羞。

六、结语

近年来诺贝尔奖在我国逐渐引起人们关注。很多文章都在讨论中国未获诺贝尔奖的原因。但多从历史、文化、经济、制度等角度着眼，较少涉及诺贝尔奖本身，尤其缺乏科学方法和学术传统方面的探讨。本文有意从诺贝尔奖本身出发发掘一些获奖“秘密”，但限于资料和篇幅，只得出一些肤浅结论。从现有资料看，诺贝尔奖是多重因素共同作用的结果，不是靠一时冲击就可取得的。有人认为中国诺贝尔奖呼之欲出或中国首先获取医学奖等等，是缺乏科学考证的主观看法，有些可以说是鼓舞士气的情绪化口号，无益于我国今后的科研事业。我们应该认真研究发达国家 100 年来的科学发展史，总结科学发展中的经验教训，以确定适应我国基础科学研究的科研体制和人才策略。

参　考　文　献

[1] WIB·贝弗里奇. 科学研究的艺术 [M]. 北京：科学出版社，1979：1163.

[2] 加兰·E 艾伦. 20 世纪的生命科学史 [M]. 上海：复旦大学出版社，2000：171－259.

[3] Giancarlo Lancini，Francesco Parenti，Gian Gualberto Gallo 著，王以光主译. 抗生素多学科研究入门 [M]. 北京：人民卫生出版社，1998：6－7.

[4] TS·库恩. 科学革命的结构 [M]. 上海：上海科学技术出版社，1980：49.

[5] 栾玉广. 科技创新的艺术 [M]. 北京：科学出版社，2000：353.

[6] SE·卢瑞亚. 考虑机与破试管 [M]. 北京：生活·读书·新知三联书店，1999：55.

20 世纪诺贝尔生理学或医学奖学科分析①

张在文

将诺贝尔生理学或医学奖获奖项目按主题学科进行分类，共分为生理学、微生物和寄生虫学、免疫学、药理学、生物化学、分子生物学和遗传学及临床医学等 7 个学科（表 1）。同一项目可同时隶属于不同学科，如 1943 年的“维生素 K 及其化学性质的发现”同属于生物化学和药理学。根据获奖项目内容的聚散方面在不同时期、不同阶段的差异，将 20 世纪生物医学科学的发展划分为三个时期：即第一期为 1901 ~ 1928 年，第二期为 1929 ~ 1957 年，第三期为 1958 ~ 1999 年。第一期以生理学、微生物和寄生虫学及临床医学为主；接着的近 30 年（1929 ~ 1955）生物化学获得了飞速的发展；药理学在第二次世界大战前后（1939 ~ 1957）取得了长足的进步；自 1958 年以后，分子生物学、遗传学、免疫学等学科成为诺贝尔生理学或医学奖的新宠儿。

表 1　20 世纪诺贝尔生理学或医学奖获奖学科分布表

学　科	获奖年度								次　数
生理学	1904	1906 *	1909▲	1911	1914	1920	1922	1923▲	24（3 * 9▲5）
	1924	1930	1932 *	1936 *	1938	1944 *	1947▲	1949 *	
	1961	1963 *	1967	1970 *	1971▲	1973 *	1981 *	1982▲	
微生物和寄生虫学	1902	1905	1907	1927	1928	1951	1954	1969	11
	1975	1976	1997						
免疫学	1901	1908	1913	1919	1930	1935	1960	1972	14
	1977	1980	1984	1987	1990	1996			

① 本文原题为《20 世纪医学发展态势与 21 世纪医学发展预测——1901 ~ 1999 年诺贝尔生理学/医学奖综合分析》，刊载于《医学与哲学》2000 年第 2 期，收入时有所修改）。

续　表

学　科	获奖年度								次　数
药理学	1927	1937	1939	1943	1945	1948	1950	1952	12
	1953	1957	1988	1998					
生物化学	1922	1929	1931	1937	1943	1947	1953	1955	18
	1964	1977	1979	1982	1985	1986	1991	1992	
	1994	1996							
分子生物学	1933	1946	1958	1959	1962	1965	1968	1974	21
和遗传学	1975	1978	1980	1983	1984	1987	1989	1991	
	1993	1995	1996	1998	1999				
临床医学	1901	1903	1905	1909	1911	1912	1926	1927	20
	1928	1934	1949	1950	1951	1956	1966	1973	
	1975	1976	1989	1990					

注：* 神经生理学　▲内分泌生理学

一、生理学、微生物学和寄生虫学

本世纪初，虽然现代医学体系初步形成，部分分支学科起步创建，但整体科学技术还不发达，人们认识医学未知世界还有相当局限性，技术设备条件简陋，凭直觉和感性认识进行研究的项目多。因此，像生理学、微生物学和寄生虫学等基础学科发展较快。22 个获奖项目中有 9 项是生理学的研究成果，而涉及传染病的微生物学和寄生虫学又占了 7 项。如 1905 年的结核病，1902、1907、1927 年的疟疾等。神经生理学和内分泌生理学是生理学中发展较快的两个学科。其中，神经生理学有 9 个获奖项目，分别是：神经系统结构的研究（1906），神经元功能的发现（1932），神经冲动化学传递的研究（1936），神经纤维分化机能的研究（1944），间脑功能的发现（1949），冲动沿神经纤维传播的研究（1963），神经传递化学的研究（1970），大脑半球功能及大脑对视觉信息处理的研究（1981）等。

二、药理学

11 项与药物学有关的奖项中，表彰维生素发现的项目有 4 项：抗神经炎维生素（1929），维生素 C（1937），维生素 K（1943），辅酶 A（1953）；表彰抗生素发现的有 3 项：百浪多息（1939），青霉素（1945），链霉素（1952）。本世纪初，一种在欧洲已有400年历史的传染病梅毒，正在向全世界蔓延。当时，成千上万的患难与共者迫切期待能有一种良药来解除他们的病痛。就在这时，驱梅系统良药“606”和“914”问世了，它们拯救了无数的梅毒患者的生命，从此梅毒也不再是使人类恐惧的绝症了。因而导致了20世纪10年的第一次浪潮的出现。到了20年代，世界又面临着细菌性疾病的威胁。那时脑膜炎球菌引起的脑膜炎病死率几乎是100%，链球菌性菌血症病死率高达75%。当时工作在德国的一家IG染料厂的多马克，受命从染料中筛选出一种对链球菌、葡萄球和脑膜炎球菌有强大抗菌力的药物——百浪多息（1939），使这些疾病得到了有效的防治。随后经过科学家们的努力，又出现了一系列更适宜于临床使用的磺胺类药物。然而，随着时间的推移，人们逐渐从临床实践中发现了磺胺药的不足之处，如过敏反应和肾毒性等等，开始要求探索更有效的抗菌药物。1939年，英国的弗莱明、弗洛里与钱恩一起提纯和分离到第一批青霉素制剂，后经美国科技工作者的努力，才使青霉素大量成批地进入市场（1945）。磺胺药和青霉素的相继问世，形成了20世纪30年代和40年代初的第二次浪潮。1943年，美国学者瓦克斯曼发现了链霉素，从此使人色变的结核病得到了控制，成为化疗史上第三次浪潮（1952）。1988年，诺贝尔生理学或医学奖所表彰的是“药物治疗方面重要原理的发现”，而不是表彰某个或某些具体药物的发现。有人把这一药物治疗方面的重要原理称为药理学中的新思维。1998年，一氧化氮（NO）对血管的生理作用的阐述为“伟哥”的发明提供了理论依据。

三、免疫学

继人痘之后，免疫学的发展停滞了近一个世纪，主要是由于传染病的病原没有解决。到了19世纪末，微生物学的发展推动了免疫学的进步。20世纪免疫学的发展大致经历了经典免疫学时期（1901～1930），这一阶段突出表现在免疫学基础理论的研究。如德国学者冯·贝林用白喉减毒外毒免疫动物，获得抗毒素用于治疗白喉获得成功，从而开创了人工被动免疫疗法（1901）。俄国学者梅奇尼科夫提出的细胞免疫学说认为机体的免疫机制是由吞噬细胞来执行的，而德国学者埃利希等则认为血清中的抗体是抗感染免疫的重要因素，即体液免疫学说。实际上他们各自说明了一个事物的两个方面，从不同的角度阐明了免疫机制（1908）。法国学者里谢发现过敏反应（1913）。比利时学者博尔德发现了补体（1913年）。奥地利学者兰德斯坦纳发现红细胞血型（1930）。现代免疫学时期（40年代后），这一时期内一些重要免疫生物学现象的发现重新唤起了人们对细胞免疫学的关注，推动了免疫系统结构与生理功能研究的全面展开。澳大利亚学者伯内特提出抗体生成细胞克隆选择学说，英国学者梅达沃成功地诱导出获得性移植耐受性（1960）。制取单克隆抗体技术的发明（1984），为免疫学在临床、科研中的应用开辟了新途径。美国学者刘易斯发现免疫系统如何识别被病毒感染的细胞，从而认清了又一类型疾病的治疗机制（1996）。

四、生物化学、分子生物学、遗传学

生物化学、分子生物学、遗传学这三个学科之间呈现相互交叉、互相渗透的态势，很难严格地划分其界限。1931 年，瓦尔堡对呼吸酶性质及作用方式的发现及以后有关代谢等方面的研究，预示着对生物化学的研究进入一个全新的时代。1933 年摩尔根关于染色体的遗传功能的发现代表着遗传学发展的一个阶段。从 1958 年以后，分子生物学、遗传学等学科发展呈快速上升趋势，成为生物医学研究的热门学科。1962 年克里克等关于 DNA 双螺旋模型的建立，标志着分子生物学的诞生。1968 年尼伦伯格等对遗传密码的解释，标志着分子生物学体系的初步确立。1978 年阿尔伯等关于 DNA 限制性内切酶的发现揭开了遗传理论应用与实践的新篇章。随着瑞典卡罗林斯卡学院将 1999 年度医学奖给美国洛克菲勒大学霍华德休斯医学院教授布洛伯尔。他的发现"蛋白质的定位及转移机制"对现代细胞生物学研究具有重要的意义。蛋白质通过识别细胞信号发挥作用。这种信号就像邮寄包裹时的标签，他的发现使我们了解了识别信号的分子生物学机制，从而为药物靶向性研究和遗传病的治疗奠定了基础，也进一步证明了分子生物学的突出地位。

五、临床医学

它是伴随着基础医学的发展而发展的。当一种新疾病的出现，人们便开始对其发病原因、机制进行研究，以期达到最终攻克的目的。因此，临床医学处在不断的发展过程中。值得一提的是器官移植方面的研究共获得 3 次诺贝尔生理学或医学奖，这在临床医学中是不多见的，说明器官移植在疾病治疗中的作用，也是 21 世纪研究的重要课题。

第二篇　生物医学基础创新的感悟

研究表明，“目前，全世界的生命科学在自然科学领域中的比重已经达到50%。一个国家生命科学的研究水平和发展态势，直接反映着国家的整个科学发展水平。在美国，生命科学在自然科学中所作的贡献率已达60%”（张炳升，李青森．面向世界吸引一流科学家．光明日报，2005年6月2日）。进入21世纪以来，生命科学延续了自上个世纪中叶以来的迅猛发展势头，在整个科技领域中的重要性日益增强。

随着国际间综合国力的竞争从对自然和人力市场资源的争夺，延伸到对知识资源和人力资源的争夺，基础科学研究的重要性比以往任何时候都更加突出，基础研究能力已经成为各国争取竞争优势的一个战略制高点。当前，世界主要国家综合国力竞争的前沿已经明显移到基础研究。

生物医学作为生命科学的重要部分，在其本身发展和其他基础学科的影响下，正经历着重大转变。一方面，基因、细胞、发育和进化及脑的研究已形成未来生物医学研究的一条主线，基因组学和相关方法几乎已经成为所有生命科学分支学科的思想方法和基本工具；另一方面，复杂系统理论和非线性科学发展，正促进生物医学思想和方法论从分析式思维的还原论向分析与整体相结合的整体论方式转变，基因组学催生和发展了系统生物学。近年来，我国虽在生物医学研究领域取得了突飞猛进的发展，但在总体上却一直处于跟踪国外的状况，生物医学基础研究总体上落后的状况并没有得到根本的改变。面对国际生物医学已进入后基因组时代，我国生物医学基础研究与国际的差距还有进一步拉大的危险。

面对生物医学基础研究所要迎接的挑战，最科学的路径只有一个，就是创新。新中国成立至今，我们对基础研究的认识多次反复。自20世纪下半叶以来越来越青睐生物医学基础研究原始性创新的诺贝尔生理学或医学奖，定能带给我们众多感悟。

生物化学的辉煌①

郭晓强　时兰春

生物化学是医学中一门重要的基础学科，对医学发展发挥着积极的促进作用，是推动医学发展的重要力量之一。而大量的诺贝尔奖授予这个领域进一步说明了生物化学的重要意义。

一、与生物化学相关的诺贝尔奖

周爱儒等编写的《生物化学》[1]整体共分为四大部分，这里再加上一个生物化学研究方法以五部分进行讨论，以图表的方式列出生物化学领域所获得的诺贝尔奖（表1）。

表1　生物化学相关诺贝尔奖（1901 ~2000）

获奖领域	获奖成果	次数
生物大分子的结构与功能	核苷酸研究（1910 医）、酶结晶的制备（1946 化）、核苷酸和辅酶（1957 化）、胰岛素测序（1958 化）、蛋白质空间结构（1962 化）、糖核苷酸的发现（1970 化）、酶化学方面的贡献（1972 化）、抗体的化学结构（1972 医）、光合反应中心结构研究（1988 化）、核酶的发现（1990 化）、Na + /K + 离子通道的发现（1997 化）	11 次
物质代谢及其调节	调节发酵的生物化学研究（1907 化）、肌肉中的物质代谢（1922 医）、胰岛素发现（1923 医）、糖的发酵（1929 化）、呼吸酶的性质和作用（1931 医）、糖原代谢及其调节（1947 医）、肾上腺素的研究（1950 医）三羧酸循环（1953 医）、辅酶 A 的作用（1953 医）、氧化酶的特性和作用模式（1955 医）、胆固醇和脂肪酸代谢（ 1964 医）、能量产生的化学渗透假说（1978 化）、前列腺素及相关物质（1982 医）、胆固醇代谢的调节（1984 医）、能量产生的构象假说（1997 化）	15 次

① 本文原题为《生物化学与诺贝尔奖》，刊载于《医学与哲学》2005 年第 5 期。

续　表

获奖领域	获奖成果	次数
基因信息的传递	化学过程的遗传调节（1958 医）、遗传重组（1958 医）、核酸的人工合成（1959 医）、DNA 结构（1962 医）、基因表达调节（1965 医）、遗传密码的解析（1968 医）、病毒的复制机制（1969 医）、逆转录发现（1975 医）、限制性内切酶（1978 医）、基因重组（1980 化）、转座子的发现（1983 医）、抗体多样性机理（1987 医）、断裂基因的发现（1993 医）、信号肽的发现（1999 医）	14 次
专题（医学专一篇）	细胞信号转导：第二信使假说（1971 医）、单离子通道（1991 医）、可逆磷酸化（1992 医）、NO 信号分子的发现（1998 医）、神经系统信号传递（2000 医）维生素：维生素 A 和 B1 的发现（1929 医）、肝治疗贫血（1934 医）、维生素 C 的研究（1937 医）、维生素 K 发现（1943 医）、癌基因：病毒致癌原理（1966 医）、癌基因发现（1989 医）	11 次
生化方法	高速离心（1926 化）、电泳（1948 化）、色谱（1952 化）、多肽激素的合成（1955 化）、DNA 测序（1980 化）、生物物质结构的测定（1982 化）、固相多肽合成（1984 化）、聚合酶链式反应（1993 化）、核苷酸定点突变（1993 化）	9 次
总数		60 次

注：化，代表诺贝尔化学奖；医，代表诺贝尔生理学或医学奖（可能有不同看法，但至少不会低于 50 次）

二、生物化学获得众多诺贝尔奖的意义

从上面的图表我们可以得出什么结论呢？

首先可以得出生物化学的重要性这个结论。仅与医学相关的生物化学在 100 年间就获得 60 项诺贝尔奖（至少 50 项），其中桑格两次获奖（1958 和 1980 年），而如果以王镜岩等[2]编写的《生物化学》作为讨论范围（将抗生素、激素等也包含其中），获奖次数可超过 70 项，因此可以说生物化学是所有学科中获得诺贝尔奖最多的一个，鉴于诺贝尔奖是自然科学中最有影响力的一个奖项，因此从获得如此之多的该项奖励来说明生物化学的重要性应该不会有错。有人认为我的分类是否过于强调生物化学的重要性了，应该考虑到交叉性。其实交叉性是任何学科都不可避免的现象，生物化学也已经成为其他学科研究不可缺少的工具，如 1997 年由于发现 Prion（应该属于微生物领域）而获得诺贝尔生理学或医学奖的普鲁西纳在证明 Prion 致病原因是蛋白而不是核酸的过程中就充分应用了生物化学方法。

其次还可以看出生物化学应该获得化学奖还是生理学或医学奖的一点区别。生物大分子的结构与功能发现和生化方法建立大都获得了化学奖，而物质代谢与调节、遗传信息的传递（主要是分子生物学内容）以及与医学相关的生物化学大都获得了诺贝尔生理学或医学奖，当然这种分类并非绝对，有些也会出现偏差，具体规则由诺贝尔奖评奖委员会来确定。

那么诺贝尔奖为何特别垂青生物化学呢？原因有两个，一是在20世纪，生物化学领域本身的巨大成就，为科学特别是生命科学的发展做出了巨大贡献；二是生物化学本身独特的学科特点，生物化学就是应用化学方法（当然还借助其他方法）在分子水平研究生命问题，而生命现象可以说是所有现象中最为重要且复杂的一种，任何突破都会使人们对生命本身有一个更加全面的认识，同时也为一些疾病的治疗带来希望，许多新药的开发都基于生物化学的研究成果而取得成功。

三、21世纪的生物化学与诺贝尔奖

经历了辉煌的20世纪之后，生物化学是否还会继续取得成功并获得诺贝尔奖呢？首先看一下21世纪前4年诺贝尔奖的颁发情况，化学方面，2001年手性分子合成，2002年蛋白质结构测定方法的建立，2003年离子通道研究，2004年泛素介导的蛋白质降解，这四次颁奖除2001年外其他都可以看作生物化学的一部分，其实手性也是生物化学研究的一个重要内容（L、D构型），而且这次突破对于理解生命本质也具有重要意义。生理学或医学方面，2001年细胞周期研究，2002年细胞凋亡研究，2003年磁共振成像，2004年嗅觉信号转导，除2003年外其他也属于生物化学的研究内容（分子生物学），可以说生物化学占据了3/4，这个良好开局也预示着生物化学在21世纪会继续取得一系列重大成功。

21世纪是生命的世纪，是生命科学取得巨大成功的世纪，生物化学的作用会更加明显。人类基因组测序，随后蛋白质组计划，重大疾病的生化机理研究等都将充分利用生物化学的理论和方法，特别是正在兴起的糖生物学也将是生物化学的一个研究热点，这些研究的重大突破毫无疑问也将是获得诺贝尔奖的热门对象。

有人认为，当前生命科学研究的一个趋势是从体外（in vitro）向体内（in vivo）转变，而以体外实验为主的生物化学可能受到影响，其实事实远非如此。当前一些生物化学结果非常重要有时甚至起着决定性作用，比如华裔科学家王晓东教授在线粒体介导的细胞凋亡生化途径的研究就是生物化学取得重大突破的一个实例。特别是现在的生物化学已不再是传统意义上的概念，它已经有机地融合到其他生命学科其中，有时已经是其中一个重要组成部分，如现在许多临床疾病已开始广泛研究其生化机理，从而为治疗寻找新的方法。现在的生物化学称为生命的化学可能更能反映它的发展趋势，《生命的化学》杂志改名可能就有这方面的原因，按照当前观念在分子水平研究生命现象将更容易取得突破，同时一些重大疾病在机理和治疗方面借助生化会取得更大的进展，在将来生物化学充分发挥自身优势，充分汲取其他学科的理论和方法，将可能取得更大的成绩，同时也会获得更多的诺贝尔奖。

通过生物化学与诺贝尔奖的关联来阐明生物化学的重要性，目的在于引起一些医学院校对生物化学等基础学科的重视，相对美国，我国在这方面重视程度明显不足，而基础学科的重大进展将会积极促进这个学科的迅速发展，同时基础研究也往往是诺贝尔奖颁发的一个主要方向。

参考文献

[1] 周爱儒，查锡良. 生物化学 [M]. 北京：人民卫生出版社，2004.
[2] 王镜岩，朱圣庚，徐长法. 生物化学 [M]. 北京：高等教育出版社，2002.

基因研究获奖的哲学因素思考①

黄祖辉

至2004年，因研究基因而获得诺贝尔奖的达到53人，其中：生理学或医学奖46人（占生理学或医学奖总数178人的25.8%），化学奖7人（占化学奖总数123人的5.69%）。基因（gene）概念最早由乔纳森于1909年提出，是DNA分子中能够表达和产生基因产物的区段，其本质是核酸。科塞尔是最早研究核酸而获得诺贝尔奖的科学家，因在确定核酸的化学特性和化学组成等方面做出重大贡献而获1910年诺贝尔生理学或医学奖。1953年沃森和克里克在Nature发表关于DNA双螺旋结构模型，标志着现代分子生物学的诞生。自此因研究基因而获得诺贝尔奖的科学家明显增多。分析这些科学家的成功因素，我们可以从中得到一些有益的启示。

一、恰当的实验材料

任何一项科学研究，材料的选择都是十分重要的因素。“遗传学之父”孟德尔正是选择豌豆作为实验材料，才发现著名的遗传两大定律—分离规律和自由组合规律。基因的研究也不例外。对于基因的研究，从获得诺贝尔奖的科学家来看，选择的实验材料是十分重要的因素。果蝇具有一些不同于其他生物的优点：生活周期短，繁殖快，一年可以繁殖30代，雌性与雄性个体区分比较明显，并且每个细胞中只含有4对染色体，这些优点使果蝇适合于做遗传学研究，先后有5位科学家以果蝇为实验材料而获诺贝尔奖。链孢霉是一种丝状真菌，菌丝体为单倍体。比德尔等最初也是以果蝇为实验材料进行遗传学方面的研究，但后来意识到果蝇对于研究基因与代谢途径并不是一个好的模型，于是就和塔特姆合作，选择了链孢霉作为实验材料[1]。悉尼·布伦纳决定从分子生物学转而研究神经系统的发育时，同样面临模式动物的选择的问题。他当时已经有了明确的标准：周期短，可以在短时间得到大量的突变体；繁殖方式简单，以便利遗传操作；个体足够小，使得可以在显微镜

---

① 本文原题为《基因诺贝尔奖的哲学因素思考》，刊载于《医学与哲学》2006年第1期。

下对每一个细胞进行观察[2]。于是他找到了线虫，并用EMS突变的方法分离了一部分的突变体，主要是形态异常和运动不协调的突变体。在所有多细胞模式动物中，线虫最大的优势是可以很方便的观察到每一个细胞的分裂及其命运、神经细胞之间的连接。约翰·苏尔斯顿以线虫为材料完成了第一张完全的细胞命运图[3]，而在1984年约翰·怀特等通过8000多张电镜照片重组了所有神经元之间的突触连接。正如布伦纳所料，线虫作为一种模式动物对细胞极性的形成、轴突导向、突触连接、细胞凋亡等重要的发育生物学问题的研究做出了重大的贡献。在细胞凋亡的机制方面，罗伯特·霍维茨用线虫做的关于细胞凋亡的遗传研究是开创性的[7]，这也正是利用线虫的一个优点，即哪些细胞在何时发生凋亡是已确定的，而且可以在显微镜下观察到，这使得突变筛选成为可能。在线虫的行为方面，有科里·巴格曼做的一系列研究。生物种类繁多，每种生物在长期的进化过程中都形成了自己独特的适应环境的一些特征，这些特征使得一些生物适合做这方面的研究，另外一些生物适合做另外方面的研究。从上述科学家的事例也可看出，如果他们选择的材料不合适很可能不会做出突出的成就，更谈不上诺贝尔奖了。

表1 获得诺贝尔奖科学家及选择的实验材料

材料	科学家	获奖年限	获奖原因
果蝇	摩尔根	1933	发现伴性和遗传规律，提出连锁互换规律，首次证明基因位于染色体上，建立了染色体的理论[4]
	缪 勒	1946	证实X－射线能引起突变，辐射遗传学的奠基人
	刘易斯		发现果蝇体内调控从头到尾器官发育的基因
	福尔哈德	1995	鉴定了多种指导早期胚胎发育过程的基因
	维绍斯		
链孢霉	比德尔		提出“一个基因一种酶”理论[1]
	塔特姆	1958	
	利德伯格		发现细菌的接合作用和转导作用[5]
酵母	哈特韦尔		发现细胞周期的关键调节基因[6,7]
		2001	
	诺斯		
线虫	布伦纳		发现器官发育和程序性死亡[8-10]
	霍维茨	2002	
	苏尔斯顿		

二、卓越的科研思想

1953 年，沃森与克里克在英国剑桥的一家实验室合作，揭示了 DNA 的基本结构为双螺旋结构，为后来科学家解开遗传基因密码，绘制生命蓝图，搭建了一个出发的平台。沃森、克里克、威尔金斯分享了 1962 年的诺贝尔奖[11]。克里克在 1946 年读了薛定谔的名著《生命是什么》后，舍弃物理学转向生命科学领域。刚到剑桥大学时沃森由于自己的化学与物理学基础较差而担心听不懂富兰克林所做的关于 DNA X 衍射的研究学术报告，而两年后（1953）他与克里克却建立了 DNA 分子的双螺旋模型。这一伟大成果的发现与两位年轻科学家卓越的科研思想是分不开的。

富兰克林和威尔金斯在 DNA 的 X 衍射研究方面非常突出，但富兰克林 却未能提出 DNA 的结构模型。沃森和克里克建立的双螺旋的模型是建立在前人科研成果的基础上，主要是四个影响：①WT Astury 和 Bell X 衍射技术研究 DNA。1947 年拍摄了第一张 DNA 的衍射照片。②1951 年，鲍林和科里在美国科学院报上连载了 7 篇有关 α－螺旋结构的文章轰动了全世界，引起了沃森和剑桥科学家们的注意。③美国晶体学者唐纳休的指正和 Chargaff 的当量规律都帮助沃森－克里克纠正了起初 A－A G－G C－C T－T 的同类配对的错误想法，而提出碱基互补的正确构型。④富兰克林和威尔金斯在 1952 年底拍得了一张十分清晰的 DNA 结晶 X 衍射照片。为双螺旋结构模型提供了强有力的依据和佐证。

创新者必须破除迷信，敢于向权威挑战。1953 年的沃森和克里克都是名不见经传的小人物，37 岁的克里克连博士学位还没有得到。受到前人的影响，他们原来按照 3 股螺旋的思路进行了很长时间的工作，可是既构建不出合理模型，也遭到结晶学专家富兰克林的强烈反对，结果使工作陷于僵局。在发现正确的双股螺旋结构前 2 个月，他们看到蛋白质结构权威鲍林一篇即将发表的关于 DNA 结构的论文，鲍林错误地确定为 3 股螺旋。沃森在认真考虑并向同事们请教后，决然地否定了权威的结论。正是在否定权威之后，他们加快了工作，在不到两个月内终于取得了后来震惊世界的成果。两位年轻科学家没有迷信权威，而且敢于向权威挑战。他们在看了富兰克林那张 DNA 结晶 X 衍射照片后受到很大启发。根据照片，整日焦虑于 DNA 结构发现的沃森和克里克立即领悟到了现在已经成为众所周知的事实两条以磷酸为骨架的链相互缠绕形成了双螺旋结构，氢键把它们连结在一起。他们在 1953 年 5 月 25 日出版的英国 Nature 杂志上报告了这一发现。双螺旋结构显示出 DNA 分子在细胞分裂时能够自我复制，完善地解释了生命体要繁衍后代，物种要保持稳定，细胞内必须有遗传属性和复制能力的机制。这是生物学的一座里程碑，分子生物学时代的开端，怎样评价其重要性都不过分。

三、巧妙的实验设计

科研实验的设计是很重要的一个环节，巧妙的实验设计能使科研事半功倍。在20世纪20~30年代，染色体的遗传学已经趋于完备，突变体已经可以用缪勒发明的X射线的办法分离出来，但是关于基因是如何影响表型的仍然是一个重要而尚未回答的问题。当时已经有了几种果蝇眼睛颜色的突变体，因此比德尔等[1]采取的方法是从突变体入手，看究竟是什么导致了果蝇眼睛颜色的不同。他们想出了一个巧妙的办法：将vermilion突变体的眼睛移植到cinnabar突变体上或将cinnabar突变体的眼睛移植到vermilion突变体上，结果发现长在cinnabar的vermilion眼睛是正常的，而长在vermilion上的cinnabar眼睛仍呈cinnabar色。因此他们推论基因可能影响了色素的合成，并且vermilion基因作用在cinnabar的前面，才可能导致这种不对称的结果。因此他们就猜想突变体可能是由于代谢途径中某个酶的活性受到影响，进而导致色素合成异常。比德尔在研究面包霉（neurospora）时，采取了相反的方法，从代谢途径去找突变体，他们找到了一系列的营养缺陷型突变体。野生型是只需生物素就能存活的，而这些突变体需要在生物素中另外加入一种营养物质——氨基酸或是维生素——才能存活，因为它们自己不能合成。他们的工作为“one gene, one enzyme”理论的提出做了铺垫。需要指出的是，比德尔·塔特姆实验是forward genetics的第一次实践，找准一个重要问题和一种合适的模式动物，再进行遗传筛选。这种思想同样贯穿于以后许多研究中，如福尔哈德和维绍斯遗传筛选行为发生、Benzer果蝇行为遗传筛选。

四、科研选题的前沿性与创新性

纵观53位因为研究基因而获诺贝尔奖的生物科学家，其中因研究遗传中心法则而获诺贝尔奖的就有11位[12]，这与当时生命科学的研究状况是分不开的。20世纪50年代，已经确定DNA是遗传物质，克里克与沃森提出了双螺旋结构，但DNA和RNA的生物合成机制尚未阐明。围绕着DNA和RNA合成问题科学家进行了相关的科学研究。美国科学家奥乔亚和科恩伯格因发现DNA和RNA合成机制于1959年同时获奖[13,14]。1968年的诺贝尔奖则光顾了因在破解遗传密码中做出重大贡献的美国科学家尼伦伯格、霍拉纳和霍利，在研究DNA的复制机理以及病毒的遗传结构方面，德尔布吕克、赫尔希和卢里亚做出突出贡献而获1969年诺贝尔奖。特明、杜尔贝科和巴尔的摩因发现逆转录酶对遗传法则进行了修改和补充而获 1975 年诺贝尔生理学或医学奖。

除了研究中心法则而获诺贝尔奖的科学家较多外，研究基因表达调控而获诺贝尔奖的科学家也有 12 位。基因表达调控一直是分子生物学研究的热点。早期的科学家主要以细菌、链孢酶为材料，提出了“一个基因一个酶”理论（比德尔、塔特姆、利德伯格）而获得 1958 年诺贝尔奖。1965 年法国科学家雅各布和莫诺共同提出著名的乳糖操纵子模型而获奖。而最近几年来真核生物的基因表达调控问题成为研究的热点。2001 年哈特韦尔、诺斯和亨特因发现细胞周期的关键调节因子而获奖，2002 年布伦纳、霍维茨和苏尔斯顿因发现器官发育和程序性细胞死亡过程的基因规则而获奖。

从上述可以看出，这些科学家的选题都是围绕着当时生命科学研究的前沿性课题进行选题，研究结果具有原始创新性。科研人员的选题十分重要，选题时一定要注意课题的前沿性和创新性原则。科学研究贵在创新，简单重复前人结果不是科学研究，没有创新就没有科学的前进与发展。创新的首要环节是要抓好选题。邹承鲁积近半个世纪的科学实践和辛勤耕耘，总结出新研究课题必须遵循的“三原则”，即选题要体现出“重要性、可能性、现实性”。创新性又首先应该是在科学思想上，其次才是研究方法上。二者密不可分，没有科学思想上的创新，就谈不上研究方法上的创新，而没有研究方法上的创新，科学上的创新思想又往往难以实现。

五、理论与实践的结合

科研研究的一个很重要方面是它的应用性价值，基因技术的发展使目前基因诊断已经在医学领域得到广泛应用，基因治疗对于一些难治的疾病（如遗传性疾病、恶性肿瘤、神经性疾病）带来了福音，而这些技术的发展一方面要归功于分子生物学理论的发展，另一方面还都得益于 20 世纪 70 年代兴起的基因工程技术。在基因工程技术领域获得诺贝尔生理学或医学奖的有 3 位，化学奖有 5 位。1978 年史密斯和内森斯因为发现限制性内切酶而获诺贝尔奖[15-17]。限制性内切酶堪称基因操作中的“手术刀”，能使 DNA 实现定向切割。伯特创立了一系列的基因分离和连接技术，桑格和吉尔伯特因在核酸序列测序技术方面的贡献而同时荣获 1980 年的诺贝尔化学奖[18-20]。在基因工程技术方面特别应该提出的是 PCR 技术，1985 年穆利斯（KB Mullis）发明了体外进行快速基因扩增的 PCR 技术而在 1993 年获得诺贝尔化学奖[21]。PCR 技术使体外大量扩增 DNA 序列实现了可能，已成为分子生物学的基本技术和应用最广泛的技术之一，在遗传学、医学、农学和法医学等诸多领域得到了广泛的应用。

从众多从事基因相关研究而获诺贝尔奖的例子中我们不难看出，基因在生物界中的作用是巨大而神奇的，目前人们尚未完全揭示基因的全部奥秘。因此，人们有理由相信在未来的诺贝尔奖获奖名单上必将出现更多与基因研究有关的科学家的大名。

参考文献

[1] Beadle GW. Genes and chemical reactions in Nurospora. Science, 1959, 129:1715-1719.

[2] Sulston JE, Brenner S. The DNA of Caenorhabditis elegans [J]. Genetics, 1974, 77:95-104.

[3] Ellis HM, Horvitz HR. Genetic control of programmed cell death in the nematode C. elegans [J]. Cell, 1986, 44:817-829.

[4] 高翼之. 摩尔根与染色体学说的建立 [J]. 遗传, 2002, 24 (6):459-462.

[5] Gernjobstl, Tatum EL. New crisp genes and crisp-modifiers in neurospora crassa [J]. Genetics, 1970, 66:281-290.

[6] Hartwell L, WEINERT T, KADYL L, et al. Cell cycle checkpoints, genomic integrity and cancer [M]. Cold Spring Harb Sympquant Bio, 1976, 73:3476-3479.

[7] Forsburg SL, Nurse P. Cell cycle regulation in the yeasts Saccharomyces cerevisiae and Schizosaccharomyces pombe [J]. Annu Rev Cell Biol, 1991, 7:227-256.

[8] Sulston J E, Brenner S. The DNA of Caenorhabditis elegans [J]. Genetics, 1974, 77:95-104.

[9] Ellis H M, Horvitz H R. Genetic control of programmed cell death in the nematode C. elegans [J]. Cell, 1986, 44:817-829.

[10] Hedgecock EM, Sulston JE, Thomson J. Mutations affecting programmed cell death in the nematode C. elegans [J]. Science, 1983, 220:1277-1279.

[11] 秦笃烈. DNA 双螺旋结构发现 50 周年全球庆典巡礼 [J]. 遗传, 2003, 25 (6):762-765.

[12] 郭俊明, 肖丙秀. 基因相关研究与诺贝尔奖 [J]. 遗传, 2005, 27 (1):101-109.

[13] Mlls, Ochoa S. Polyribonucleotide synthesis with highly purified polynucleotide phosphorylase [J]. Biochim Biophys Acta, 1957, 26:445-446.

[14] Bessman MJ, KORNBERG A, Lehman I R, et al. Enzymic synthesis of deoxyribonucleic acid [J]. Biochim Biophys Acta, 1956, 21:197-198.

[15] Baltimore D. RNA – dependent DNA polymerase in virions of RNA tumour virus [J]. Nature, 1970, 226:1211 – 1213.

[16] Arber W, Linn S. DNA modification and restriction [J]. Annu Rev Biochem, 1969, 38:467 – 500.

[17] Bachi B, Arber W. Physical mapping of BglII, BamHI, EcoRI, HindIII and PstI restriction fragments of bacteriophage P1 [J]. DNA. Mol Gen Genet, 1977, 153:311 – 324

[18] Smith HO, Wilcox KW. A restriction enzyme from Hemophilus influenzae. I. Purification and general properties. J Mol Biol, 1970, 51:379 – 391.

[19] Danna K, Nathans D. Specific cleavage of simian virus 40 DNA by restriction endonuclease of Hemophilus influenzae [J]. Proc Natl Acad Sci U S A, 1971, 68 (12) :2913 – 2917.

[20] Jackson DA, Symons RH, Berg P. Biochemical method for inserting new genetic information into DNA of Simian Virus 40: circular SV40 DNA molecules containing lambda phage genes and the galactose operon of Escherichia coli [J]. Proc Natl Acad Sci U S A, 1972, 69 (10) : 2904 – 2909.

[21] Sanger F, Nicklen S, Coulson A R. DNA sequencing with chain – terminating inhibitors [J]. Proc Natl Acad Sci U S A, 1977, 74 (12) :5463 – 5467.

细胞信号转导研究与诺贝尔奖①

郭晓强 冯庆艳

细胞信号转导是研究细胞感受、转导环境（也包含内环境）刺激及调节代谢生理反应和基因表达的分子途径的一门科学[1]，进入90年代成为生命科学的前沿领域，同时也成为当前医学教材中重要的一章[2-3]，特别是随着它临床应用的深入更加突出了重要性。其实细胞信号转导的研究已经获得了大量的诺贝尔奖，本文就这个问题进行阐述。

一、与细胞信号转导有关的诺贝尔生理学或医学奖

对生物体细胞信号转导的研究可以追溯到19世纪末期，但真正意义上的出现则是在20世纪中叶，可以说是伴随着分子生物学的诞生（1953年沃森、威尔金斯和克里克提出DNA双螺旋模型）而同时出现的。

细胞信号转导的研究大致可以分为三个阶段。

第一阶段为20世纪50、60年代，这一阶段是从研究物质代谢的调节过程起步，重点在于酶的作用及调节机制。克雷布斯和费希尔证实了在糖原合成过程中调节的可逆磷酸化机制，而在此基础上萨瑟兰在50年代末发现了环腺苷酸（cAMP）并随后提出了指导随后细胞信号转导研究的第二信使假说，即胞外激素是第一信使，它无法直接进入细胞而通过受体而刺激第二信使的产生，随后发挥特定的生理功能。由于这些贡献萨瑟兰在1971年获得诺贝尔生理学或医学奖，克雷布斯和费希尔两人分享了1992年的诺贝尔生理学或医学奖。

第二阶段为20世纪70年代和80年代前期，这一阶段不再拘泥于物质代谢而是全面探索细胞信号转导的机制，从而初步绘制了信号转导的基本框架。这一阶段发现了大量的第二信使并阐明其作用机制，如IP3和DG途径、Ca^{2+}代谢途径、cGMP调节途径等，发现了大量的蛋白激酶和磷酸化酶，特别是发现肿瘤的形成、

---

① 本文原题为《细胞信号转导研究中的诺贝尔奖》，刊载于《医学与哲学》（人文社会医学版）2006年第8期。

细胞周期调控等也与蛋白可逆磷酸化过程密切相关，最为重要的是还发现了介导信号转导的物质 G 蛋白，使第二信使模型更加完善。此外还发现了除第二信使模型之外的信号传递过程，如脂溶性激素可以直接进入胞内和受体结合而调节基因的表达，科学家借助膜片钳技术研究了离子通道。这些研究基本上奠定了细胞信号转导的四种基本模式：离子通道信号转导、G 蛋白偶联受体介导的信号转导、具有酶活性受体介导的信号转导、核受体介导的信号转导。由于这些卓越贡献，这一阶段的研究使许多科学家获得了诺贝尔奖，如研究离子通道的内尔和萨克曼（1991 年生理学或医学）、发现 G 蛋白的吉尔曼和罗德贝尔（1994 年生理学或医学）、研究 NO 信号的三位科学家（1998 年生理学或医学）、提出信号肽假说的布洛贝尔（1999 年生理学或医学）、研究神经系统信号转导的三位科学家（2000 年生理学或医学）、研究细胞周期调控的三位科学家（2001 年生理学或医学）、研究细胞凋亡的三位科学家（2002 年生理学或医学），这些获奖项目主导了 90 年代以后的诺贝尔生理学或医学奖。

第三阶段是 20 世纪 80 年代后期和 90 年代至今，这一阶段一方面是对不同的信号通路的综合，另一方面全面进入基因水平，使细胞信号转导成为当前生命科学领域的主要研究内容，许多大型期刊都开辟细胞信号转导专栏，甚至一些专门期刊也不断涌现，成为当前的主流。该阶段重点研究信号分子、受体等的基因特点，如 1991 年巴克和阿克塞尔两人发现了嗅觉信号转导的 G 蛋白偶联受体，两人也因此而分享了 2004 年的诺贝尔生理学或医学奖，此外对一些受体结构的分析及不同信号的传递详细机制的阐明也有望获得诺贝尔奖（见表 1）。

二、由细胞信号转导研究获得的启示

从上面的分析可以看出，细胞信号转导是最近才成为生命科学研究的重点内容，在获得诺贝尔奖的 10 次中，1990 年以后就占有了 9 项，而且在 15 次颁奖中占到 60%，这个数字清楚地表明现在细胞信号转导的研究成果已成为诺贝尔奖频繁光顾的生命研究主要领域，之所以获得如此众多的诺贝尔奖可以从以下几个方面来体现。

细胞信号转导的研究使我们对生命的基本过程及其调节有了更为清晰的认识。经过 50 多年的研究，已经建立起了细胞信号转导的四个基本通路即离子通道介导的信号转导、G 蛋白偶联受体介导的信号转导、酶活性（主要是酪氨酸激酶）受体介导的信号转导以及胞内受体介导的信号转导，并且对其中基本元件和作用机制也有了全面的理解。如 G 蛋白偶联受体介导了肾上腺素、胰高血糖素的信号传递，通过受体激活异三聚体 G 蛋白而随后使其靶酶激活，最终通过影响蛋白激酶的活性而实现调节代谢的作用，这个通路的阐明对于理解相关激素的作用机制具有十分重要的作用，并且也对代谢调节的详细过程有了更为全面的认识。细胞凋亡和细胞周期信号通路的研究有利于更好对这两个生命基本过程——细胞分裂与死亡具有重要帮助，气体信号分子（主要指 NO，此外还发现 CO 还具有信号分子的作用）的发现一方面扩大了人们对信号的看法，更重要的是这些气体分子在心血管系统、神经系统等方面的作用对于理解这些系统复杂的机制具有十分重要的作用。特别是随着研究的深入，目前的研究开始涉及细胞的交谈（cross talk），即研究多个通路之间的相互关系，这将突破原来的单一研究弊端，为更好的理解机体代谢的协调性具有重要的帮助，而细胞信号转导网络的研究为阐明生命的奥秘将发挥巨大的作用。

表 1　与细胞信号转导相关的诺贝尔生理学或医学奖

时间	获得者	国籍	对细胞信号辅导研究的贡献	与拉斯克奖关系
1971	萨瑟兰	美国	发现了 cAMP，提出第二信使假说	1970
1991	内尔	德国	发现了细胞膜上单离子通道的功能	
	萨克曼	德国		
1992	费希尔	美国	发现可逆磷酸化是一种重要的物质代谢调	
	克雷布斯	美国	节机制	1989
1994	吉尔曼	美国	发现 G－蛋白及其在细胞内信号传导中的	1989
	罗德贝尔	美国	作用	
	弗奇戈特	美国		
1998	伊格纳罗	美国	发现了 NO 信号分子，并研究它的信号转导	1996
	默拉德	美国		
1999	布洛伯尔	美国	提出信号肽假说	1993
	卡尔森	瑞典		
2000	格林加德	美国	发现了神经系统中的信号传递	
	坎德尔	美国		1983

续　表

时间	获得者	国籍	对细胞信号辅导研究的贡献	与拉斯克奖关系
2001	哈特韦尔	美国	发现了控制细胞周期的关键物质	1998
	亨特	英国		
	诺斯	英国		1998
2002	布伦纳	英国	发现了器官发育和细胞程序性死亡的遗传调节机制	1971
	苏尔斯顿	英国		
	霍维茨	美国		
2004	阿克塞尔	美国	气味受体和嗅觉系统的信号转导	
	巴克	美国		

细胞信号转导的研究还使我们对疾病的发生机理有了新的认识[5]。由于细胞信号转导过程是机体的主要调节方式，因此通路的异常必然伴随疾病的发生，故这方面的研究使我们对疾病的具体机制理解更为清晰。如霍乱或百日咳的发生是由于导致 G 蛋白功能异常所导致，重症肌无力是由于乙酰胆碱受体缺乏所引起，蛋白激酶 C（PKC）的活性变化与高血压、哮喘、自身免疫性疾病相关。现在已经证明癌症的发生也是由于信号途径的异常所致，许多癌基因如 src、erb、ras 等以及抑癌基因如 p53、Rb 等都是细胞信号转导中的成分，它们的本质是受体、激酶、转录因子等，正是由于它们的功能变异而导致癌症的发生。

细胞信号转导的研究还为一些疾病的治疗提供了新的方法[4]。由于细胞信号转导异常而导致疾病的发生，因此通过药物实现对信号通路的调节而能实现对疾病的药物治疗，最为著名的就是 1998 年诺贝尔奖获奖项目 NO 信号分子的发现为硝酸甘油治疗心绞痛提供了重要的理论依据，而“伟哥”的发明更使其名声大振。根据癌症的研究发现信号通路中的蛋白激酶功能异常升高，因此蛋白激酶也就成为肿瘤治疗的重要靶位点，美国 FDA 批准的药物 imatinib（商品名 Gleevec）就是一种蛋白激酶抑制剂，它在治疗慢性粒细胞白血病方面具有十分明显的效果。

细胞信号转导研究在生命基本问题的理解、疾病发生机理的认识以及相关疾病的治疗方面的成功突显了其在医学基础和临床方面的重要意义，因此荣获多项诺贝尔奖也就不再显得稀奇了；另外细胞信号转导是一个新的交叉学科，因此研究中充分集中了生理学、生物化学、分子生物学、生物物理学等多学科的优势，从而更加证明了其旺盛的生命力，将成为未来研究的主流和诺贝尔生理学或医学奖颁发的重点领域。

三、对该领域研究的展望

细胞信号转导的研究正在逐渐成熟，在已经获得了一系列诺贝尔奖后由于其巨大的应用价值也将成为今后一段时间诺贝尔奖的热门领域。此外除了诺贝尔奖，还有一个拉斯克基础医学奖[5]，它也部分反映了诺贝尔奖的一个颁发趋势，从表1还可以看出，获奖的10项成果中有8项曾经获得拉斯克基础医学奖，因此观察拉斯克基础医学奖的颁发情况有利于对诺贝尔奖的预测，如1989年还有两项成果IP3和PKC（贝里奇和西冢泰福（已去世））至今还未获得诺贝尔奖，因此还有望获得诺贝尔生理学或医学奖。

特别是2004年获奖的三位科学家詹森、埃文思、查姆波恩由于核内激素受体超家族的发现和胚胎发育以及多种代谢通路的共同调节机制的阐明使其很可能是近两年诺贝尔奖的重要争夺者，特别提及的是由于目前就核受体介导的信号转导至今还未获得诺贝尔奖，因此更加增加了获奖的可能性。

此外，2005年沃尔夫医学奖颁发给了在肿瘤细胞信号研究中的三位科学家亨特、帕沃森和莱威特斯基，亨特发现了酪氨酸蛋白激酶，帕沃森阐明了癌症发生过程中蛋白质相互作用的基础，而莱威特斯基开发的酪氨酸激酶抑制剂已经成为癌症和其他一系列疾病的有效药物，这些研究为人们认识和治疗肿瘤带来了可能，由于自1989年以来癌症研究一直未获得诺贝尔奖，因此这项成果也是重要的争夺者。

总之，细胞信号转导现在已成为生命科学研究和医学研究中的一个热点，在可以预见的今后几年中仍然是诺贝尔生理学或医学奖颁发的重点领域。

参 考 文 献

［1］孙大业，郭艳林，马力耕等．细胞信号转导［M］．第3版．北京：科学出版社，2001：1.
［2］周爱儒，查锡良．生物化学［M］．第6版．北京：人民卫生出版社，2004：331－348.
［3］潘文干．生物化学［M］．第5版．北京：人民卫生出版社，2004：235－248.
［4］李林，张宇辉．基础医学与临床相关问题［M］．北京：人民军医出版社，2004：137－150.
［5］郭晓强．拉斯克基础医学奖简介（1）［J］．生物学通报，2003，38（9）：60－62.

发育遗传学家的积累与突破①

禹宽平

1995年度诺贝尔生理学或医学奖授予77岁的美国加州理工学院生物系的刘易斯，52岁的德国图宾根马克斯·普郎克生物发育研究所教授福尔哈德和48岁的美国普林斯顿大学分子生物学系的维绍斯。卡罗琳医学院说，这三位得主都是“发现了控制早期胚胎发育重要遗传机理”的发育生物学家，他们用果蝇作为实验材料，发现了同样适用于高等有机体（包括人）的遗传原理。

刘易斯生于美国宾夕法尼亚州威尔克斯·巴里，自1946年以来，刘易斯对果蝇胚胎发育做出了里程碑式的贡献[5]。刘易斯的成果在1978年某期Nature杂志上作了专门的总结[3]。当诺贝尔奖公布时，他正在瑞士阿斯科纳出席一个科学会议。

福尔哈德生于德国东部的马格德堡。她是德国有史以来第一位获诺贝尔奖的女科学家。她曾先后在法兰克福和图宾根攻读生物学、物理学和化学。1968年她又开始着手脊椎动物的胚胎发育的遗传学研究，找到了研究脊椎动物发育遗传研究的最佳材料—斑马鱼[2]。许多人称，作为实验材料，斑马鱼在脊椎动物发育遗传研究中的地位与果蝇在遗传学中的地位相当。1995年7月在法国召开的欧洲发育生物学国际研讨会的中心议题之一就是斑马鱼的地位。1995年7月在法国召开的欧洲发育生物学国际研讨会的中心议题之一就是斑马鱼的发育研究[13]。1991年刘易斯和福尔哈德一起因果蝇胚胎发育研究共获当年的Lasker基础医学奖。她还任过美国哈佛医学院和耶鲁大学的客座讲师。

维绍斯生于美国的亚拉巴马州，他于1969年获圣母大学生物学学士学位。1974年获耶鲁大学博士学位。1975～1978年在瑞士苏黎世大学从事博士后研究。1978～1981年在德国海德堡任欧洲分子生物学实验所研究小组负责人，这期间他同福尔哈德合作，共对2万多只突变果蝇进行了研究。他们的重大发现于1980年在

① 本文原题为《发育遗传学家获1995年诺贝尔医学奖》，刊载于《医学与哲学》1996年第3期。

Nature 上杂志发表[4]。

受精卵如何发育成一个成熟的个体，这是一个很奇妙的而又很重要的生命现象。这三位得主以果蝇为材料，揭示了果蝇发育中的一些重要真相。

果蝇发育异常突变体目前所知的主要有两类：节段数目异常突变，这与突变的节段基因（homeotic gene）有关。

早在1894年，贝特森就观察到了一类被他称为同源病变或称同源异形（homoeosis）的现象。以果蝇为例。即当果蝇的某个基因发生突变后，肢体的某一部位具有同源结构（homologous structure）的器官会错误地，并且是特定地长在某个其他器官应该长的位置上[7]。“同源结构”是指相同来源或同样结构的器官，“特定地”是指这种错误具有专一性。文献中，常常把这种器官错位发生的具体现象称为同源转换（homeotic transformation），把导致这种现象发生的动作称为（同源）转（换行为的）决定（homeotict rasdetermination）。同时，将这种能够导致同源病变现象的基因称为同源异形基因（homeotic gene）[7]。正常同源异形基因要发生突变才会导致同源病变的出现。Homeotic 这个词的原意是 replacing similar parts（替代相似部位）。目前发现的同源异形基因有两群：BX/C 基因复合物（bithorax complex，双胸基因复合物），长约195kb，包含有10多个基因，如 bx，pbx；ANT－C 基因复合物（antennapeadia complex，触角基因复合物），长约320kb，至少7个基因，如 antp 等。同源异形基因在染色体上的分布很集中，并且沿着胚胎 A－P（antero－posterior，前－后）轴的发育起作用[7]。刘易斯研究的是 BX－C 复合物[5,6]，他通过诱变剂诱变果蝇，杂交，形态和染色体观察对 BX－C 复合物进行了详尽研究，搞 清楚了这群基因对胚胎发育的影响及它们染色体上的位置（位于第三染色体右臂）。刘易斯由此提出了一种模型，认为丧失功能突变所鉴定的 BX－C 复合物进行了详尽研究，搞清楚了这群基因对胚胎发育的影响及它们染色体上的位置（伴于第三染色体右壁）。刘易斯由此提出了一种模型，认为丧失功能突变所鉴定的 BX－C 基因，通过基因产物控制胸部和腹部的分节型式，这些产物调节负责节段专一结构发育的其他基因，认为每一节段中有活性的 BX－C 基因中的一部分基因，激活使每一节段细胞进入节段专一发育途径的基因[5]。刘易斯提出这些基因各受顺式控制区的调控，其中有些被显性突变所确定，这些突变使 BX－C 基因在通常受阻遏的节段中活化。刘易斯进一步提出 BX－C 基因的阻遏物在囊胚层中呈前后梯度。每一顺式控制区以下不同的亲和力与这种阻遏物结合[5]。

刘易斯的工作为福尔哈德和维绍斯的研究打下了基础。这两位科学家研究了果蝇幼虫体节分节的节段基因。他们的研究同刘易斯一样也是在经典遗传学的框架内进行的，与分子生物学的研究方法无关。1980 年，这两位科学家发展了一种饱和突变法（saturation mutagenseis）。所谓饱和突变法，着眼于胚胎发育的过程为一级联（cascade）的复杂反应，因此要了解这过程必须预先把有关的基因全部找齐（即 Katuration）。正是采用此法，对 2 万多只突变果蝇进行了分析，他们终于找到了果蝇在幼虫期决定幼虫分节体制的 15 种不同的基因。他们把 15 种节段基因突变体按表型分为三类：节段极性突变体（segment - polarity），双规突变体（pair - rule mutant，又译“二中之一突变体”）和缺口突变体（gap mutant）。它们都是在节段分割或节段原型（prototype）上有缺陷，但极少在各节段内部的特殊构造上表现出异常。和正常类型相比，它们导致部分节段或一组节段的消失。节段极性基因突变引起节段原型构造异常，因而这种突变体胚胎的节段数只有正常时的一半。缺口基因突变引起整组相邻节段的消失。上述这引起基因有的在胚胎早期发育阶段起作用，又称合子效应节段基因（zygotically active gene），另外一些在卵子发生时发挥功能，即母体效应节段基因（maternal - effect gene）。节段基因在染色体上的分布不集中，且远离同源异形基因，并且不沿 A - P 轴起作用。现在的研究表明为保证正常的节段化体制，至少需要 100 多个基因参与行动[1,8]。

1983 ~ 1984 年，瑞士巴塞尔大学的格林，美国斯坦福大学的霍格内斯以及美国科罗拉多大学的斯科特用分子生物学方法分离到了同源异形基因[8]。霍格内斯研究的是 BX - C 复合体，格林研究的是 Antp 基因，斯科特研究的是 ftz 基因。稍后又有人分离一个节段基因 en[9]。值得一提的是 Antp 等首批同源异形基因的分离方法与一般的常规方法不同，因为这些基因产物不知道，故不可能根据其产物进行分离也无探针可利用。那时可以利用的是已知的这些基因的细胞遗传学位点（这些遗传学位点的确立正是今年的得主的功劳）。通过构建 CDNA 文库，采用霍格内斯发明的染色体步行和跳跃（chromosome walking and jumping）技术获得了一批同源异形基因[7,8]。通过对这些基因（同源异形基因和节段基因）的核苷酸顺序分析，发现它们都含有一段共同的 DNA 顺序，称为同源异形盒（homeoticbox）。同源异形盒长约 180bp，编码 60 个氨基酸顺序同源区（homedomain）。同源异形盒的主要特点[12]：①在黑腹果蝇中，同源异形盒顺序的同源性达 70% ~90%，是高度保守的。最近几年通过对甲壳类、环节类、两栖类、鸟类以及包括小鼠和人在内的哺乳类进行分子杂交和核苷酸顺序分析，都发现了同源异形盒顺序。②同源异形盒都是开放阅读框（ORF）核苷酸顺序中的一部分，是独立的功能单位，能转录成 mRNA 的。mRNA 的时空表达与该同源异形基因形态发生特性密切相关。③同源异形盒编码的蛋白质是一种 DNA 结合蛋白，这蛋白与特定的 DNA 顺序结合，进而控制某些基因的功能。④与同源异形基因组有关的同源异形盒有多份拷贝，在 ANT－C 复合体中至少有 7 份拷贝，在 BX－C 在至少有 3 份拷贝。由于分子生物学家的介入，在果蝇和其他许多生物中都发现了同源异形盒，这得益于刘易斯，福尔哈德和维绍斯的先驱性工作。同源异形盒的研究已成为现今发育生物学研究的热点。

1995 年的诺贝尔生理学或医学奖有两个显著特点：一是这三位得主的工作（包括思想方法和实验手段）完全是在经典遗传学的框架内完成的，与分子生物学无关；二是对节段基因和同源异形基因的分子机制做出了重要贡献的科学家如格林和霍格内斯等却与诺贝尔奖无缘。这在分子生物学占主导地位的今天是值得人们思索的。诺贝尔奖与其他科学奖不一样，诺贝尔奖授予的是先驱性研究成果的发明者或发现者。所谓先驱性的研究成果是指生物医学领域中某个方向的革命性研究进展，它的诞生将构成未来几年、十几年，甚至几十年在这个方向上的研究热点，为后来者留下了一大片待开垦的处女地。不管后来者如何在这片处女地上细心耕作和完善，诺贝尔奖是不会再降临在他们头上了，除非他们的成果又产生了另一个革命性进展。

另外我们也认为，1983～1985 年的诺贝尔生理学或医学奖对相关研究的分子遗传学家的忽视是不应该的。因为经典遗传学的研究毕竟有两点不足之处：一是研究结果是间接分析出来的，是逻辑推理的产物，因而缺乏直接的证据；二是研究结果的意义只局限于本身材料，意义不广。但分子遗传学的研究却克服了这两个局限性。通过对基因分子结构和功能的直接分析和进行广泛的甚至亲缘关系极远的生物进行分子杂交，我们可得到意义更大的结论。

可以说我国的任何一个普通的遗传实验室都具备了这三位得主的工作条件、实验手段和方法。但我们在这个领域却没有重大成绩。笔者以为我国的一些科学研究缺乏深厚的积累，我们还没有哪一家实验室从事过长达十几年甚至几十年的果蝇胚胎发育研究，缺乏积累，就不可能有重大突破。另外，1995 年的诺贝尔生理学或医学奖（1983 年的也是）对我们还有启发，就是选择研究课题方向的问题。刘易斯研究的同源异形突变在当时是一种很新奇的变异，还无人研究：福尔哈德、维绍斯在刘易斯研究的基础上，进一步研究了决定幼虫分节的基因。这三位得主抓住了遗传学研究的关键。对一些看似很小，但意义非凡的问题进行了研究，往往导致了重要进展。杨振宁在1986年6月27日中山大学研究生院成立大会上谈到作研究时指出一种现象：到一所好的大学里去跟研究生接触，发现他们都很聪明，很好学，因为好的大学是不会接受一个素质太差的研究生的。可是过了20年，就发现这些人的成绩差别很大，有些人很成功，有些人颇令人失望。杨振宁指出出现这种现象最重要的原因是成功的人找到了一个研究方向，这个方向在他们研究生这个生活阶段以后的5～10年之内大有发展；这样他随着这个研究领域的发展而发展的可能性就变得很大了；这是相辅相成的，他贡献给这个研究领域，而这个领域的发展又使得他自己前进的道路更宽广；就这样，许多人做出了许多创造性的工作[10]。相反，有许多研究生能力本来很强，可是在做研究生时，自己进了死胡同。遇到这种情形，又不善于改变自己的方向，那么费了很大力气，却没有得到很大的成功。”这取决于研究生本身的素质，一是要有悟性，二是兴趣面、知识面要广。杨教授还分析了中国的一句古训：知之为知之，不知为不知，是知也。他说，这句古训有很深的哲理。但是，如果对这句古训信仰得太厉害，就会走到另一个方面。那就是不愿意接触那些他一时还不懂的东西。怕出错，不敢接触新东西，不敢提出自己的见解，是没有出息的。只要我们开拓进取，认真吸取前辈诺贝尔奖得主成功的经验，中国实现诺贝尔奖零的突破一定会从现在一批在读博士或博士后当中产生[11]。

参考文献

[1] Science. 1991, 253:1487.

[2] 吴宗远. 科学月刊（台湾）. 1995, 26（2）:126.

[3] EB Lewis. Nature. 1978, 276:565－570.

[4] C. Nusslein－Volhard, E. Wieschaus. Nature. 1980, 287:795.

[5] F. J. Ayala, J. A. Kiger, Jr. 著，蔡武城等译. 现代遗传学. 湖南科学技术出版社；1987年，529页.

[6] 千亚馥等. 遗传学. 兰州大学山版社，1991年. 324页.

[7] 干为先. 发育生物学进展（陈吉龙、马海匕主编）. 高等教育山版社. 1994年，130页.

[8] W. J. 格林, Sci. Am, 1985:253（4）:137.（中译文见《科学中译本》1986年第2期）.

[9] Y. Hiromi, Cell, 1985, 43:603.

[10] 梁美灵，王则柯. 混沌与均衡纵横谈. 北京：生活·读书·新知三联书店. 1991 年，1 - 4 页.

[11] 北京青年报. 第 5 版，1995 年 10 月 31 日.

[12] 赵寿元. Nature. 1987，10（9）:656.

[13] Science. 1995，269:480.

多聚酶链式反应的发明[①]

——在1993年诺贝尔奖颁奖会上的演讲

[美] KB·穆利斯　石东乔　禹宽平译

由于受德尔布吕克的启迪，薛定谔于1944年出版了一本题为《生命是什么》的小册子，该书鼓舞了早期的分子生物学家，并且以其在随后的10年里指导了揭示“龙生龙、凤生凤”之奥秘的研究而随同德尔布吕克一道，受人称颂。

1969年，德尔布吕克被授予诺贝尔奖，他欣喜地接受了这一嘉奖，然而，他又颇为感慨，他觉得在世人面前他获奖的工作并不值得与其他获奖者共享此荣。在德尔布吕克看来，与他同时得奖的贝克特在文学上的贡献似乎更接近大众。而他的工作却不是这样。在德尔布吕克的诺贝尔演说词中，他描绘了他那囚禁在科学象牙塔里的探索。

他说：“大科学家的著作正在学术图书馆的书架上积满灰尘呢。诚然，科学家只向数量极少的同行讲解，他的启示虽然不无普遍性，但其普遍性却是远离红尘、鲜为人知的。艺术家与人交往的作品永远同其原始形式相结合，而科学家与人交流的作品则是经过修改、扩充，与他人的想法和成果汇合起来，并消融于我们文化思想和知识的洪流。科学家和艺术家的共同之处只是在于除了自己的工作，他找不到更好的方式逃避这个世界；除了自己的工作，他也找不到更强的方式关联这个世界。”

我喜欢听德尔布吕克的这些见仁见智之言，像我心目中其他历史英雄（如理查德·费曼，他也曾在此发表过演说）一样，德尔布吕克拥有一种能洞见事物核心并将其阐释得可让人明白易懂的方法。但是我不能同意德尔布吕克的看法，即科学创造的乐趣必定在于始终保持神秘性和不可解释性，除了几个相知的同事而离群索居。在这个问题上，我倾向于费曼的观点，我以为费曼可能会说，如果你能了解，

---

① 本文原题为《多聚酶链式反应——在诺贝尔奖颁奖会上的演讲》，分为上、下两篇，分别刊载于《医学与哲学》1996年第3、4期。石东乔，禹宽平译，颜青山校。

那么你就能解释。

因此，我试图解释我所发明的多聚酶链式反应（PCR）是怎么回事，其中有一小部分不太容易用日常语言表达，如果这里有人对那部分不那么感兴趣，我就略去它。相反，我要做的是让你们知道什么时候触及问题以及我在什么时候解决了它。对此，你们不必费心，它深奥但并非关键。我以为你们不了解如下细节也能够理解发明 PCR 是怎么回事。

1953 年，沃森和克里克公布 DNA 结构的时候，薛定谔的小册子和我一样问世8 年了。那时我还太小，没有注意到人类终于弄明白了“龙生龙，凤生凤”是怎么回事，而这本书已重印了二次。其时，我正生活在南卡罗来纳州的哥伦比亚，那里无人注意到我们竟没有一本这样的书。可是我家距一个不开化的林区只有几个街段远，那里有一条小河，有负鼠、浣熊、毒蛇、四脚蛇和一条铁轨，我们不需要这本书。那是一种原生蛮荒状态，我和我的兄弟就在这样一个不知名且不受人管辖的地方长大，如果在这里玩腻了，我们就下到城市的下水管道网中去玩，我们知道那个黑暗的地下迷宫的道路，虽然它总是使我们产生恐惧感，但我们总是喜欢这样做。

到 1962 年沃森和克里克在斯德哥尔摩接受诺贝尔奖时，我和我的少年伙伴设计火箭已经有 3 年之久了，我们发明了一种效果极佳的燃料，这种燃料是把硝酸钾和糖小心地在木炭火炉上融化，然后用一种特殊的方法将其灌进一个金属管中制成的。随着我们试验的进展。这个管子越来越长，直到大约 4 英尺。我的母亲越来越担心了，她的头不时地出现在楼上的窗口，她说这些事情不是让人兴奋的，糖是她不情愿地从厨房里拿给我们的，而我们的硝酸钾是从当地药店老板那儿买来的。

那时的南卡罗来纳州，寻购化学品的少年不会马上被怀疑的，我们甚至能够从五金店购买甘油炸药而不会受到盘问。这是好事情，因为当我们的火箭在发射台爆炸时，我们会从这早年的毁灭中得到宽恕（be spared），由于我们使用的确确实实是一种缓慢燃烧的甘油炸药，这种炸药引线一旦被点着，就会获得风驰电掣般的速度。我们的炸药改良事实上已远远超过阿尔弗雷德·诺贝尔曾经吓坏他母亲时使用的那种。在我们青睐于身边青春少女而没有认真考虑火箭燃料的 10 年前，我们做了最后一次试验，把一只青蛙送到了一英里的高空并让它活着返回，还有一次，我们无意间吓坏了一位航空公司的飞行员，当时他正准备将一架 DC－3 飞机降落在哥伦比亚机场。这可是我们的错。

在 Dreher 读高中时，我们被允许自由地、不受约束地进入化学实验室。许多个下午，我们都在那里做非正规的实验，没有人受伤，也没有发生一起诉讼案。要是现在，他们不会允许我们这样做的，我们要是这样做就会被当作社会危险分子。如果我没记错的话，阿尔弗雷德·诺贝尔也一度未被许可在瑞典的土地上表演他的黑色艺术。当然，在这些事情上，无论过去还是现在，瑞典都是走在美国前面的。

我从不厌倦在实验室工作。在 Al Montgomery 的佐治亚技术学院学习的一个暑假中，我们在镇上的一个旧养鸡屋里建立了一个有机合成实验室，在那里，我们合成供研究用的试剂出售。这些试剂大部分或是有毒的或是易爆的。没有人想制造它们，但有人要用它们，这样的试剂到生产就由我们来干了。我们没有老板，心情愉快，我们赚了足够的钱去买新设备。马克斯·戈果，一位极好的哥伦比亚有机化学公司老板，鼓励我们干并买了我们大部分产品，然后再卖出去。在我们刚刚做出这种尝试时，没有政府管理人员在禁止，那是一个金色的年代，但是我们没有着意体会这一点。我们学习了许多有机化学知识。

在我离开佐治亚技术学院到加州大学（Berkely）的研究生院学习生物化学时，遗传密码已经破出来。DNA 仍旧没能引起我的兴趣，我为分子而兴奋。在 PCR 诞生之前，DNA 是一个长长的线状结构，根本不是个真正的分子。生化系 6 年的学习生涯并没能改变我对 DNA 的看法。但 Berkely 这 6 年的经历却改变了我对几乎其他所有事情的看法。

我是在乔·尼兰德的实验室里学习，尼兰德给他的研究生提供了一方工作之地。几乎对我们不加约束，除了高度道德化的社会责任心与耐性，我相信乔并不知道有什么规则可以约束我们。因为我不知道系里对我们有什么要求，我选了天体物理课而不是分子生物学。1968 年在 Nature 杂志上，我发表了我的第一篇科学论文（译注：发表于 218 卷 663 页），这篇题为“时间倒转的宇宙学意义”的论文实为一个天真幼稚的天体物理假说。我想 Nature 杂志在考虑发表时有点为难，但它对我通过学位资格考试非常有用。考试委员会正犹豫是不是让我在没有分子生物学成绩时得 PhD，可我在 Nature 杂志上的论文使他们得出了“yes”的结论。现在回想起来，委员会的成员们还是有好奇心的。

1960 年，年仅 34 岁的格拉塞尔获得了诺贝尔物理学奖，后来他又成了塞特斯公司的创始人之一，在塞特斯公司，我发明了 PCR。发现补骨脂素（psoralen）的亨利·兰普伯特是我在塞特斯公司的部门科学顾问，他是我两项专利的共同拥有者。已经不幸故去的艾兰·威尔逊是第一个塞特斯以外使用 PCR 的研究者。我的

第一篇 PCR 论文被 Science 总编丹·科什兰德退稿了，正是这位总编 3 年后将 Science 的“年分子”（molecule of the year）给了 PCR。我成功了。我想，当我们走出实验室后，我们当中没有人意识到坦途就在我们脚上。

在 Berkely 的时候正值社会动乱，乔·尼兰德是一位良师益友，他欣然地帮助他的学生度过了难关。每天下午 4 点，我们围坐在柚木桌周围，喝着茶，谈笑风生。我打算成为一位神经化学家，乔是一位研究微生物铁运输分子（iron transport molecule）的大师。我们实验室与众不同，许多实验室的老板愿意你在他工作的某一项上辛勤耕耘，以推动他的事业的发展。与尼兰德在一起并不如此，只要我写出一篇论文并且得到了学位，他不在乎我做其他事情；我在乔的实验室过得很愉快，甚至为了满足好奇而去选修音乐。只要乔觉得我们能幸运地通过考核。系里付给我每月的薪金来自国立卫生研究院（NIH）。后来我们知道我得离开那里了。

6 年后，我带着 PhD 和我所受教育的信心，直奔东部而去。我那新婚几个月的妻子到堪萨斯家医学院学习，我随她去了那里。那是 1972 年。

我没有在堪萨斯工作的计划，因此我决定成为一个作家。我立即发现，当作家我还是太嫩了点，我对悲剧一无所知，我的性格也普普通通，我不知道描写一个卑鄙的人而让读者一看就能相信。因此我不得不以科学家的身份来获得一个工作，我在医学院谋得了一份与两位儿科心脏病专家和一位药理学家共事的工作，这是件很幸运的事情，一方面两位儿科医师是很优秀的医生，另一方面这些医生都不同寻常，里奥尼·马迪恩（他的妻子擅长烹调），阿格斯蒂诺·蒙太尼和理查德·扎赫姆。两年来我从事医学研究，还从两个意大利人和一个纽约犹太人那里学会了欣赏旧世界的价值，而且第一次学习了人类生物学（human biology）。

婚姻破裂了，我回到了 Berkely，在一家旅馆干了一段时间，然后又在旧金山的加州大学从事杀鼠取脑的活儿。我听过德尔布吕克的演讲，但是我觉得我没有理解他作为遗传学家的意义，我也没有受他的影响进入分子生物学研究领域。那时，我正在从事脑啡呔（enkaphalins）的研究。

然而那时，加州大学有一个研讨班在讲述生长激素释放抑制因子（somatostatin）基因的合成和克隆。那个讲座给我印象深刻，我第一次明白 DNA 的一些有意义的片段可以化学合成，而且觉得它们可能是激动人心的。我开始在图书馆学习 DNA 合成的知识，同时开始寻找一份合成 DNA 分子的工作。

1979 年秋，塞特斯雇佣了我。我每天工作到很晚，也极喜欢这个职业。DNA

合成比杀鼠更有趣，而且旧金山的海湾区也是从事这份工作的好地方，那里有许多生物技术公司和好几个学术小组在从事改进 DNA 合成方法的研究，我的实验室有一台加州 San Rafael 生物研究所出产的机器，两年中，这台机器合成寡核苷酸远远快于那时塞特斯公司的分子生物学家的需求。我开始在寡核苷酸上玩花样，以便看看能用它做些什么。

我开始考虑点突变方法的问题，而且我自己提出了一个我称之为寡聚物限制性（oligomer restriction）终结（endup）的想法。只要靶序列相对富集，即如纯质粒上的位点，这个设想就可行；可是如果这个位点相对稀少，即如人类 DNA 中的单拷贝基因，这个想法就行不通。

我向在座各位道歉，我已扯得太远了，可现在我还是不得不说几件难以听懂的事情。几分钟后我再回到 PCR 的故事上来。

寡聚物限制方法也依赖这样的事实即选定的靶序列包含一种限制位点多态性（polvmorphism），以免其普遍地对任何突变点都起作用。我开始考虑做些实验，研究只有 ddNTP 存在时，DNA 多聚酶是否能催化与特异位点杂交的核苷酸引物的延伸。我这样推理，如果四个试管里都有全部的 ddNTP，但在每个试管中各有一种 ddNTP 是放射标记的，那么通过分析电泳凝胶上的四种产物就可知道哪一种 ddNTP 加到了寡核苷酸引物上，这样可以推测出与引物 3' 端相配的碱基，这很象一种单个碱基对的 sanerer 测序法。

寡核苷酸不能特异地与一个单独位点结合。这样它在人类 DNA 上就无法起作用。在像人类 DNA 一样庞杂的 DNA 上，靠所包含的序列和选用的条件，寡核酸引物能与上百个乃至上千个位点相结合。我需要某种能够使靶序列特异位点的相对富集的方法，以使此反应得以进行。我所需要的正是 PCR，但是当时并没有考虑那种可能性。我很清楚质粒基因组的 5×10^3bP 和人类基因组 3×10^9bP 在数字上的差距，但是不知为何，我并没有如本该的那样，为此而大受震惊。相反，这种忽视给我带来了好处。我只是不停地在想实验，而并未意识到它根本就无法进行。于是我转向了 PCR。

在 Mendocino 的树林里我有一片远离尘嚣的小屋。一个星期五的夜晚，和往常一样，我驱车行驶在从 Berkley 到 Mendyino 的公路上。我的女友詹妮弗·巴内特睡着了。我在思考，既然多制备一些寡核苷酸并不困难，那么将两个引物投入反应不比仅用一个简单得多吗？这样它们中的一个将和上边一股结合，另一个和下边一股结合，它们的3′末端相对于靶序列的互补碱基。如果将一个引物合成的较另一个长些，那么它们的单个碱基的延伸产物就能在凝胶上相互分开，这样一个就可作为另一个的对照。不管怎样，我都必须在凝胶上将它们从大量过剩的放射标记的核苷三磷酸中分离出来。我所希望看到的是其中一个能恰好接上一个放射性核苷酸，而另一个则正好碰上它的互补成分。出现别的结合则表明在某个地方出了差错。这并非一个完美的设计，但也无需费多大力气，它正将我引向 PCR。

我钟爱这个经济省力的设计。再说，这也可以帮助用掉我的实验室里所制备的寡核甘酸，现在它们总是供过于求。

那天晚上我在山间行驶，加利福尼亚七叶树繁花盛开，花枝斜倚在路边。空气潮湿凉爽，弥漫着浓郁的芬芳。

我被想象的实验进展鼓舞着，继续思考着，设想可能使之出现差错的种种问题。假如样品 DNA 中存在 dNTP，那该怎么办？将会出现什么情况呢？我揣摩着，事情可能是这样，在链的延伸终止（由于 ddNTP 所致）之前，一个或多个 dNTP 会被多聚酶加到引物上去，这极可能是错误的 ddNTP，而且肯定产生一个非正确长度的延伸产生，结果将是误导性的。这是行不通的。我需要一种方法保证不受来自于 dNTP 的影响，我可以在延伸反应之前用细菌碱性磷酸酶（bacterial alkaline phosphatase）处理样品。但是如果这样我就需要在加入 dNTP 之前使磷酸酶失活。然而那时人们认为我们所称之为 BAP 的细菌碱性磷酸酶是不能通过加热产生不可逆的变性的。经典的实验表明蛋白质的构象是由它的氨基酸的顺序决定的，因此我们认为热变性的 BAP 是能够复性的，传统的实验已经证明了在有大量锌存在的缓冲液里复性的可能性，我们并不知道，如果缓冲液中没有锌，BAP 就能发生不可逆的热变性，而且在短期作用中，酶自身紧密结合的锌即可启动反应，缓冲液中的锌并非必需的。那时市场上有一种称为 matBAP 的产品出售，这种 matBAP 是由 BAP 附着在一种难溶的基质上而形成的，在利用过之后可以从溶液中滤出这种基质。在人们的印象中，BAP 是不能够发生不可逆的变性的，故有此产品出售。我们都听说过这些，但并没有阅读过有关的正式文献。

这表明，许多科学事实的建立存在有某些武断的成分，但在此处，唯一重要的是，假如当时我知道 BAP 能够发生不可逆的热变性，那我可能与 PCR 失之交臂。因此，我决定不采用 BAP，而寻找另外的除去 dNTP 的方法。该怎么办呢？我思忖着。如果我省去放射性标记的 ddNTP，将 DNA 样品和寡核苷酸引物混合，滴入多聚酶，等待它们反应，将会出现什么结果呢？多聚酶会将 dNTP 加到杂交引物上，从而用尽 dNTP，当这个反应结束后，我就能加热混合物，使延伸了的寡核苷酸引物从靶序列上脱离，再将混合物冷却，允许新的未延伸的引物杂交。大量过量的未延伸的寡核苷酸引物在数量上远远超过了未延伸的。因此延伸的寡核苷酸将不可能与靶序列再次杂交。然后再将 ddNTP 和多聚酶加到混合物中。现在一切顺利。

但是，要是在最初的反应中，寡核苷酸引物延伸得太长，从而导致此时在第三轮反应中和未延伸的引物杂交，那会出现什么情况呢？它们延伸的序列是允许发生这些反应的，这会导致什么后果呢？

我想到了!!! 结果将完全相同。只是信号力度加倍而已。

我又想出来!!! 我会刻意地这样去做，加入我的 dNTP，恰恰就是 California 合法生产的、能溶于水的 dNTP。

再次的，我想到了!!! 我会一遍一遍地重复这项试验，每一次都使信号加倍。对在座的那些觉得离题的人来说，我们言归正传。

我把车停在 128 高速公路 46.7 英里的路标处，从小型工具箱里找出纸和笔。我肯定了 2 的 10 次方是 1000，2 的 20 次方大约是 100 万，2 的 30 次方人概是 10 亿——与人的基因组碱基对数目相近。只要将反应循环 30 次，我就能读出样品一个庞大的信号序列而且几乎不需要本底（background）。

詹妮弗想继续赶路。我沿公路继续驱车前进。大约一英里后，我想到，可以将寡核苷酸引物置于某一彼此相距任意长度的 DNA 靶序列上，而并不仅仅位于一个碱基对的侧翼，这样就能制出我所选序列的任意多的拷贝。而且每一轮新的循环之后绝大多数的拷贝大小一致。即长度只适合我的需要。在凝胶上它们看起来如限制性片段一样。我又把车停下来。

“天!”我大声欢呼着。仅此一个如闪电般的念头就使我解决了 DNA 化学上两个最棘手的问题。显著而富于成果。用两个寡核苷酸引物，DNA 多聚酶，和四种 dNTP，我就可以制止我所需要的任意量的 DNA 序列，并且根据易于区别的特殊序列的一个片段而合成。

不管怎样，我想，这还只是一个设想。否则，它会永远地修改 DNA 的化学。否则，它会使我声名显赫。这太容易了。如果别人曾试验过这个想法，那我一定会听说的。我们会随时地选用它，我怎么没看到呢？“詹妮弗，醒一醒，我想出了不可思议的东西!”。

她没有醒。在白昼的光明干扰我的思绪之前，我想到了令人难以置信的事情。这可以等到早晨，但是我那一夜无法入睡，我们进了小屋，我开始在小屋的平面上用钢笔、铅笔或彩笔勾画小型的草图，一直到黎明。在一个不错的 Mendocino 县级餐馆里喝最后一瓶酒时，我在一种迷迷糊糊半睡半醒的状态中安定下来。到了下午，伴着杰克幽谷商店的红色祝酒，我的思绪仍旧飘忽不定，既为我的好运和聪明的头脑感到完全的满足，又因此而觉得困惑不解，同时也为自己和詹妮弗之间原有的无形的裂痕而异常烦恼。小屋里没有电话，除我和詹妮弗之外，Anderson 山谷里再没有别的生物化学家。这一整个周末萦绕于心的难题使我产生了一种从未经历过的、早点返回工作的渴望。如果我的那些至今仍在小屋中到处以各种方式符号表示的循环反应确实发生过，为什么我从来没有听说过对它们的运用呢？如果采用过这些，我肯定早有耳闻，而且，包括正在池塘边晒大阳，对于轰击我大脑的炸弹丝毫不感兴趣的詹妮弗在内，其他所有的人也一定会听说。

这些反应怎么不能发生呢？

星期一的上午我呆在图书馆里。该真相大白了。到了下午问题清楚了，不知为何，在文献检索资料上没有一点线索，无论成功还是失败，对于采用与 DNA 特殊靶序列的两条分离单链杂交的引物，使之重复交互延伸用以扩增 DNA 的方法，没有任何报道。直到这周结束，我一直和许多分子生物学家谈论，以证实并没有错过每一个显而易见的问题。没有人回想起曾经有人尝试过这一程序。

然而，令我吃惊的是。朋友和同事中无人为这个设计的潜力而激动。说实在的，我经常有一些出格的想法，这一个说不定和上星期的那个没有多大差别。但是这次确实不同以往，在规划方案上没有哪一点是不明确的。所包含的每一步都做到了。谁都不否认你能以 DNA 为模板延伸引物：人人都知道你可以将双链 DNA 熔解；人家也认为你可以进行一次，然后还能重复。绝大多数人不喜欢一遍又一遍地重复，我尤其讨厌这一点。我宁愿去编写一个程序，也不愿意被迫将一个运算操作两次。但是没有人认为这是不可能的。它是可能的；而且总能自动进行。书面结果是那样明显地令人难以相信，以至于我的对于确实能在一个试管中发生反应的信心也有点莫名其妙地消减。大多数愿意花时间和我讨论这个想法的人都竭力要想出某种有关它无法进行的理由来。在那个发明克隆技术之后、PCR 技术出现之前的年代里，这种能够满足所需的 DNA 的事实是难以让人置信的。其实这很容易。

在我的电脑索引录上贮满了没有试验过的想法。我开设了一个新的文件，并把这个想法称之为多聚酶链式反应（polymerase chain reaction，PCR）。我没有立即去尝试一个试验。但是整个夏天，我都在与公司的和非本公司的人讨论着。大约在8月份我在一个机构内部的研究班上描述了这一构想。

塞特斯公司的每一位科学家在一年之内必须做两次演讲，但去否听便。许多科学家没有发表任何评论就早早地离开了。

一两个技术人员对此感兴趣，而且在詹妮弗仍旧爱着我的那段时光里。她想这也许行得通；她对我的仇恨与日俱增时，我和我的想法一起遭受到了她的轻蔑的煎熬。

我继续谈论着这个想法，到了夏末制订出从人的神经生长因子上扩增一个400bP片段的计划，基因泰克已经对此因子进行了克隆，并且在Nature杂志上发表过论文。我将从利用来自一个外显子的cDNA序列，Sigma公司提供的整个的人类孕检DNA入手。用不着cDNA文库，也无需克隆，什么也不需要。这是很奇异的，我要争取一个漂亮的结果。我的实验室为整个公司制备寡核苷酸。所以在这里能够很容易地得到底物，我将想要的序列输入电脑，并将它们移到等待表（waiting list）的前面部分。

我的朋友罗恩·库克，曾经创立了生物研究所，并且第一次生产了商品化的DNA合成仪，我记得在那个夏天他是与我共享对于这个反应狂热的唯一的一个人。他知道这个方法对寡核苷酸生意有利可图，也许这正是他之所以相信这个设计的理由。或许他是一个不带成见的、深明事理的化学家。他现在是我的一个最好的朋友，因此我无权对他做出任何真正的、客观的评价。也许我本应该听从他的建议。但是那样将会产生不同的结果，甚至有可能不会在这La Jolla的海滩上完成我的得意之作。兴许在Tabiti我会变成富翁。有一个晚上在他的房间里，他建议说既然塞特斯公司里没有人把它当回事，我就应该辞去工作，稍等一阵，让它实现，写一张专利申请表，就能发大财。说到发财，他可能没想到会是30亿。也许一、两百万而已。那个晚上大名鼎鼎的化学家艾伯特·霍夫曼也在罗恩那里，在1934年他合成了LSD。那时他并没有意识到他所做的一切，后来才渐渐地理解了这些。于是许多年来事情接着它们自己的方式运行，不以人的意志为转移。

对于罗恩的建议，我没有多大的反应。我已经在塞特斯描述过我的构想，如果带来的商业上的成功，他们就永远只有在我之后请律师。罗恩不能肯定塞特斯对我的想法享有权利，除非他们和我的工作直接相关。对于法律我没有把握，但是在塞特斯公司工作我感到很惬意，并且想象着如果反应顺利，我将得到老板的大大嘉奖。

甚至在生物化学家当中，PCR 的话题也还不足以为饭后的谈资。很快便平息下来。在我看来，艾伯特更有趣。那天下午他在生物研究所谈论得很精彩。

无论如何，我与詹妮弗之间的问题并没有出现任何的缓和，那个夜晚对于我们关系的趋向也并非是什么转机，我孤孤单单地开车回家，觉得悲伤而且难以平静。我没有撇下我的工作的想法，也没有心思去应付那些使我生活稳定的东西发生的大改变。和我空荡荡的房间相比，PCR 显得遥远而又漂渺。

9 月，我做了第一次试验。我喜欢首先拣最可能的事儿干。于是在一个晚上我把人类 DNA 和神经生长因子引物放入一个有“0”形环和紫色螺旋帽的小试管中。我将混合物煮沸几分钟，然后冷却，加入大约 10 单位的 DNA 多聚酶，封好试管，将它置于 37℃环境中。那时正好是 9 月 9 日的子夜。我把 Beck’s（译者注：某种饮料）倒入一个 400ml 的烧杯，在离开实验室之前又对我的笔记做了几分钟的沉思。

驱车回家的路上我想象着引物即刻就能延伸，而且我希望在某种限定速率上，延伸产物能够使它们的模板毫无损伤地产生、启动、复制等等。我并不欣赏这种想法，要一次又一次地加热、冷却、加 DNA 多聚酶，而是把这作为顺利完成链式反应的黔驴之技。我在想其中所有产物之间会发生可逆的 DNA - DNA 相互作用。我并不关心绝对分离率（absolute rate of association），因为只要没人干预，我不会在意反应花多长时间。我推测单链总有一个特定浓度，使得具有拟一级动力学（pseudo - first kinetics）的相应高浓度的引物的启动是有效的。

对于这个我梦寐以求的具有潜力的试验（尤其是并不需要其他任何东西就能使之反应）来说，时间仅仅是一个次要的考虑对象。首要的是能够发生反应，其次的一个重要的问题是操作是否容易，然后才是时间问题。

第二天中午我去实验室取了一种 12 小时的样品，溴化乙锭（ethidium bromide）检测表明任何 400bp 的带。我也许要等一辈子，因为我对于绝对率（absolute rates）一无所知，但是我不能永久地回避在单链和双链状态温度交替中进行循环反应的不尽如人意的前景，我慢慢地向这个想法屈服了。这也意味着在每一个循环之后都要加入对热不稳定的多聚酶。

三个月中我做了一些零星的试验，在家和实验室里，我与 Jennifer 在一起的生活也正在化为乌有。日子过得很慢很慢。最后我摈弃了从人类 DNA 着手的念头，我甚至不能充分肯定所用的从 Nature 杂志而得知的 Genetech 序列是否来自于一个外显子。我从一个纯化的 pBR322 质粒的一个短片段上不打眼的部分里选定了一个靶序列。12 月 16 日，我首次成功地进行了试验。我记得这个日子，这一天是我的前妻辛西娅的生日，她是堪萨斯市人，是她曾经鼓励我写作，并为我们生了两个可爱的儿子。后来我和辛西娅分手了，接着又和詹妮弗过了两年吵吵闹闹的日子。当由于其他的什么原因伤心的时候，我亦会为辛西娅而忧伤。我认为，在你的脑海里总有一块芳草地。为“过去交往的忧郁”而保留着，它追逐着生活的历程逐渐扩展而变得繁茂起来，使你违背了自己的意志，被迫去听乡村音乐。

现在是 12 月，圣诞节近在咫尺，詹妮弗，这个疯狂的、出色的女化学家，为了似乎所有和我有关、但又令我捉摸不透的理由、令人惊讶地离开了我们的房间和实验室，直奔纽约她母亲那里。我开始品尝悲剧。它远远不同于你从书本上学来的恻隐。悲剧是个人性的，它会给我的个性以力量，并且某一天能给我的写作以深度。就在那时，我宁愿选择一个热心的朋友而不是一个可以与我共同烹饪的人。保留这份痛苦的教训。在 12 月份回味你遥远的爱情生活是很令人消沉的。

芬德·弗的罗纳庆祝我的成功，他是一个有多方面天赋、令人刮目相看的年轻数学家，我聘请他做我的技师。那天下午弗雷德帮助我建立了第一个成功的 PCR 系统，在回家的路上，我在他的房子旁停下来，因为他学习过所有的生物化学，所以在我告诉他我们只是改变了分子生物学中的规则时，他直接从我这里明白了他无法肯定是否该相信我。“OK，博士，如果你认为如此的话”，他知道，与那些带紫色盖子的小巧可爱的试管相比，我更关心自己的生活。

伯克里的冬天淫雨霏霏，鳄梨偶尔成熟了，弗雷德前院的果树湿漉漉的，枝条被累累的果实压得弯了过去，我斜着身子走出来，进入我那银色的 Honda Civic 轿车，在发动时它从未出过毛病。弗雷德、贝克的空酒瓶，以及来自 PCR 年代的曙光的甜美气息，都无法代替珍妮。我很寂寞。

“三腿一平台”组成的基因打靶①

| 熊耀斌　傅　缨　洪道显　傅杰青

2007年度诺贝尔生理学或医学奖授予美国科学家奥利弗·史密瑟斯，马里奥·卡佩基和英国科学家马丁·埃文思，以表彰他们发现“利用胚胎干细胞在小鼠体内形成特定基因修饰的原理”。在《新闻公报》中，这些成就被评价为“关于哺乳动物胚胎干细胞和DNA重组的系列性突破性发现”，并且展开地描述称：“有了这些发现，就出现了小鼠基因打靶这一强大有力的技术，这一技术现在正试用于生物医学中几乎所有的领域之中——从基础研究到新疗法的开发”。[1]

诺贝尔全体大会为了详细介绍他们评审这一奖项的科学意义，不惜以三倍于《新闻公报》的篇幅发表了一份《详细信息》，作者为医学诺贝尔委员会成员，卡罗林斯卡医学院心血管研究教授GK·亨生[2]。但是通俗而形象地叙述该奖项的科学内容倒不如使用“三腿一平台”的说法。这种说法把该奖项譬喻为有三条腿和一个平台的凳子，三条腿分别是：转基因学（transgenics）、同源重组（homologous recombination）和胚胎干细胞；一个平台就是基因敲除；而整个凳子则是“基因打靶”[3]。

这个奖项属于哺乳动物遗传学的领域，开始做出重大成就的这三位获奖者都完成于20世纪80年代，而且都是在使用小鼠作为模型才导致成功的。在20世纪80年代选择小鼠作为模型研究哺乳动物的遗传学是需要冒一定的风险，因为在那时如果用细菌、酵母或果蝇作模型，那么遗传学的发现是比较容易做出的；例如一只形态畸形的果蝇，就是不难找到的；在此基础上再寻找突变和基因之间的联系，便容易成功。何况果蝇还有一个优势，它有一个巨大的唾液腺染色体，而这些染色体里基因的改变是可以在显微镜下观察得到的。但是一旦选择了小鼠作为模型，研究进度就会成倍地放慢下来。

---

① 本文原题为《“三腿一平台”组成的基因打靶——评介2007年度诺贝尔医学奖》，刊载于《医学与哲学（人文社会医学版）》2008年第5期。

但是到了1989年，这些令人羡慕的小鼠遗传学家的美梦竟出乎意料地圆了。这三位诺贝尔获奖者找到了一条途径，在小鼠身上做到了果蝇身上才能做到的事。令人注意的方法论上的启示是：他们反其道而行之——本来应该从突变开始，然后再集中到改变了的基因；但是他们恰恰相反，从改变了的基因开始，然后注意观察对小鼠的反应。

和细胞培养作模型相比较，小鼠则具有动物整体性的优势。固然细胞培养的研究技术有助于理解包括多细胞的反应在内的功能，但是对于器官系统的印象毕竟是破碎的。正如艾姆基说过的那样："细胞是没有血压的"。从遗传学的角度说来，人类和小鼠都各自含有22 400个左右的基因；其中99%以上不仅在数量上是相同的，而且功能上也是近似的。这就是说，如果能够在小鼠体内找到哪个基因是管什么功能的，那么就有很大可能告诉我们，这些基因在人类也是管理这些功能的。

现在我们转而叙述这"三腿一平台"。

一、转基因学

所谓"转基因"就是指的"被引入的基因"，又称"基因敲入"。早在20世纪70年代中期，小鼠遗传学家就十分羡慕果蝇遗传学家能够随心所欲地修补基因。当时有的小鼠遗传学家利用病毒作为基因修补工具，他们引入病毒进入小鼠各种组织的细胞里，落户在它们的染色体中。在碰巧的场合，这种转基因落户到了生殖细胞，即精子或卵子里，这样它们就发育成未来子代的遗传混合体。在此基础上，他们开始生产出"转基因"的牲口，例如长膘很快的猪、牛奶中含有药用激素的奶牛。这样一来，用病毒插入染色体的转基因突破了修补哺乳动物细胞基因的障碍。

但是基因在染色体上的排列是有序的，如果插进来的基因是随机的，就可能造成灾难。所以研究工作者就必须寻找一种精确的方法在选定的部位插进基因，这样才能达到有意识地改变功能的目标。后来小鼠遗传学家找到了这一机制，那就是同源重组。

二、同源重组

我们的DNA是位于染色体中，染色体都是成双的，一条来自父亲，另一条来自母亲。在这样染色体对之中DNA顺序的交换，提高了群体内基因变异的频率，它之所以能够发生是基于一种称作为同源重组的过程。所谓"同源"，指的是插入的DNA片段和它在染色体上孪生的靶向片段是重复的；所谓"重组"，指的是插入的与靶向的分子是彼此连接的（即分离端可彼此连接），这一过程能将一个版本的基因取代另一个版本的基因，或者将另一个基因拷贝一前一后地加进去。

2007 年诺贝尔生理学或医学奖获奖者之一的卡佩奇早在 20 世纪 70 年代末用极细小的玻璃管将 DNA 直接注入哺乳动物细胞核内。该玻璃细管由液压显微操作器操控，在高倍显微镜观察下注入细胞核。这样的细胞仍然能够进行有丝分裂，并且稳定地将该 DNA 传递给子代细胞。这时他发现了一种令人惊奇的现象：虽然新注入的 DNA 分子是随机地注入受体细胞的染色体之中，但是一个以上的分子可能在同一部位进入，而且全部分子都是统一朝向。

这时候卡氏意识到，他能够驾驭这个机制以实施同源重组，也就是一种在新引入的自选的 DNA 分子与细胞的染色体中相同 DNA 顺序之间的同源重组。卡氏遂于 1982 年向美国国立卫生研究院（NIH）提出课题申请。令人失望的是，负责审查课题的科学家否定了它。在他们看来，新引入的 DNA 在数量浩繁的基因片段中找到配对的 DNA 顺序的几率是极小的。卡氏没有灰心，他利用别的课题申请到的经费继续做他的实验设计。这对他说来实在是一场赌博，因为一旦试验失败他就将提不出任何有价值的数据来支持他申请课题了。幸运的是，到了 1984 年，当卡氏再次申请课题时，他已经获得了成功。当年审查并拒绝批准的那些科学家自嘲地对他说："我们因为你没有接受我们的劝告而感到高兴"[2]。

无独有偶，另一位获奖人史密瑟斯也独立地完成了同源重组。早在 1962 年，通过重组方法他就获得了一种亲血色球蛋白的等位基因变种。到了 1980 年他克隆了人类胚胎球蛋白基因，并且导致了如下的结论：通过一个包括同源重组在内的过程，已可获得选定的 GY 和 AY 基因。接着他设计了一个逐步的选择操作，用来恢复一种带有修饰过的基因的靶向细胞。这一策略终于成功了，在 1985 年 9 月 19 日出版的《自然》上发表了一篇有里程碑意义的论文，该论文报告了他成功地进行了这一整合[2]。

卡氏和史氏都证实了同源重组可能发生在小鼠的细胞里，虽然频率不高，仅为千分之一。但是这毕竟是一种很有用的用来交换基因的技术。研究人员虽然认可这种技术，但都抱怨需要试验的时间太长，他们都急需提高其频率，于是应运而生地出现了胚胎干细胞。

三、胚胎干细胞（ES 细胞）

小鼠的 ES 细胞组成了第三条凳腿。掌握 ES 细胞秘密的是 2007 年诺贝尔生理学或医学奖得主埃文思。所谓干细胞，指的是能够大量增殖，并产生更多干细胞和更多的分化子代细胞的细胞。对于成年机体的组织之更新来说，体干细胞是必需的。例如骨髓中的造血干细胞就可以分化成各种血细胞，即红细胞、巨核细胞/血小板、各型白细胞。如果说成年机体的每一个体干细胞是投入特定的分化系，那么早期胚胎（如囊胚）则含有全能的干细胞；所谓全能，指的是它们在发育中的机体里可以生成各型细胞。所以从胚胎细胞中产生 ES 细胞以产生活的哺乳动物个体的实现，是科学家多年以来梦寐以求的。

一百年前就有人假设，可以从未分化的干细胞中提取分化的细胞和组织。过了大概半个世纪，对睾丸畸胎瘤的研究表明，这些肿瘤含有全能细胞。20 世纪 50 年代，史蒂文斯发现，129Sv 品系的小鼠高频率地含有这些细胞。他还证实了，这些细胞能够发育成胚胎样体，它们移植以后又能够诱导出具有各型细胞的固体肿瘤。几年以后，另外两名学者又证实了，这类肿瘤可取自未分化的 ES 细胞。细胞培养技术的开发成功，使科研工作者得以从小鼠睾丸畸胎瘤细胞中成功获得胚胎癌细胞的培养物。包括剑桥大学的埃文思在内的若干科学家在 20 世纪 70 年代初就报告了这样的培养物。

埃文思从史蒂文斯那里获得了 129Sv 品系小鼠，并为取自培养物中畸胎癌细胞进行了鉴定。埃文思利用这种胚胎癌细胞，还可以生成嵌合性小鼠。而且这种嵌合性小鼠还可以生成多种肿瘤。1980 年埃文思和一位胚胎学家合作，将细胞培养和胚胎操作结合起来，将研究工作扩及单倍体胚胎用于细胞培养。这些细胞就是为今后保证基因打靶成功具有关键意义的 ES 细胞。1981 年 7 月埃文思和这位胚胎学家在《自然》杂志上发表论文中指出了使用 ES 细胞于基因修饰的可能性[2]。

随后这位英国科学家怀揣着 ES 细胞飞往美国，并与卡氏和史氏相晤，他向他们赠送了 ES 细胞并告以培养的方法，他们三人就此结为朋友，从此走上了这种另类的科研合作，即没有一篇共同署名的论文的科研合作。从而开辟了道路，三人成为“基因敲除”之父，又共同荣获了 2001 年度的拉斯克基础医学奖。

埃文思 1984 年又在《自然》杂志上发表一篇里程碑式的论文，介绍他和他的团队成功地将 ES 细胞转递于生殖系细胞。接着他们尝试，ES 细胞能否用于将遗传材料引入生殖系细胞。他们用一种重组的逆病毒感染了 ES 细胞，然后将它们注入胚胎细胞。在原代细胞就可鉴定到逆病毒 DNA，在其 F1 子代中也可以鉴定到它，从而表明这一异种 DNA 已被导入小鼠的生殖系细胞。1986 年 10 月埃文思在《自然》杂志发表论文指出：“培养的胚胎细胞为转基因动物的产生提供了有效的手段。”不久，埃文思将特定的内源性基因导入小鼠基因组，这个特定的内源性基因就是 HPRT（次黄嘌呤磷酸核糖转移酶）基因，它在人类的 Lesch - Nyhan 综合征时缺失，它又是嘌呤代谢 X 相关性单基因性缺失的基因。人类疾病模型就是这样首次被 ES 细胞中的基因操作而建立[2]。

四、基因敲除

这就是“三腿一平台”中的平台。基因敲除又称基因灭活，指的是使特定的基因失去其功能。科学家通过这一技术探讨各种疾病的原因：究竟是哪一个基因受到损害或缺失导致疾病，这种疾病就称作为单基因疾病；如果是一个以上的基因受到损害，甚至还加上环境因素所导致的疾病就是复合性疾病。属于前者而为 2007 年度诺贝尔生理学或医学奖获得者研究的有 Lesch - Nyhan 综合征和囊性纤维变性。属于后者的疾病种类很多，如高血压、动脉粥样硬化。在这方面 2007 年度诺贝尔生理学或医学奖获得者亦执牛耳。

在敲除基因的小鼠中，正常的基因可被一个缺陷基因的拷贝所交换，从而使研究人员得以理解该基因功能。实施这一技术首先是在 ES 细胞中将该基因敲除，获奖者之一的卡氏开发了一种设计独特的方法，更容易地挑选出带有精确基因的干细胞。将置换基因装备以抗生素（新霉素）耐受性基因和有害（胸腺嘧啶脱氧核苷酸激酶）基因。凡是不能在其染色体中充实以指定新基因的细胞，均告死亡，因为它们没有对抗生素的耐受性。只有少量的、实施了精确的基因交换的细胞才得以存活，因为它们事先接受了预期基因（及其内部的耐受抗生素的基因），而不是有害基因[3]。

五、明显推迟了的颁奖

由三条“腿”和一个“平台”构筑起的 2007 年度诺贝尔生理学或医学奖颁奖项目，统称为“基因打靶”（Gene - targeting）。自从 20 世纪 80 年代该技术问世以来，小鼠基因组中至少有半数以上的基因已用该技术研究过。从目前的趋势观察，全部基因都被研究，也为时不远。此外，建筑在基因打靶基础上的人类疾病的小鼠模型已在 500 种以上。但是诺贝尔生理学或医学奖的评审机构为什么将 20 世纪 80 年代做出的意义如此重大的科研成果，一直推迟到达 2007 年才予以公开肯定，实在是令人深思的。即使从实践考验的谨慎态度考量，被誉为“美国诺贝尔生理学或医学奖”的拉斯克基础医学奖也早在于 2001 年授予了这一项目；何况作为获奖人之一的史密瑟斯到达 2007 年已届 82 岁高龄。故而，唯一可以揣度的等待观点，似乎只能在于企盼医学临床实践有什么惊人的突破，例如基因疗法。但这显然是不现实的。实际上只有及时的颁奖才能适当地推动生物医学界，特别是基础研究领域进一步重视，才能促进基因打靶技术的改进和广泛应用，特别是这一科学理念在社会各界中的普及。

参考文献

[1] The Nobel Assembly at Karolinska Institute . The Nobel Prize in Physiology or Medicine 2007 [EB/OL]. (2007-10-08) [2007-10-28]. http://nobelprize. org/nobel prizes/medicine/laureates/2007/press. htm

[2] Hansson G K. The Nobel Prize in Physiology or Medicine 2007 [EB/OL]. (2007-10-8) [2007-10-28]. http://nobelprize. org/nobel-prizes/medicine/laureates/2007/adv. Htm

[3] Finkel E. The Science of Knockouts, COSMOS magazine [J]. (2007-11-20) [2007-12-2]. http://www. cosmosmagazine. com/node/1669

RNA 干扰现象研究获奖的启示[①]

沈　岚　车红磊　药立波

2002 年，Science 杂志将 RNA 干扰机制的发现评为年度十大科学成就之首。同年，诺贝尔生理学或医学奖公布的前一天，就职于美国华盛顿大学的华裔科学家饶毅撰文指出了 21 项值得获诺贝尔生理学或医学奖的工作及科学家，最后一项就是 RNA 干扰。果不其然，2006 年 10 月 2 日，瑞典卡罗林斯卡医学院宣布，将该年度的诺贝尔生理学或医学奖授予美国科学家安德鲁·菲尔和克雷格·梅洛，以表彰他们对 RNA 干扰机制的研究。德鲁·菲尔是美国斯坦福大学生物学教授，克雷格·梅洛是马萨诸塞大学分子医学教授。根据诺贝尔奖评审委员会发布的公报，德鲁·菲尔和克雷格·梅洛获奖是因为他们“发现了控制遗传信息流动的基本机制”。RNA 干扰现象在生命科学领域具有十分重要的理论和应用价值，从发现到获得诺贝尔奖仅用了八年时间，因而克雷格·梅洛在收到消息时很惊讶：“我有预感可能得奖，但我才 46 岁啊，原本以为 10 年或 20 年后才会得奖呢。”

RNA 干扰现象如此迅速地获得诺贝尔奖的青睐，在于其对生命科学研究尤其是 RNA 世界研究的巨大推动作用。RNA 干扰（RNA interference，RNAi）是一个普遍存在的生物学现象，在该现象中双链 RNA（double - stranded RNA）以一种非常明确的方式抑制了基因的表达。此前，RNA 只是被当作从 DNA 到蛋白质的“中间人”，将遗传信息从“蓝图”传到“工人”手中的“信使”。但是德鲁·菲尔和克雷格·梅洛的研究让人们认识到，RNA 作用不可小视，它可以使特定基因开启、关闭、更活跃或更不活跃，从而影响生物的体型和发育等。这两名科学家的成果开创了一个新的研究领域，有望让植物、动物和人体的特定基因受到抑制或进入休眠状态，遏制有害病毒和基因变异的影响。分析 RNA 干扰现象的发现经过，我们可以从中得到一些有益的启示。

---

① 本文原题为《RNA 干扰现象研究获诺贝尔奖的启示》，刊载于《医学与哲学（人文社会医学版）》2007 年第 10 期。

一、RNA 干扰现象发现的曲折历程

RNA 干扰的研究可追溯到 1990 年，为加深矮牵牛花的紫色，约根森等[1]导入了一个强启动子控制的色素基因。可是实验结果与预期的相反，许多花瓣颜色并未加深，反而呈杂色甚至白色。这是由于转基因和同源的内源基因的表达都被抑制了。约根森把这个现象命名为共抑制（co－suppression），该现象在植物甚至真菌中普遍存在。尽管在一些植物中转基因诱导的沉默是由于基因特异性的甲基化的结果，但另一些是在转录后水平出现的，即转录后基因沉默。除了转基因能诱导基因沉默外，转入某些病毒同样能够诱导基因沉默，提示外源基因诱导的基因沉默是植物对抗病毒和转座子的一个防御系统。1995 年美国康乃尔大学的研究人员郭苏和康菲斯尝试用反义 RNA 去阻断 par－1 基因的表达，以探讨其对线虫第一次卵裂不对称性的影响，结果反义 RNA 的确能够阻断 par－1 基因的表达，但令人奇怪的是，注入正义链 RNA 作为对照，同样可以阻断该基因的表达，这一结果与传统反义 RNA 技术的理念正好相反。两位研究者虽然不能给出合理的解释，但他们如实地将实验结果发表在 1995 年的 Cell 杂志上[2]。

三年后，德鲁・菲尔和克雷格・梅洛才首次揭开这个悬疑之谜。他们在看到郭苏和康菲斯的研究结果后，注意到正义链 RNA 不仅抑制靶基因的表达，该抑制现象还传递到子代细胞。该现象提示单链 RNA 中可能混有其他成分。他们随后证实，郭苏和康菲斯遇到的正义 RNA 抑制基因表达的现象是由于体外转录所得 RNA 中污染了微量双链 RNA 所致。德鲁・菲尔和克雷格・梅洛将双链 RNA——正义 RNA 和反义 RNA 的混合物注入线虫，结果表现出比单独注射正义链或者反义链都要强得多的基因沉寂。这种现象称为 RNA 干扰——一种双链 RNA 分子在 mRNA 水平关闭相应序列基因的表达并使其降解的过程，是转录后基因沉寂的一种[3]。后继研究表明用含双链 RNA 的细菌喂食线虫或将线虫浸入双链 RNA 中也可以诱导基因沉寂。在果蝇中同样发现 RNA 干扰。通过显微注射或者通过基因枪将双链 RNA 注入果蝇胚胎中能够引发基因沉寂。因此，RNA 干扰现象广泛存在于从细菌到植物、从无脊椎动物到哺乳动物的多种生物当中，甚至也存在于低等的原核生物当中。

二、RNA 干扰现象发现的启示

回顾 RNA 干扰现象的发现过程，可以带给我们许多启示：在科学探索过程中，严谨的科研作风，一丝不苟的科研准则，脚踏实地的科研态度是科学家们成功的基本因素。在实验研究过程中有可能因为客观条件的限制，出现与预期不相符的实验

结果，在各种偶然现象中寻找潜在的原因有可能成为新的现象或作用机制的突破口。郭苏和康菲斯客观面对其实验结果，并对研究结果进行了如实地报道，这是RNA干扰现象得以发现的基本原因。

但是RNA干扰现象发现的重要原因在于德鲁·菲尔和克雷格·梅洛对于科研机遇的把握和科学创新的思维方式。他们在看到郭苏和康菲斯的研究结果即正义链RNA阻断基因表达的奇怪现象时，敏锐把握科研机遇，推测该单链RNA中可能混有其他成分。由于RNA在体外转录制备过程中不可避免地会随机产生少量的双链RNA（dsRNA），德鲁·菲尔和克雷格·梅洛大胆推测该单链RNA中可能混有少量的双链RNA，并对其加以证实。从而在正义链RNA阻断基因表达的奇怪现象中发现了RNA干扰现象——双链RNA特异性降解目的基因从而阻断其表达。在该现象的发现过程中我们可以看到把握机遇以及科学创新是科学探索成功的重要因素。通过科学家们严谨而求实的科研态度，大胆而务实的科研创新思维，RNA干扰这个在自然界一直存在的重要的基因表达调控机制逐渐被揭示。

人体与生俱来就拥有一个世界上最好的医生——免疫系统。健康人的免疫系统设计巧妙、均衡运作、能够恰如其分地抵抗病原体感染，治疗伤口、杀死癌细胞。通常在高等脊椎动物中蛋白质水平的免疫反应是已知的最精妙复杂的身体抵御外部物质的系统：入侵物称作抗原或者免疫原，免疫原刺激机体的免疫反应并生成抗体，抗体是免疫球蛋白的一种，可与抗原选择性的反应，以排斥异物，发挥免疫保护作用。与蛋白质水平的免疫反应相对应的是在核酸水平的免疫反应。RNA干扰的生物学意义就在于维持基因组的稳定性，保护基因组免受外源核酸的侵入。它起到监视和抑制异常的或外源的遗传物质在细胞内的存在，维持本身遗传物质的稳定性。它可能是进化过程中机体抵御RNA病毒的防御机制，是生物使用的一种古老的抗病毒策略，可能在植物和动物分化之前就已经出现。因此，如果把免疫系统看成是机体维持蛋白稳定的一个反应系统，那么，RNA干扰反应机制就可以看成是机体维持核酸稳定的免疫系统。RNA干扰现象的发现具有偶然性，但是其现象的存在却具有哲学意义上的必然性。

三、RNA干扰现象发现的意义

自1998年发现以来，RNA干扰已经作为一种强大的“基因沉默”技术而出现。这项技术被用于全球的实验室来确定各种病症中哪种基因起到了重要作用。同时随着RNA干扰技术在哺乳动物细胞的成功运用以及RNA干扰技术的日趋成熟，将该技术运用于疾病的临床治疗已迫在眉睫。

通过 RNA 干扰可以抑制包括艾滋病病毒基因、肝炎病毒基因、癌基因、癌相关基因或突变基因的过度表达，通过降解相应致病基因，有望治疗病毒性疾病和恶性肿瘤等。肿瘤是多基因、多因素疾病，单个癌基因的抑制往往很难达到治疗效果。但 RNA 干扰技术能够同时抑制多个不同基因，而且抑制效果互不干扰。最近有研究报道，研究人员正设计这一技术在世界上首次开展艾滋病患者临床试验。通过双链 RNA 干扰，使有害的基因“沉默”奏效，变得无害。科学家们不仅在治疗 HIV、SARS、肝炎、肿瘤等许多棘手疾病中尝试将 RNA 干扰技术作为新的治疗手段[4]，在细菌性疾病、寄生虫病、呼吸道疾病和神经性疾病等几方面疾病的基因治疗中也有新的尝试和进展[5]。

RNA 干扰这项全新的技术在提出后短短几年就得到诺贝尔奖的青睐和肯定，此前是绝无仅有的，这也足见 RNA 干扰在医学领域的开创性意义和极大的应用前景。同时，RNA 干扰现象的发现重新唤起了科学家们对“RNA 世界”的重视及对“生命起源于 RNA 分子”这一命题的兴趣，在生命进化过程中 RNA 的重要意义获得的新的理论支持[6]。虽然对于 RNA 的研究现在还存在许多不成熟的地方，但随着人类对其认识程度的提高，这项技术终将会使人类受益。

参　考　文　献

[1] Napol I C, L Emieux C, Jorgensen R. Introduction of a Chimeric Chalcone Synthase Gene into Petunia Results in Reversible Co – Suppression of Homologous Genes in trans [J]. Plant Cell, 1990, 2 (4): 279 – 289.

[2] Guo S, Kemphues KJ. Par – 1, a gene required for establishing polarity in C. elegans embryos, encodes a putative Ser/Thr kinase that is asymmetrically distributed [J]. Cell, 1995, 81 (4): 611 – 620.

[3] Fire A, Xu S, Montgomery M K, et al. Potent and specific genetic interference by double – stranded RNA in Caenorhubditis elegans [J]. Nature, 1998, (391): 806 – 811.

[4] Morris K V, Rossi J J. Lentiviral – mediated delivery of siRNAs for antiviral therapy [J]. Gene Ther, 2006, 13 (6): 553 – 558.

[5] Kim D H, Rossi J J. Strategies for silencing human disease using RNA interference [J]. Nat Rev Genet, 2007, 8 (3): 173 – 184.

[6] 郑晓飞. RNA 实验技术手册 [M]. 北京：科学出版社，2004: 8.

第三篇 临床医学创新的感悟

重大疾病，如恶性肿瘤、心脑血管疾病、感染性疾病、神经精神病、创伤和消化系统疾病等一直是医学研究的主要目标。有关疾病发生发展机制的研究一直是医学研究的方向与重点。从健康状态到疾病的过程往往是多因素、多阶段、多层次的综合事件。在研究中需要把分子、细胞、整体调节和机体与环境相互作用等水平的综合研究与分析作为学科前沿，为寻找新的诊断和防治提供依据。

在过去相当长的一段时期里，临床观察一直是主要的临床研究方法。但是，作为反映近一个多世纪以来生物医学研究水平的诺贝尔生理学或医学奖获奖成果，明显地表现出了从临床医学为主、临床医学与基础医学并重、到基础医学为主的变化趋势，提示我们重大医学科学技术成就的取得越来越依靠于实验研究，虽然2005年的诺贝尔生理学或医学奖授予了非传统理念指导下的传统技术导致应用医学重大课题的突破性成果，但以临床观察为主要方法的传统临床研究在实现重大医学科学技术突破方面还是越来越显示出其局限性。

面对这样的挑战，临床医学研究如何创新？临床医学工作者如何从事或继续医学科学技术研究？一方面，基因组学催生的个性化医疗，将颠覆传统的健康观念，全面改变人类医疗理念和医疗模式，更进一步促进生物医学基础研究与临床医学的密切结合；另一方面，在平凡工作中敢于打破教条、挑战权威、执着研究、甘耐寂寞、争取支持、善于合作的学术品质，仍为从事临床医学研究工作者必须具备，它们在诺贝尔生理学或医学奖获得者身上生动而鲜活的跳跃，仍给我们带来诸多感悟。

临床医师科研突破的途径[①]

傅杰青

临床医师在诺贝尔生理学或医学奖授奖史中的比重正在逐渐下降：如果按照笔者对授奖史的分期（1901～1928 年为第 1 期，1929～1957 年为第 2 期，1958～1981 年为第 3 期，1982 年开始进入第 4 期），那么在已经结束了的前 3 个时期中，临床医师在获奖者中所占的比例大致是 9∶3∶1，这是一个直线下降的趋势。这种趋势从一个侧面反映了医学科学中实验研究的重要性越来越大，重大科研成就的取得越来越依靠实验研究，以临床观察为主要方法的传统临床研究在实现重大医学科学突破方面越来越显示出其局限性。

授奖史的第一期授奖项目以应用医学成果为主，第二期授奖项目以应用医学与基础医学并重为其特征，第三期授奖项目中占压倒优势的是基础科学成就（其中除了基础医学成就以外还包括了诸如分子生物学那样的生命科学的基础成就）。笔者曾经预测，在第 4 期中应用科学将再度与基础科学相结合，它们在授奖项目中的比重将明显增高。1982、1984、1985、1986 年的授奖项目已经显露了这样的端倪；其中由两位临床医师获得 1985 年整份诺贝尔生理学或医学奖，更是引人注目。可以说，自从 1966 年哈金斯以其雌激素治疗前列腺癌获得半份诺贝尔奖以后，这是时隔 20 年才出现的临床医师的获奖项目。

荣获诺贝尔奖殊荣的这项科研成果，产生在一个资历不深，名望不大的得克萨斯大学。这个大学的学者还是第一次领取诺贝尔生理学或医学奖。在几十年的美国获奖者当中，就医学奖而言，有 12 人来自哈佛大学，6 人来自洛克菲勒大学及其前身的洛克菲勒医学研究所，4 人来自加州理工学院，3 人来自华盛顿大学。两次获此奖的大学也有好几所。就这一点而言，戈尔斯坦和布朗为他们的工作单位争得了最高科学荣誉。

---

① 原文题为《两个临床医师获得 1985 年诺贝尔奖的启示：临床科研重大突破的新途径》，刊载于《医学与哲学》1987 年第 1 期。

但是这一年获奖项目中引人注意的特点还不仅仅在此。这两位科学家在 13 年的长时间中亲密无间的合作是个成功的关键因素，一度与他们合作过的华盛顿大学医学和遗传学教授莫杜尔斯基曾经这样叙述过他们的友谊："在这卓有成效的 13 年以上的合作中他俩科学上的才能互相补充，不仅在数量上相加，而且是起了质的变化，真可谓珠联璧合，相得益彰。这两位科学巨擘携手合作共事时间之长，相处之融洽，这在科学界确实是个不寻常的典范。在达拉斯（注：得克萨斯大学所在地）实验工作期间，他俩总是一起商定研究计划，一起做实验，合写论文；对于外界的邀请，或者两人分工参与，或者轮流上台演讲。多年来尽管有不少颇有声望的研究机构邀请他们前去工作，但是他们始终留在达拉斯。"

最后，也是最重要的一点启示在于，这两位临床医师亲自掌握了现代实验技术，实际上戈尔斯坦既是内科医师，也兼作流行病学医师，又是一个分子遗传学家；布朗则既是内科医师，又是一个生化学家。在他们身上看到了一种新的专业——基础研究医生（academic physician）。这种专业的出现，不仅意味着临床医师不再局限于临床观察，而且还意味着临床医师不再满足于在病房附属的实验室里作些辅助性的实验研究，终于他们做出了紧密结合于或者服从于临床实践的重大基础医学成就。还是这位莫杜尔斯基写道："戈尔斯坦和布朗研究范围广博，内容精深，他们将诸多学科融为一体，如将遗传学、内科学、细胞生物学、分子生物学、病理学、药理学、电镜、核医学、免疫学及外科学都应用到自己的研究工作之中，这在学科越来越专门化的当今实在是极不寻常的。由这么一个不大的研究小组，在现代生物医学研究中为生物学和医学做出如此丰硕的成果与卓越的贡献，也是一个不可多得的例子。"

戈尔斯坦和布朗几乎是同庚，他们两人分别出生于 1940 年和 1941 年，都是在 1962 年大学毕业，又都是在 1966 年获得医学博士学位。在 20 世纪 60 年代中叶他们两人都在马萨诸塞州总医院内科当实习医师和住院医师，前者工作时间为 1966～1968 年，后者则为 1964～1966 年，从此相识。

1968 年以后他们又分别到了国立卫生研究院（NIH）工作，前者在尼伦伯格（因破译了遗传密码而荣获 1968 年诺贝尔生理学或医学奖）的实验室从事分子生物学工作，同时又在国家心脏研究所任临床助理，时为 1968～1970 年。后者在斯塔特曼（发现酶的调控机制的先驱者）领导的生化实验室工作，同时还在胃肠病和遗传病房中担任临床助理。这样，两位内科医师同时掌握了先进的基础科学的研究方法：前者掌握了从分子生物学的角度研究人类疾病的能力，后者掌握了酶学技术和研究遗传调控原理的方法，而且还发现了在谷氨酰胺合成通路中，调控酶是受尿嘧啶共价装置的调控。

在 NIH 工作期间戈尔斯坦由于追随一位研究脂代谢疾病专家弗雷德里克逊，而对纯合子型家族性高胆固醇血症（这是一种在血液和组织中积累起过多的胆固醇的遗传性疾病）深感兴趣。在这个博士后的研究工作期间，他不仅掌握了组织培养技术（这个技术对他嗣后的科学发现起了很大作用），而且还从事了流行病学调查：不经选择的心肌梗塞发作后存活者群体中遗传性脂代谢疾病的发病率。调查结果表明，心肌梗塞发作后的全部存活者中，20% 的人具有三个单基因决定型遗传性高脂血症中的一个型。这些疾患中的一种就是杂合子型家族性高胆固醇血症；该病在一般居民中每 50 名出现 1 例，而在心肌梗塞发作后的存活者中则为每 25 人中出现 1 例。

1972 年当戈尔斯坦结束博士后回到设在达拉斯的德克萨斯大学西南医学院卫生科学中心后，便说服布朗一起研究纯合子型家族性高胆固醇血症。于是就在那一年共同在该学院内科担任基础研究医生之职，他们一边从事实验室研究，一边参加临床工作。

布朗不久便成功地部分纯化了 β－羟基－β－甲基戊二酸辅酶 A 还原酶（HMG－CoA 还原酶），这是一种催化胆固醇生物合成的限速酶。接着他们两人提出假说：这种酶的调控失常是家族性高胆固醇血症的病因。

整个 20 世纪 70 年代是他们两人合作研究最紧张的阶段，也是做出大量的、带有突破性成就的阶段。首先，他们正确地选择了纯合子型家族性高胆固醇血症患者作为研究对象，结果发现这类患者的成纤维细胞的培养细胞内 HMG－CoA 还原酶活性比正常人高 40～60 倍。接着，他们发现低密度脂蛋白（LDL）完全不能与这类患者的成纤维细胞相结合，或者存在结合缺陷，LDL 不能抑制 HMG－CoA 还原酶的活性。这项研究结果导致了 LDL 受体的发现。在这类患者体内 LDL 受体或者没有功能，或者功能严重缺陷。这就是说，由于他们发现了某种突变造成的功能丧失，通过研究引出了一个崭新的重要的生物学实体——细胞的 LDL 受体，从而为他们登上诺贝尔奖领奖台铺平了道路。

LDL 受体的发现及其在许多体细胞（尤其是肝细胞）中的存在，深刻地变革了人们对胆固醇与脂蛋白代谢的认识。他们详尽地阐明了胆固醇入胞途经的每个步骤，他们还证明了，细胞内的游离胆固醇能抑制 HMG - CoA 还原酶的活性，而且是细胞胆固醇合成的关键性限速步骤。

后来还证明了，细胞的一个极其重要的功能是在转录水平调节 LDL 受体的合成。他们还搞清了外源性脂肪的运输途经与内源性脂蛋白代谢途经间的相互关系。他们在与别人协作下得以克隆并测定 LDL 受体基因的核苷酸顺序。但是 LDL 受体 mRNA 的量极为微小，所以这项工作的难度是很大的。他们的研究结果表明，LDL 受体具有由 839 个氨基酸组成的 5 个结构域，他们还对造成家族性高胆固醇血症的种种突变进行了分析。

他们的研究成果对家族性高胆固醇血症的治疗产生了深刻的影响，关于 LDL 受体及其调节与突变的知识可能对动脉粥样硬化症的成因有着重要的启示作用。

由于以上种种重大贡献，在 1985 年双双荣获诺贝尔奖之前已经获得了一系列荣誉和奖励，其中包括 1980 年同时被选入美国国家科学院。

外科医生未必只是手术匠[①]

赵家业

外科医生未必只是手术匠，他们曾获得过诺贝尔奖。最近，我有幸参加傅杰青副研究员主持的《医学生理学诺贝尔奖获得者传》一书的编译工作，对其中几位获奖的外科医生作了一些探讨，他们成功的奥秘在今天对于我国临床工作者尤其是外科医生或许会有一些有益的启发作用。

一、功到自然成

亚历克西斯·卡雷尔是一位法国的外科医师。他于1873年6月28日出生在法国里昂，1890年毕业于里昂大学医学院。在卡雷尔时代的外科实践中，伤员的一根重要动脉受伤了，只要一根止血带就能止住出血，但是它所负责供应血运的部分却得不到血液的营养，接着就会发生严重的坏疽。所以必须接通血管，而接通血管就需解决血管缝合的技术。卡雷尔大学毕业后一直关心着这一课题。开始时他沿用当时的佩尔和墨菲两氏的血管缝合法，结果血管缝合后会出现渗血，形成血栓，管腔变窄。后来他在尸体上试用了一种新的缝合法"三线缝合法"，并成功地应用于活的狗体上；接着将这一方法试用于临床，取得了很好的效果。在此基础上，他又进行了各种器官的移植。诺贝尔委员会为表彰他在血管缝合及血管和器官移植方面的研究工作而授予其1912年诺贝尔生理学或医学奖。

早在里昂大学学医的时候，卡雷尔就酷爱外科学。他除了完成教师指定的作业以外，还主动进行了多方面的训练，使自己的双手更加灵巧以适应手术的需要。他在课余时间做了大量的尸体解剖，还学会了木工活和缝纫的本领。他花了很多时间来训练和提高自己的缝合技术，常常拿了一枚很小的针，引上缝线，穿过普通的道林纸，能够使缝线不出现在其反面上。他苦心孤诣地训练，竟然达到了这样的地步：一只手伸在口袋里，可以在火柴盒内打外科结。

卡雷尔对外科基本功的重视以及练就的过人功夫是他取得成功的一个重要

---

① 原文题为《外科医生与诺贝尔奖》，刊载于《医学与哲学》，1988年第1期。

方面。

二、临床观察加科学思维

埃米尔·特奥多尔·科歇尔一生究竟做了多少次外科手术，已经无法统计，但是有文献记载的甲状腺手术就有2000次之多。正是他对这些手术以及术后的观察、探索，才导致他获得1909年的诺贝尔奖。

科歇尔的祖国瑞士位于阿尔卑斯山脉的中部，国土的60%是山区，是地方性甲状腺肿传统的流行地区。科歇尔1841年出生于首都伯尔尼，在他生活的时代里，即使伯尔尼也是该病的流行区，几乎所有的儿童都患有此病。重症患者由于压迫气管、食管和神经，可以出现呼吸困难（甚至窒息）、吞咽困难、血液回流困难（面部青紫浮肿、静脉扩张）、声带麻痹等症状。

随着比斯洛止血钳的应用及李斯特抗菌手术的推广，甲状腺切除术很快得到普及。科歇尔于1872年第一次按照李斯特的术式进行了第一例甲状腺全切除术，尽管术后种种压迫症状解除了，但是过不了多久，这种手术的弱点也逐渐暴露出来了，儿童和少年患者停止了生长发育，成年患者头发稀疏，颜面、四肢和躯干出现浮肿，四肢厥冷，皮肤干燥，肌肉松弛，神情淡漠，说话迟缓，食欲下降。这些症状发展到严重时，患者死亡，病死率高达18%。

这些症状究竟是怎样产生的呢？它和甲状腺全切除术有没有直接的联系呢？如果有直接联系，它的发病机理又是怎样的呢？科歇尔陷入了沉思。他从自己的临床观察入手，安排了对甲状腺切除术的病人进行随访。他一共随访了100名这样的术后病人，观察结果表明，有30人出现了上述的典型症状，而这些病人的甲状腺是真正全部切除了的。另外的70例或者完全没有出现这些症状，或者只是一过性地出现过这样或那样的症状。这些病人虽然被认为全切除了甲状腺的，实际上手术并没有进行得很彻底，仍旧留下了一小块甲状腺组织，这块组织在术后获得了继续生长，所以保留了内分泌的功能，故而没有出现上述症状。在经过11年的临床观察和深入的思索后，科歇尔终于揭示了甲状腺全切除术造成恶病质症状的本质，并将这些症状命名为“甲状腺缺乏性恶病质”。

接着，他决定改甲状腺全切除术为大部切除术，有意留下一部分甲状腺组织，使其生长并保持甲状腺功能，同时改进了甲状腺切除术的术式。这样一来，他连续做了300例甲状腺肿的切除手术，没有出现一例死亡，从而从实践上证实了他的判断是正确的。这时，他认为应该把病名改为“甲状腺手术后恶病质”才更能反映事物的本质。

科歇尔通过对甲状腺手术后恶病质的发病机理的研究，搞清了一系列甲状腺机能减低症的临床表现，在此基础上弄清了甲状腺的生理功能，并将手术后恶病质和黏液水肿、呆小病的临床征象进行了对比，发现彼此间高度相似，进而统一了各种甲状腺机能减低症。

科学的发展永远是无止境的。科歇尔又将当时已能获得的两种甲状腺制剂——碘化甲状腺素和甲状腺碘质试用于临床，获得了一定的疗效。这样，他的论断又得到了重要的支持。

实践、认识、再实践、再认识，通过实践发现真理、证实真理、发展真理，可以说科歇尔之所以能做出甲状腺的生理学、病理学和外科学方面的科学发现，正是他不自觉地运用了辩证唯物论的认识论的结果。

三、科学协作的结晶

弗雷德里克·格兰特·班丁 1891 年 11 月 14 日生于加拿大安大略省的阿利斯顿附近。他于 1916 年毕业于医学院后便因参加第一次世界大战当了军医，战后一直在多伦多当外科住院医师，并兼教职。在当时，糖尿病是一种最终导致大多数患者死亡（于儿童则更快）的严重消耗性疾病。糖尿病时，各种感染很可能意外发生，外科手术又极其危险。尽管在 1922 年以前出现的糖尿病的饮食疗法有助于减少疾病的症状并延缓生命，但远不能令人满意，它只能控制那些轻度的病例，甚至这些病例往往还会变得更坏。面对这一糖尿病的治疗难题，世界上许多科学家都在进行着研究。班丁对糖尿病的关心完全是业余的爱好。他在阅读 1920 年 10 月 30 日莫塞斯·巴隆的一篇关于试验性结扎胶管后胰腺腺泡细胞的萎缩性改变与胆石阻塞胰管产生的改变是相似的论文时，提出了一个设想：结扎胰管使腺泡细胞萎缩，从而获得未受胰蛋白酶和其他胰酶破坏的胰岛提取物，再将这种提取物通过注射途径使患糖尿病的动物降低血糖。

这样的设想对于一个在外科病房中进行日常医疗工作并兼任教职的班丁说来，是无法变成科学实验来证实的。1920 年 11 月，29 岁的班丁求助于当时已是著名的实验糖尿病研究的专家、生理学教授，44 岁的麦克劳德。麦克劳德发现从来没有做过实验研究的班丁缺乏实验训练，便帮助他进行具体实验设计，并且派遣了一名大学毕业生贝斯特协助他工作。1921 年 4 月份这项实验正式开始后，麦克劳德又选派了他的助手科利普参加实验组，进一步扩大了实验的规模。按照麦克劳德的设计方案，他们应用乙醇来提取胎牛胰腺，并使用空气挥发法将提取物中的乙醇挥发以达到浓缩其有效成分。采用这种方法制备的提取物对去胰腺的狗进行试验，所有这些狗的血糖都降低了。此后，经过充分纯化后的胰岛素被试用于临床，对多伦多综合医院的3名糖尿病住院患者试验的结果表明：患者的血糖显著降低，尿糖也转阴了。后来胰岛素分子的结构为弗雷德里克·桑格阐明，而获得1958年的诺贝尔化学奖。

这项科研成果从上马到完成才一年零几个月的时间，在完成后只经过一年便荣获了诺贝尔奖，这确是科技史上不同年龄、不同学科、不同岗位上的科学家协作攻关、快速出成果和获得殊荣的一段佳话。

四、科学发现的非常规模式

1930年，29岁的查尔斯.布伦顿.哈金斯到欧洲学习临床泌尿学和泌尿生理学，回到美国以后，他利用临床工作的空余时间开展起了实验研究。他用了数年时间，根据自己的观察否定了哥伦比亚大学一位学者提出的狗的移植膀胱发生钙化是由于骨骼中的有机磷盐浸润组织的假说；后来他又致力于男性生殖道的磷代谢研究，当时他开始考虑这样一个问题，为什么人类的睾丸液中不含有人体其他部分都有的无机磷？因为从人的各种附属性腺取得纯净的分泌物是有一定困难的，于是哈金斯在狗身上做实验以求解决这个问题。

起初，在代谢研究期间，如果遇到患有前列腺瘤的狗，哈金斯是感到很伤脑筋的。可是不久以后，他又急于寻找这样的狗，因为他观察到切除睾丸或施用少量的酚类雌激素都会引起狗的前列腺肿瘤的迅速皱缩。关于狗肿瘤的这些试验很快被证明是与人的前列腺癌有关的；通过文献复习，哈金斯发现以往从未有过报告涉及激素和这种恶性肿瘤之间的关系。后来他又发现雄激素具有相反的效应。1941年哈金斯开始了第一批人体的试验治疗，使用的是一种人工合成的激素己烯雌酚。结果病人的前列腺癌缩小了。以后他又改用睾丸切除术治疗该病，也获得了同样的疗效。其疗效达到90%的水平，而过去则全部都要很快死亡的。由于在西方前列腺癌的患病率很高，当时50岁以上的男子几乎20%患有该病，所以哈金斯的这一新的疗法获得了很大的社会效益。这样，哈金斯因发现前列腺癌的激素疗法而与劳斯分享了1966年的诺贝尔生理学或医学奖。

现在国内外很多人在研究科学发现的模式问题，有人认为科学发现的模式可分为两大类：常规模式和非常规模式。所谓常规模式，即按照既定的研究方向，在正确的假说指导下，经过艰苦卓绝的努力，在没有机遇因素的促进下获得科学上的发现。绝大部分的科学成就都是属于这一类。反之，则称为非常规模式。通过以上的介绍，我们可以发现，哈金斯在研究生殖道的磷代谢时，结果却出现了激素治疗前列腺癌的科学发现，并因之荣获了诺贝尔奖。自然，人们在进行科学研究活动时，往往都是按照常规模式来设计和实施自己的科研计划的，但是在执行自己的科研计划时，务必时刻做好思想准备，别让非常规模式（虽然此类模式的总数并不很多）在鼻尖下溜掉，而使人遗憾终身。哈金斯在做出科学发现过程中的成功经验是值得我们注意的。

从以上几位外科医生取得成功的奥秘中，我们不难发现，根据社会和科学发展的需要选择自己合适的研究课题，是科研能否成功的关键所在。反之，如果研究的课题陈旧或不符合社会需要和科学发展的方向，纵使客观条件再好，花费的精力再大，那也只能是徒然。临床工作者除了关心整个临床医学外，还要密切关注基础医学的进展，要充分意识到基础医学的发展在促进临床医学方面的重要作用。随着科学的发展，以临床观察为主要方法的传统临床研究在实现重大医学科学突破方面越来越显示出其局限性，而重大科研成就的取得越来越依靠实验研究。自从 1966 年哈金斯以其雌激素治疗前列腺癌获得半份诺贝尔奖以后，事隔 20 年才出现两位临床医师美国的戈尔斯坦和布朗因发现低密度脂蛋白受体而获得 1985 年诺贝尔生理学或医学奖。戈尔斯坦既是内科医师，也兼作流行病学医师，又是一个分子遗传学家；布朗则既是内科医师，又是一个生化学家。他们将诸多学科融为一体，如将遗传学、内科学、细胞生理学、分子生物学、病理学、药理学、电镜、核医学、免疫学及外科学都应用到自己的研究工作之中，终于他们做出了紧密结合于或者服从于临床实践的重大基础医学成就。由此可见，临床医师要取得科学研究的重大发现，就一定要具备多学科的知识。这对于我国的临床医生不能不说是一个十分重要的启示。

医师带教并非坏事[①]

|冯　琼　周智广　贺达仁

胰岛素的发现经历了漫长的历史。胰岛素的发现不仅改变了糖尿病患者的命运，亦改变了糖尿病学史。班廷因其对胰岛素的发现及应用所做的里程碑式的贡献而获诺贝尔奖桂冠。回顾这期间科学家们艰辛的探索历程能给我们带来很多启示。

一、胰岛素发现过程中科学家的创造性思维及思维方式的选择

（一）一切始于问题

科学发现始于问题，这是科学工作者的共识。科学哲学家波普尔曾说过："科学只能发端于问题"。爱因斯坦也认为："提出一个问题，往往比解决一个问题更重要，因为解决问题也许仅是一个科学上或实验上的技能而已，而提出新的问题、新的可能性，从新的角度去看旧的问题，却需要有创造性的想象力，而且标志着科学的真正进步。"

科学的问题就是创造主体在认识活动、创造活动中遇到的疑难。问题通常是在对观察到的事实进行解释，对美学的追求以及生产的实际需要中提出来的。问题的发现和提出是创造主体创造性思维的起点，只有发现和提出问题，创造主体才有可能有目的地提出解决问题的假说。所以，问题的发现和提出也是一种创造性思维方法，它是从事创造性思维活动的前提。回顾胰岛素发现的历史可以再次体会到发现问题，提出问题的重要性。

糖尿病（diabetes mellitus）是一种古老的疾病。考古学上可追溯的最早关于糖尿病的文字记录是在埃及出土的公元前1550年的Ebers Papyrus，其上记载着一种多饮多尿的病。中国最早的医书《黄帝内经·素问》中已有"消渴病"的记载。Diabetes mellitus是希腊语。diabetes意为"排出"，mellitus意为"甜"。"甜"，17世纪的托马斯·威利斯发现糖尿病患者的尿甜如蜜。一个世纪以后威廉姆斯·卡伦将此种疾病称之为"diabetes mellitus"。1776年，马修·多布森发现diabetes mellitus

---

① 本文原题为《回顾胰岛素发现之启示》，刊载于《医学与哲学》2004年第4期。

患者的尿之所以有甜味是因为尿内含糖。从观察发现糖尿病是一种具多饮、多尿表现的病至认识到糖尿病患者尿内含糖，反映了人们对该疾病认识的进步。至此，人们对糖尿病的认识已从古人采用直观性整体思维方式阶段逐渐进入实证科学阶段。

1869 年，保罗·兰格尔翰斯在他的博士论文中首次记述了胰腺内有群集成岛的细胞团块，此团块与外分泌腺管没有联系，但不知其功能，后人称之为兰格尔翰斯小岛（Islets of Langerhans）。1889 年约瑟夫·冯·梅林与奥斯卡·闵可夫斯基进行动物实验时，切除狗的胰腺，旨在观察胰腺是否是生存所必需，却发现去胰犬出现了糖尿病，由此而知糖尿病的发生与胰腺有关，但是他们未从机制上进行探索。

至此，人们认识到正常的胰腺为不发生糖尿病所必需。在班廷（胰岛素的发现者，诺贝尔桂冠得主）提取胰岛素以前就已经有学者试图从胰腺中提取足以减少尿糖的物质。罗马尼亚的尼古拉·包勒斯克在 1916 年就开始胰提取实验。他将提取液称之为 pancrine，但未作降糖观察试验。德国的乔治·储祖在 1906 年就已将胰腺提取液注射于糖尿病患者且见到了明显效果；此后他将提取液注射于动物引起了严重抽搐，他认为这是产品不纯而引起的毒性反应，于是将产品全部弃去。此外，美国的欧尼斯特·斯科特及伊萨瑞尔·克莱纳都在班廷之前从事过自胰腺内提取降糖物质的研究，但都未深入至确定其临床疗效阶段。否则，胰岛素发现的历史将改写。

尽管人们已经认识到糖尿病的发生与胰腺异常有关，并且已经发现兰格尔翰斯小岛位于胰腺中，但是尚无科学家意识到兰格尔翰斯小岛与糖尿病的发生之间可能存在某种必然的联系。这种小岛究竟有何功能？与糖尿病的发生有何关系？班廷敏锐地发现了问题，提出大胆的假设：兰格尔翰斯小岛内是否有防止糖尿病发生的物质？为了防止胰腺外分泌消化酶对提取物质的破坏，是否能结扎动物胰管使胰外分泌腺萎缩后再提取胰岛内的物质？正是带着这两个问题，班廷等人开始了艰辛的探索，最终解决了问题，取得了巨大的成功。

（二）机遇与利用机遇

问题的发现具有随机性，这是由于认识客观环境的无限变化所决定的，所以问题的发现与机遇有着紧密的联系。作为哲学范畴的机遇，是指在事物发展过程中，由于出现某一偶然因素或某些因素偶然巧合，形成可能改变事物发展现状的有利条件和可能。机遇在发现问题的过程中有着重要的作用，虽然不能有意识地制造机遇的出现，但是创造主体必须时刻准备着发现问题的机遇光临。在机遇中发现新的问题，可以说任何问题的发现都是机遇，但机遇只有提供机会的作用，真正的关键仍在于创造主体敏锐的识别问题的能力。因为敏锐的洞察力是捕捉可能微不足道的随机事件，并且能及时地抓住机遇不放而取得重要成果的重要条件。发现问题的敏锐性对创造主体来说是由他自己的素质和训练所决定的，良好的素质和合理的训练是提高发现问题敏锐性的关键。

机遇具有偶然性和非常任性的特点。这就要求我们要具有强烈的机遇意识，一旦出现机遇，看到机遇，就要当机立断，及时利用，充分利用。这种强烈的机遇意识充分体现在邓小平多次谈话中。他说："我们可利用的矛盾存在着，对我们有利的条件存在着，机遇存在着，问题是要善于把握。""丧失时机，犹如逆水行舟，不进则退。"

班廷就是一个善于思考，善于捕捉机遇，善于充分利用机遇的典范。班廷原本是一名外科医生，因开业行医收入甚少，他不得不在一所大学里觅得生理系兼职助教一职。1920 年 10 月 31 日，班廷准备给生理系学生上一堂关于糖代谢的辅导课。他对这个领域非常生疏，学医以来只在见习时看到过一例糖尿病患者，但是他认真地准备着。当时班廷手头正好有一本新出版的杂志，上面有一篇关于胰腺结石的患者合并糖尿病情况的论文。班廷彻夜备课到次日凌晨两点，一个念头突然"闪现"：兰格尔翰斯小岛内是否有防止发生糖尿病的物质？为了防止胰腺外分泌消化酶对提取物质的破坏，是否能结扎动物胰管使胰外分泌腺萎缩后再提取胰岛内的物质？班廷牢牢抓住了天赐良机，立即开始付诸行动。带着问题，班廷于 1920 年 11 月 7 日求见了多伦多大学著名的生理学教授约翰·麦克劳德，取得了麦克劳德的支持。麦克劳德给班廷提供了实验场所并配备了一名学生贝斯特当助手。实验过程中困难重重，但班廷毫不气馁，埋首工作，终于取得了丰硕的成果。

机遇专门"拜访"有准备的头脑。利用机遇，利用到多大程度，利用哪些方面，采取何种方式等等，都和主体的准备状态相关。只有有了充分的思想准备，即有了强烈的机遇意识和为实现实践目标而奋斗的精神，并充分发挥主体的能动性，才有可能真正利用机遇和充分利用机遇。

（三）科学的继承与胰岛素的发现——"最后一笔"的价值

科学发展的一个基本特点是其科学知识和科学方法的历史继承性。科学不是哪一个时代的产物而是历史积累和发展的结果。由于自然现象的复杂性，人们对其规律的认识往往有一个由浅入深、由表及里、由此及彼、去伪存真的过程。

约瑟夫·冯·梅林与奥斯卡·闵可夫斯基进行动物试验时，不经意间发现糖尿病的发生与胰腺有关，但是他们未从机制上进行探索。尼古拉·包勒斯克、储祖、欧尼斯特·斯科特及伊萨瑞尔·克莱纳等人均未将实验继续到确定其临床疗效阶段。早在1869年兰格·汉斯就提出了兰格尔翰斯小岛的存在，但不知其具体功能。正是在前人工作的基础上，班廷对已有的科研成果做了一种创造性的继承，这亦是先人所获成果的创造性的转化，它所激发和引起的是创造性的发展和对某些真知灼见的进一步完善和突破。

班廷以前人工作为背景，发现并提出了问题。如何解决前述问题呢？面对一个问题可能会有几种思维方式。如果前人对这个问题已经作了部分的解答，或者说第一个阶段、第二个阶段都已经完成了，并且逐步逼近了答案的核心，而且有许多迹象表明前面的科研成果是正确的，那么你选择的很可能是继续沿着前人的路往下走，这种思维可称作“接力思维”。此外还有如异向（或反向）思维、逆向思维、悖论思维、联想思维等。班廷所采用的主要是“接力思维”。

1921年5月17日班廷、麦克劳德和贝斯特开始了第一个实验。这个研究的计划是：切除犬的胰腺制成糖尿病犬模型；对另一些犬予结扎胰管使外分泌腺萎缩，提取萎缩胰中可能来自胰岛的物质，将提取液注射至糖尿病犬体内，观察提取液能否降低血糖及尿糖。初始实验进行得极不顺利，经过许多失败，但班廷继续着他的实验。终于他有了两只成功的胰腺萎缩犬。1921年7月，班廷和贝斯特制成了第一份呈粉红色的胰提取液。将提取液注入胰糖尿病犬中观察到血糖下降。此后，他们进一步改进了提取方法，他们发现不事先结扎胰管使外分泌腺萎缩，用乙醇就可以从胰腺内提取降糖物质。此物质他们先称之为isletin，以后改称为insulin。为了提高纯度，加快研究进度，在班廷的建议下，请Alberta大学对内分泌腺颇有研究的生物化学教授詹姆斯·柯利普加入了研究组。柯利普对提取方法做了很大的改进。1922年1月班廷等将胰提取液应用于第一个糖尿病患者（Leonard Thompson），发现患者尿糖及酮体消失，血糖下降。1922年5月3日，加拿大多伦多研究组在美国内科医师学会会议上宣读了题为“胰腺提取物对糖尿病的效果”的论文后，与会者起立鼓掌，称赞这一研究是划时代的医学发现。

班廷的成功就在于他的创新性思维和锲而不舍的钻研精神，在前人工作的基础上，对问题进行深入研究，对实验加以改进，如结扎胰管以确保胰岛内提取物不受破坏，并且进一步将胰岛内提取物注入糖尿病动物模型（切除胰腺的糖尿病犬），验证了胰岛素降低血糖的效果。班廷适时地捕捉到了创新机遇，实现了创新目标。

在科学的继承发展过程中，失败占很大的比例，应该认识到失败同样对科学发现具有不容忽视的作用。失败是创造力的源泉，对于别人作过努力而放弃的东西，有人因为略加改动就取得了成功。正如俗话所说“失败乃成功之母”，正是失败充当着创造的基础。牛顿曾说：他之所以比别人看得远些，只是因为他是站在巨人的肩膀之上。又如爱因斯坦自述相对论的这一辉煌发现时，只是轻轻写道：相对论实在可以说是对麦克斯韦和洛伦兹的伟大构思画了“最后一笔”。班廷研究组的工作亦体现了“最后一笔”的价值。

二、胰岛素发现过程中所体现的科学实践精神

科学精神是对科学事实和客观规律的一种崇尚精神。它包括以下几个方面：①大胆探索求知，追求并坚持真理。在科学探索的过程中，科学家总是顽强地追求真理，并不受外来的政治、经济和社会的各种压力与干扰的影响。②严谨求实，创新，求精，尊重事实，尊重客观规律，以科学的方法深刻揭示事物的深层次规律和事物间的相互联系。③怀疑与批判精神。批判地吸收全人类创造的一切积极文明的成果，在前人和同时代的他人之上有所前进。④互相协作的精神。协作中要注意尊重他人的劳动，要具备有无私奉献的精神。

人文精神，这是对人生意义和主体价值的一种崇尚精神，是对人类生存的意义和价值的关怀，凝结在人的价值理性、道德情操、理想人格及精神境界之中，表现于信念、理想、人格和道德与行为之中。它包括医学的人道精神、人文批判精神及独善的人格精神。

科学精神面对的是人与自然的关系，人文精神面对的是人与社会、人与人的关系。在科学研究中，这三种关系是一个统一的完整的过程，即做事与做人是一个统一完整的过程。这两种精神贯穿在班廷研究组的科学实践活动中，并获得了完美的统一。

在初始阶段，班廷的实验进行得极不顺利。切除胰腺的犬不但因糖尿病昏迷而且常因合并严重伤口感染而死亡；他的胰管结扎技术有时不能达到使胰外分泌腺萎缩的效果。此外，当时测定血糖是项“高、精、尖”的生化技术，试剂不但要自己配制，有时还得自己提纯甚至自己制备。除研究上的不顺利外，班廷在多伦多大学既无职位又无收入，积蓄已所剩无几，与未婚妻的关系也几度发生危机。但是，班廷仍然继续着他的实验，有时只有他独自工作，没有助手亦没有及时的指导。有志者事竟成，艰辛的探索终于换来了巨大的成功。

在胰岛素发现以前，糖尿病是一种绝症。1923 年 10 月 15 日胰岛素以商品名 Isletin 正式上市。在该药上市的当年即已有 7500 位医师对 25000 例糖尿病患者使用了胰岛素。胰岛素的发现改变了糖尿病患者的命运，亦改变了糖尿病学史。班廷和麦克劳德因对胰岛素的发现及应用的里程碑式的贡献获得 1923 年诺贝尔生理学或医学奖。获奖后班廷宣布将他所得奖金的一半分给协助他的学生贝斯特，麦克劳德亦将他的一半奖金分给了柯利普。协作研究者共享荣誉，成为诺贝尔颁奖史上的一段佳话。

1941 年 2 月 20 日班廷因飞机失事与世长辞。1992 年国际糖尿病联盟决定以班廷的生日 11 月 14 日为世界糖尿病日，以纪念这位医学史、糖尿病学史上的伟人。他艰难的探索历程给后人留下许多启示：机会只给予具有准备的头脑，只给予具备新思维并为之孜孜不倦工作的人们。路漫漫其修远兮，吾将上下而求索！

参 考 文 献

[1] 项坤三. 胰岛素的发现 [J]. 中华内分泌代谢杂志. 2002, 18 (5): 335 ~ 338.

[2] 王颖. 科研的出发点和归宿点 [A]. 王颖. 大成功思维论 [M]. 北京：中国青年出版社. 1998: 99 ~ 120.

[3] 金马. 最后一笔的价值 [A]. 金马. 创新智慧论 [M]. 北京：中国青年出版社. 1991: 292 ~ 295.

[4] 张慎德. 机遇与利用机遇 [A]. 李崇富. 现代哲学思维的智慧 [M]. 北京：清华大学出版社. 1996: 247 ~ 253.

[5] 陈兵. 问题的发现和提出 [A]. 陈兵. 人类创造思维的奥秘 [M]. 武汉：武汉大学出版社. 1999: 81 ~ 87.

心导管技术发明历程的启示①

喻 杨 黄 岚

自20世纪以来，心脏介入术逐渐在临床心血管领域崭露头脚，成为冠心病、心律失常、风心病及部分先天性心脏病所必不可少、行之有效的诊治手段，彻底改变了心脏疾病诊断及治疗的传统模式。翻开厚厚的心脏介入发展史，人们不会不注意到维尔纳·福斯曼（1904～1979）这个头顶诺贝尔光环的德国名字，正是这位年轻的住院医师将一根导尿管插入自己心脏，完成了世界上第一例人心脏导管术，为心导管技术的创造和发展做出了里程碑式的贡献。回顾福斯曼创造心导管术的历程带给我们许多哲学启示。

一、求知欲是科学实践的源头

20世纪初正是心脏实验病理学发展时期，人们已经意识到心脏疾病的严重威胁，并复制出多种动物模型来研究发病机制为其防治提供理论依据，但心脏病的临床诊疗技术仍然比较落后。1925年福斯曼在柏林Charité大学临床实习期间，就目睹了许多心脏病患者由于得不到正确诊断和恰当治疗而饱受疾病折磨。从那时起，寻找一条新途径有效诊疗心脏病的想法就在他头脑里生根发芽。年轻的福斯曼抱着对这个问题的浓厚兴趣，开始刻苦钻研心脏解剖学，并利用休息时间查阅大量文献，踏上了艰难的探索之路。

哲学家波普尔说过，“科学从问题开始”[1]。诚然，问题的发端是科学活动的前提，没有问题就没有科学活动。然而，问题只是关于客体的某种无知，只有当这种无知与主体求知之间的矛盾激化，当无知唤起或激励能动主体的求知欲望并触发探索活动时，才有了真正意义上的科学实践。心导管术的创造历程就说明了探索欲的重要性。福斯曼的科研实践不仅源于他对问题的认识发现，更主要源于他对问题的兴趣和探索欲望，没有这种探索欲就不会有福斯曼创造活动的发生。

---

① 本文原题为《心导管技术的发明与诺贝尔奖之启示》，刊载于《医学与哲学（人文社会医学版）》2007年第2期。

科学哲学告诉我们[2]，强烈的探索欲和求知欲是一个人选择科研道路的基本动力，是科研实践的起点。科学发展的内在动力——同化与异化这对基本矛盾正是通过探索欲与求知欲作用于科学实践主体，从而推动整个科学不断发展进步的。爱因斯坦曾说过，“要是没有与志同道合的人共同追求艺术与科学的未知领域，我将会觉得我过去的生命是空虚的。”“我们所能体验到最美丽的东西就是神秘，它是所有真正艺术与科学的源泉，任何人对于无知的事物，不感到徘徊、不感到惊异，那么他的心虽生犹死，他的眼睛虽明犹盲。”正因为福斯曼不仅看见了人们在心脏病诊疗这方面的无知，而且对此无知“感到徘徊”，“感到惊异”，才使他拥有了科学的眼睛和科学的心，在科学实践中获得了成功。

正如荣膺两次诺贝尔奖的生化学家弗雷里克·桑格所说［徐邦武，鲁华玉. 100年诺贝尔生理学或医学奖获奖者成就大全. 北京：军事医学科学院科技部编（内部资料）. 2001，277］，“我不知道怎样能获得诺贝尔奖，但我知道有一种做法永远得不到诺贝尔奖，那就是为了得奖而投身科学研究并且一直谋算如何才能得奖，这样的人是不会成功的，要想真正在科学领域有所成就，你就必须对它有兴趣……”。所以，只有那些淡泊宁静、甘愿为科学献身的人，求知欲才会激励他们通往自由探索的科学王国，一旦求知欲让位于物欲、情欲或名利欲，他们的学术生涯也就戛然而止了。

二、探索精神是科学实践的向导

福斯曼是一个敢于挑战艰险，具备一往无前探索精神的典范。在福斯曼之前导管术已露端倪[3]：1844年，著名法国生理学家克劳德·伯纳 尝试用导管记录动物心腔内压力，并创造“心导管术”一词；1861年，实验生理学家夏凡和马瑞成功地从颈部血管将测压计引入麻醉动物的左、右心室及右心房，测量到心脏内压力变化。1912年，德国医生昂格尔、布莱雪和罗勃在病人身上进行了静脉探察，并提出了用导管进行“动脉内治疗”的想法。1928年，意大利人蒙塔纳里顺利完成了动物和人尸体的右心探察……但是，由于当时人们相信，进入心脏是致命的，所以没有人敢冒险把导管术推广到活人心脏，导管术的发展停滞不前。

然而，学生时代的福斯曼却被这些实验深深吸引，他拜师鲁道夫·菲克教授努力专研心脏解剖，并多次在尸体上进行预试验，最后使得他大胆决定从自己身上开始人体心导管术试验。1929年，福斯曼成为Eberswalde城镇医院的外科住院医师，他遂向外科主任申请进行自我心导管试验，结果遭到了严厉的拒绝和明令禁止。但福斯曼没有放弃，经过一段时间的准备后，他悄悄说服了一位可信任的同事与他一起开始了自我试验。遗憾的是，当橡皮导管从针腔中插进静脉一英尺多深的时候，这位同事极不忍心地停止了动作，第一次试验因此以失败告终。然而，福斯曼非但没有放弃，反而通过这次试验更坚定了自己的想法。一个星期以后，他又悄悄说服了一位可靠的护士帮助他完成试验，这次为了防止护士中途退出，他巧妙地将她绑在X线荧光屏面前，除了拿镜子外一动也不能动。而他自己则坐在荧光屏后面进行操作，并通过镜子的反射时刻观注荧光屏的景象。橡皮导尿管从右肘前静脉缓缓进入，通过腋静脉、锁骨下静脉和上腔静脉一直前进到右心房，在他的血管中推进了整整65cm[4]。福斯曼为试验结果兴奋不已，他带着导管在医院里行走，并自行爬楼梯到放射科拍摄了X光片。这是人类第一张心脏导管的X光片，于1929年底发表在著名外科杂志Klin Wochenschr上，它见证了心脏导管技术的问世，同时也见证了福斯曼英勇无畏的探索精神[5]。

黑格尔也认为，“科学作为一个精神世界的王冠，决不是一开始就完成的，而是走完各种错综复杂的道路并做出各种艰苦的奋斗努力后取得的代价”[6]。正是凭着锲而不舍、不畏艰险的探索精神，科学家们才得以在科学的征途上披荆斩棘，不断前进。年轻的住院医师福斯曼，之所以敢闯入传统思维的禁区、冒天下之大不韪进行自我心导管试验，敢于挑战血液循环堵塞、心脏颤动猝死的巨大风险，在自己身上完成首例人心导管术，靠的也是一往无前的探索精神。

福斯曼的试验一开始就遭到了权威的反对和制止，但他没有迷信权威，在充分准备相关知识和预试验后坚定地开始了自我试验。最后，美国学者库南德和理查兹冲破种种阻挠，发展了心脏导管技术，终于使福斯曼的理想变成了科学现实[7]。这说明，只有具备坚韧的精神意志，勇于挑战各种艰难险阻，才可能最终实现自己的科学理想。

三、辩证思考是科学实践的灵魂

(一) 用发展的观点看问题

作为第一个在自己身上试验心导管技术的先驱者，福斯曼的创造性工作虽然冒着巨大的风险，遭受来自各方面的抵制和压力，但是最终得到了人们的认可，并由此为医学科学打开一条新的通道，进入一个全新的境界，为介入心脏病学、循环病理学以及X线影像学的崛起和发展做出了贡献。福斯曼也因此获得医学界最高奖项——诺贝尔生理学或医学奖。福斯曼的成功再一次证明：创新是科学实践的灵魂，科学实践的本质要求就在于不断开拓创新、大胆尝试。创新不恪守任何固定模式，允许思维的自由跳跃，是最富活力的思维方式，往往以突发、飞跃的形式闪现人类智慧的火花。

正如1956年福斯曼站在诺贝尔奖台上所说[8]，“我们应该后退一步，用发展的眼光来看待医疗实践和医学研究的问题，而不是紧跟在别人后面教条性地工作。”科学的每一个进步都是对以往科学定论怀疑的结果，它常常意味着思维的进展和认识的提高，是对历史所应采取的辩证的态度。不尽信书中所言，不迷信权威，敢于大胆设想和尝试，是科学研究的基本态度。

但是，发展创新不等于对一切都全盘否定。任何发明创造都不是凭空产生的，只有站在前人的肩膀上，有保留地发扬、有继承地创新，才能看到新的科学之光。心导管技术的发展历程，1929年福斯曼受夏凡、马瑞等前辈实验工作的启发而发明了心导管技术，然而并未就此完结，1941年库南德和理查兹又在福斯曼的基础上对心导管技术进行了改进和发展，继库南德、理查兹之后又有更多的人在之前的基础上进一步发展创新。可见，科学永远不会停滞和终结，用发展的观点不断开拓创新，是科学的灵魂和生命之源。

（二）用普遍联系的观点看问题

1844年克劳德·伯纳尝试插管进入动物心腔。1861年夏凡和马瑞将测压计由颈静脉插入动物心腔测量压力变化。1912年布莱雪等为实现“动脉内治疗”而进行活人静脉探察。1928年蒙塔纳里用导尿管在尸体上行右心探察……正因为福斯曼抓住了这些历史事件中内在的、根本的“联系”，才有了自我心导管试验的设想和实现，这是福斯曼工作的根本创新点所在。随后，福斯曼又将心导管技术与刚起步的X光造影技术相联系，开辟了心脏介入诊断学这片新天地，造就他工作的另一个创新点。迄今，介入心脏病学已发展成一门新兴的学科，仍然要得益于“联系”——内科学、外科学、影像学以及材料工艺学之间的发展和联系，正是这几门学科的交叉渗透才有了介入心脏病学的崛起。同时，心脏介入技术作为一个新概念，其本质仍然是“联系”——心脏、冠状血管、外周血管的联系，即整个心血管系统是一个完整的系统，而不是局部分割的概念，建立了“一根导管全贯通”的新理念。可见，联系的观点在创新活动中具有重要地位，坚持用普遍联系的眼光看问题对科学创新有重要的方法学意义。

参 考 文 献

[1] 卡尔·波普尔. 猜想与反驳 [M]. 傅寄重译. 上海：译文出版社，2001:318.

[2] 张之沧. 科学哲学导论 [M]. 北京：人民出版社，2004:228

[3] Forssman W. Experiments on Myself：Memoirs of a Surgeon in Germany [M]. New York：St . Martin' s Press，1974:112.

[4] 卫正勋. 论诺贝尔医学奖获得者的思维方法 [M]. 北京：人民卫生出版社，2002. 191

[5] Forssmann W. Die Sondierung des rechten Herzens [M]. Addendum：Klin Wochenschr，1929:2085 -2087.

[6] 黑格尔. 精神现象学 [M]. 上海：商务印书馆，1983:7.

[7] Michael C Truss，Christian G Stief，Udo Jonas，Werner Forssmann. Surgeon，Urologist，and Nobel Prize Winner [J]. World J Urol，1999，（17）：184 - 186 [8] Forssman W. Nobel Lectures Physiology and medicine 1942 - 1962 [M]. Amsterdam：Elsevier Publishing Company，1964:506.

具有双重角色的临床医师①

赵家业

根据傅杰青对诺贝尔生理学或医学奖授奖史的分期，即第一期（1901～1928）以应用医学的科研成果为主，第二期（1929～1957）中应用医学与基础医学并重，第三期（1958～1981）以基础科学的科研成果为主，第四期（1982－）应用科学将再度与基础科学相结合。在前3个时期中，临床医师获奖者分别为27、9、3人（其比例大致为9∶3∶1），几乎呈直线下降的趋势。然而，自从1982年至今临床医师获奖人数却有所回升。继1985年两位临床医师约瑟夫·戈德斯坦和米切尔·布朗获奖后，又有两名临床医师约瑟夫·默里和多纳尔·托马斯因发现“医治人类疾病的器官和细胞移植”而获得1990年诺贝尔生理学或医学奖。

一、两位获奖者简介

默里1919年4月1日出生于美国马萨诸塞州米尔福德。1940年获霍利克罗斯学院文学士学位，1943年获哈佛医学院医学博士学位。翌年进入位于波士顿的布里格姆医院（即今之布里格姆妇科医院）任外科实习医生。同年10月入伍从事整形外科工作，3年后重返布里格姆医院。1956～1966年间任哈佛医学院和布里格姆医院外科研究实验室主任。1967年任临床外科学副教授，1970年擢升外科学教授。默里首次（1954年）成功地进行了纯合双生子之间的肾移植，并且第一个证实了总体X线照射可减少移植器官排异作用所致的危险；嗣后又证实了应用细胞毒素药物硫唑嘌呤可获得更佳效应。从而为其他器官（如肝、胰和心脏）的移植铺平了道路。

托马斯1920年3月15日出生于美国得克萨斯州马特。1943年获得克萨斯大学文学硕士学位，1946年获哈佛医学院医学博士学位。旋即进入布里格姆医院任内科实习医生。1948年在美军医院从事内科临床工作，1951年返布里格姆医院，2年后开始研究血液病。1955～1963年间任纽约巴西特医院内科主任、哥伦比亚大学内外

① 本文原题为《造就医学人才的新途径——1990年医学诺贝尔奖获得者的启示》，刊载于《医学与哲学》1991年第2期。

科医师学院临床内科学副教授。1963～1985年任华盛顿大学医学院内科学教授、肿瘤系主任。他还参加了设在西雅图的弗雷德·哈钦森癌症研究中心的工作，并担任该中心的医学肿瘤学主任（1974）。托马斯成功地进行了个体之间的骨髓细胞移植，并使用细胞毒素药物甲氨喋呤阻止“移植物对宿主”的反应，从而为白血病、再生障碍性贫血、地中海贫血等遗传性疾病和免疫系统疾病的治疗展示了广阔的前景。

二、布里格姆移植方案

虽然20世纪上半叶已经零星地开展了肾移植工作，而有计划的器官移植方案仅仅始于20世纪40年代末期。当时有关临床移植的理论几乎等于零，只有“零件外科”这样的简单概念。布里格姆医院的内科主任乔治·索恩博士曾经认为，高血压很可能与肾脏疾患相关，理想的疗法应将双侧肾脏切除。然而这是不切实际的。采用改进型科尔夫人工肾进行血液透析对某些晚期氮血症患者只能产生暂时性缓解作用，而要延续这种作用，就需要有1个新的功能正常的肾脏。这便是布里格姆移植方案的起源。

1944年，刚从医学院毕业的默里来到布里格姆医院做外科实习生时，便投身到这一方案的实施中了。尽管没有现成的理论框架和成功的肾移植经验可循，他们却不顾波士顿的从事基础研究的科学家的警告和悲观主义预言，大胆地开始了移植实验。最初的人体同种异体肾移植是作为第3肾脏植入到受者体内的，在局麻下与股脉管相连接，尿液经皮肤输尿管造口排放到安置在前股上面的1个袋内。1947年12月默里从军队退役返回布里格姆时，继续参加了这一移植方案，他一边实践一边设计能够使同体肾移植具有长期正常功能的外科手术。

到了1954年，默里手头已经有数头进行过孤肾同体移植的狗幸存下来了。在对外科手术做了大量改进后，他决定在受者的髂窝部位行髂血管吻合术并使尿液经输尿管造口排出体外（这一手术仍然是当今肾移植手术的原型）。嗣后肾病学家梅里尔博士对该移植物作了严格的肾功能试验，证实它的功能在各个方面均属正常。

当时一些基础研究人员对临床移植往往持怀疑和悲观论调，认为要等到“解决了基础问题”才能进入临床实践。然而，布里格姆的医生们并没有轻信这些结论。由病理学家、动物学家、血液学家、遗传学家和各类内外科医师组成的各种小组仍然在活动。1954年，当两个同卵孪生子（其中1个患有晚期尿毒症，另1个系健康者）来到布里格姆医院要求治疗时，他们不仅掌握了肾病的专门知识和血液透析技术，而且有了1个初具规模的外科移植手术检验实验室。这就为震惊世界的首例肾移植手术奠定了基础。

1954 年 12 月 23 日，默里运用以狗做试验时建立的精密技术，对上述患病的 1 个孪生子施行了肾移植手术；泌尿学家哈里西翁博士做了供者肾摘除手术。这次圆满的孪生移植手术一举成功，曾经闻名整个世界，也为他（一位临床外科医师）在 36 年后登上诺贝尔领奖台铺平了道路。

三、外科医师兼科学工作者

临床医学与基础研究相结合是造就医学人才的新途径。从默里成功进行首例肾移植的实例中，不难发现他已经具备了一种新型的职业——外科医师兼科学工作者（surgeon - scientist）。他所处的工作单位布里格姆医院，在 50 年代时期犹如 1 个蜂箱——既独立又相互联络——进行着移植实验和临床的研究。在这样一种氛围中，临床医师不得不从事相关的基础实验研究，因为他们所探索的是各种未知的新领域，又没有成功的治疗方案的文献可供查阅。他们必须摒弃有碍于临床的“理论”，去同那些有助于临床的基础理论结合。梅达沃（1960 年诺贝尔生理学或医学奖获得者）曾经就是布里格姆医院和该院实验室的常客之一。他总是及时而又公开地首肯外科医师有关移植生物学理论中的正确部分，同时又将他自己的研究成果（如与移植有关的获得性免疫耐受性的理论）迅速传递给临床医师，从而促使了临床肾移植工作的进展。

为了开拓未知的新领域——器官移植，临床医师就不得不将各种学科融为一体，如将组织定型、白细胞功能、移植物对宿主反应的鉴定及认识、伦理学、器官保存的生理学、双卵牛的遗传学、免疫抑制剂化学等人文科学和自然科学都应用到自己的研究之中。正如梅达沃在《冥王共和国》一书（159 页）中所写道的：“由于治疗性器官移植（这也是一种需求，这种需求适逢一些经过医学院校培养的最有才干的学生充实到了外科学领域）的发展从而造就了一种新型的外科医师兼科学工作者的职业，而另一种新型的内科医师也很可能会由于这些需求而产生。有一个时期（尤其在英国）出现过一种轻视外科医师的态度——这在今天看来是一种很可笑的极不明智的态度，在不同程度上也影响了内科医师。如同当今的许多领导移植的外科医师既可在手术室工作也同样可在实验室工作一样，新一代的肿瘤内科医师兴许也会产生，他们会觉得在实验室工作与在肿瘤病房内工作一样。只要有了一个卓越的突破（如波士顿的布里格姆医院的著称于世的首例肾移植），新的突破就会成批地出现。”医学科学要有新的突破，就得要有新一代的医学人才，造就医学人才的途径存在于新的突破之中。

由于我们收集的资料有限，本文实际上仅就1990年诺贝尔生理学或医学奖的两名得主之一默里的成才之路作了一些肤浅的考察。显而易见，造就现代医学人才的途径是多种的，融多学科专业知识于一体则似乎是一种共同的成才模式。这一点在1985年诺贝尔生理学或医学奖得主戈尔斯坦和布朗身上已得到证实。在他们身上体现的新型专业——基础研究医生（academic physician）几乎同在默里身上所见的外科医师兼科学工作者的新型职业如出一辙。只不过后者给予人们的启迪更广泛些：因为器官移植需要供者（活人或尸体）的脏器，这就涉及了像伦理学这样一类的人文科学。纵观90年来的诺贝尔生理学或医学奖授奖史，如果将1982年以后划分为第4期，那么在该期的不到10年时间内的临床医师获奖者人数就已有4人之多了。不过，这些获奖的临床医师并非单纯从事临床工作的医师，而是具备临床研究与基础研究双重身份的“临床医师”。因此，我国众多的临床医师在赶超世界先进医学水平时，能否根据我国国情借鉴这一模式呢？

（参考资料略）

自觉作“研究型”的临床医学家

——幽门螺杆菌研究获奖的启迪①

郭照江

每一届诺贝尔科学奖的颁发，均会对相关领域的学术研究带来新的冲击，并给人们带来许多启迪。因发现幽门螺杆菌（Hp）及其导致胃炎、胃溃疡与十二指肠溃疡等疾病的机理，获得2005年诺贝尔生理学或医学奖的澳大利亚科学家巴里·马歇尔与罗宾·沃伦同样如此。他们的成就“激励了临床医学家加快临床医学与基础医学的密切合作，为救治病患，防治各类危害人民群众的疾病，进行富有创造性的工作”[1]。当然，也引发了“同他们相比，我们差在哪里”的深刻反思。特别是对于临床医学家而言，其启迪真是多方面的。

一、平凡的经历，执着的研究

首先，我们认识一下两位获奖者：沃伦于1937年出生在澳大利亚南部的阿德莱德，1961年在当地的阿德莱德大学获得学士学位，并于次年成为一名注册医生。之后他陆续在墨尔本、珀斯等地多家医院及研究机构从事科研及临床治疗工作；马歇尔1951年出生在澳大利亚的卡尔古利，1974年毕业于西澳大利亚大学，并于1977年开始在皇家珀斯医院工作。上述情况显示：无论是个人学历、经历，还是所在单位、工作岗位，他们都显得那么平凡，似乎就是广大执业医师中“普普通通”的一员。从这个意义上说，他们也是广大临床医师中最为贴近的诺贝尔奖获得者。

他们的获奖使广大临床医师受到鼓舞，证明了“研究型”临床医师的道路同样可以通往诺贝尔生理学或医学奖，其临床研究的过程和结果均令医师们颇受启发。他们是以发现幽门螺杆菌的科学事实为依据，以颠覆传统的“病因学说”和“经典疗法”为目标，具有临床研究的广阔视野，而不是仅仅停留在“验方”阶段[2]。这一点说来容易，做起来很难，我认为这正是他们成功经验中最为宝贵之处，感谢

---

① 本文刊载于《医学与哲学》2006年第6期。

他们为临床医师们提供了一个值得学习、借鉴的宝贵案例。平心而论，当初他们并不是雄心勃勃为冲击“诺贝尔奖”开展研究，而是基于自己医学观察中的新发现，围绕本领域的疑难课题开展稚拙而细致的研究。其中，既没有基金的支持，又没有立项、评审、报奖等压力，一切都是那么自然而顺畅地进行着、发展着。随着脚踏实地而又有创新性的研究进展，认识成果步步深化，科学荣誉接踵而来，1994 年、1995 年及 1997 年，他们陆续获得了医学领域内的一些著名奖项，这些“准诺贝尔奖项”成为他们通往诺贝尔生理学或医学奖的桥梁。上述实例对于纠正那种眼巴巴盯着诺贝尔科学奖的浮躁心理应该是有所帮助的。

二、打破教条，挑战权威

在过去的 100 多年里，医学生长期接受这样的教育：任何细菌都无法在酸性的胃液中生长，胃部是一个无菌的环境；医学界普遍公认：人的消化性溃疡与胃酸有关，没有人去考虑细菌的作用。尽管早在 1940 年美国哈佛大学的费里德伯格就在 40% 的溃疡病和胃癌患者胃内发现有细菌存在，但他自己没有坚持研究下去，改行当心血管疾病医生去了[3]。致使自己的早期发现被长期湮没，没有对传统说法产生实质性影响。

直到 1979 年 4 月，沃伦在进行一份胃黏膜活检标本常规病理检查时，发现胃黏膜表面有一条奇怪的蓝线，转成高倍镜观察后，发现是无数杆菌紧黏着胃上皮。对上述偶然发现，沃伦感到震惊，因为这对现有的教条和权威具有挑战意义。他让同事们观看，但大家都说看不到。同事们的淡漠使沃伦博士相当困惑。为验证自己的发现，沃伦积极改进切片染色方法，使结果更加清晰，低倍镜下就能看到细菌，而且数量更多，范围更大。电镜检查同样能清楚看到大量的细菌，其形态与弯曲菌（Campylobacter）相似。面对越来越充分的科学事实，同事们才承认这种细菌的存在，即使是那些透过显微镜真的看到了这些细菌的医生们仍然坚持：这些细菌一定是碰巧出现在那里的，而不可能是引起胃部疾病的原因。无怪乎沃伦一再感慨：从首次发现这种细菌开始，我遇到了来自我的同事们的怀疑，他们不愿意知道或相信我所描述的一切。每个人通过显微镜都可以看到这种细菌，但他们不愿意看到它们。“从我开始寻找它们时起，它们就显而易见地在那里，但要说服别人相信则是另一回事。”

为什么沃伦能够发现并高度重视这种细菌呢？为什么在沃伦一再展示之后，同行们还熟视无睹呢？这里应验了著名科学哲学家汉森关于“观察渗透理论”和

“无中性观察”[4]的观点。用通俗的话说就是“人们只能看到他们想看到的东西”。在绝大多数医生的心目中，任何细菌都无法在酸性胃液中生长的概念是根深蒂固的，细菌致病理论“对大多数人来说过于荒诞”难以接受，压力导致胃溃疡的认识在人们的头脑中根深蒂固，很难消除。正是这些“眼罩”，干扰着同行们的视线，束缚着人们的思维，成为他们对沃伦发现视而不见的内在阻力。值得我们思考的是：我们自己在临床与研究过程中就真的没有“眼罩”吗？

三、自体实验，满怀信心

1983 年，马歇尔博士在自己体内进行了一次著名的实验，他吞服了幽门螺旋杆菌的活菌培养物，10 天后引起了急性胃炎，活检证实了急性胃炎的病理所见，并从中分离到了幽门螺杆菌[3]，在服用抗生素后，马歇尔博士的胃炎得到了治愈。有趣的是沃伦的妻子也成为早期研究病例之一。她患有关节炎需要服 NSAI 类药物，服药后关节炎好了，但又出现胃痛；停用 NSAI 类药物，胃痛好了，但关节炎又复发，如此反复。经过马歇尔医生检查，证实有细菌，经抗生素治疗后，胃痛治愈了。这时，她发觉丈夫有口臭，检查竟然也发现细菌，但没有胃部不适的感觉，经过抗生素治疗口臭消失了。原来主人公的口臭也与胃部的细菌感染有关，这可谓研究中的“花絮”。1984 年，马歇尔和沃伦联名发表文章，共同宣布他们用细菌培养方法从胃病患者的胃组织中培养出一种细菌，称幽门螺旋杆菌（Helicobacter pylori，Hp）。后来全世界的消化病专家都发现其与溃疡病的发生、难治和复发相关。通过用抗生素可以治愈溃疡病，且复发率显著下降，并发症也显著减少[5]。从马歇尔博士在自己身上建立了第一个疾病模型开始，沃伦博士和他的妻子陆续成为早期案例。这样的研究方式固然方便，但要冒很大风险。他们敢于这样做，体现了坚定的信心，他们在自己身上取得正面的结果，进一步坚信自己的研究是正确的，总有一天会被同行们接受，成为造福患者的重要成果。如今，对医学科研的规范程度已经有更高的要求，任何临床药物研究均需要得到医学伦理学委员会的批准。我们不能因此而苛求于前人，更没有必要盲目效仿“以身试药”的简单做法，值得我们学习的是他们那种无比坚定的科学信念。

四、面对抵制，甘耐寂寞

在科学史上，新的科学发现被埋没的事情屡有发生。我们印象最深的，就是孟德尔的 1866 年发表的论文，直到 1900 年才被重新发现[6]。但是，去年诺贝尔生理与医学奖获得者早期的遭遇，又一次提示人们，即便是科学昌明的今天，科学发现仍然有可能被暂时埋没。当两名澳大利亚科学家于上个世纪 80 年代早期着手证明幽门螺旋杆菌是引起胃炎和胃溃疡的罪魁祸首之时，对这一新认识的抵制既来自那些在治疗胃溃疡及其他胃部疾病方面拥有个人利益的医生，也来自生产 Tagamet 的制药公司。Tagamet 能阻止胃酸的产生，是第一种年销售额达到 10 亿美元的药品[7]。而且，Tagamet 及其他被称为 H_2 阻滞剂的类似药物能安全地消除溃疡及其症状，溃疡可能反复出现，必须反复进行药物治疗，制药公司因而能源源不断地获得稳定的利润。

马歇尔博士曾说过："我们受到的来自制药公司的抵制基本上是一种惯性行为。因为当时的许多溃疡研究都是由 H_2 阻滞剂的生产商提供资金，他们所需要做的一切只是忽略关于幽门螺旋杆菌的发现"。[7] "那些大型制药公司只是简单地忽略幽门螺旋杆菌，这种做法要比指责'细菌致病说'不正确有效得多。因为如果它们说这一理论不正确，或不重要，那么它们便会引起一场争论，从而可能引来媒体的兴趣。上述情况反映了"利益关系"渗入科学研究，左右和干扰科学研究的严酷现实。它要求有良知的科学家们尽量摆脱急功近利和心浮气躁的状态，养成一种面对困难和抵制、干扰，甘于坐冷板凳的学术品格。

五、争取支持，善于合作

沃伦在做出幽门螺杆菌的重要发现之后，继续充当其原来的病理学顾问的角色，当然也进行着许多研究和写作工作，但这些都是在下班后完成的。这反映了其长期从事"业余科学研究"的实际状况：他的"业余科研"需要人们的理解和支持，身为病理学专家也非常需要同临床医师开展合作研究的。事实上，正是同马歇尔的真诚合作，才使该项研究不断走向深入。1981 年，正当沃伦准备发表他的发现时，一位年轻人出现了，他就是马歇尔医师。后者当时是医院消化科的一名注册医生，他向沃伦了解情况后，答应给沃伦提供小系列胃黏膜活检标本。按沃伦的要求：活检取自胃窦外观正常的黏膜、一定避开溃疡等明显病变部位。检测结果证实了沃伦的观点，胃炎和感染并非继发于溃疡。马歇尔对这种细菌表现出极大的兴趣，并从此把一生的精力都投入到对这种细菌的研究中去。接下来，他们对 100 例胃镜检察病人进行正规化的研究。收集资料包括临床症状、标准化胃窦活检作病理检查和细菌培养，以分析细菌、胃炎与临床症状、胃镜表现的关系。他们惊奇地发现，所有十二指肠溃疡病人胃内都有这种细菌。

1983 年沃伦在《柳叶刀》杂志上发表了其工作的短篇报道，文后附上马歇尔有关他们俩共同研究结果的信稿。随后，马歇尔在布鲁塞尔的国际弯曲菌大会上报告了他们的发现，会后将研究结果以论著形式又向《柳叶刀》杂志投了稿。但投稿数月未见回音，因为编辑部的全部审稿人没有一个同意该文的论点，这就意味着论文不可能发表。在这种情况下，他们请英国的一位弯曲菌研究权威给予支持，由那位权威在他的研究室开展与两人相似的工作，并将结果呈送《柳叶刀》杂志。就这样，到1984年4月，两人的论文才终于发表出来了。上述情况反映了业余科学家的工作，常常被人们忽略，因此也更需要理解和支持。在需要进行合作研究的时候，善于寻找优秀的合作伙伴；在需要外界支持的时候，善于取得必要的支持，这一点同样具有普遍的意义。

六、亡羊补牢，总结反思

Hp发现至今已20余年，沃伦和马歇尔也已是多年的候选人，2005年方被授奖，这给临床医学家一个重要启示：要以事业为重，耐得住寂寞。我们还应该看到临床各学科常见疾病的病因、诊断、治疗、预防等许多不被看重的未知，还未被医学界关注，更未引起卫生和科技部门决策者的重视。为鼓励临床医生创新，应从政策和立项上给临床医学研究以应有的关注[1]。去年10月11日晚，中华医学会消化学分会主任委员、北大三院消化科教授、幽门螺杆菌研究专家林三仁在接受记者采访时，曾经谈到："国内外对幽门螺杆菌进行的长期深入研究，以及所取得的成绩，给予我们的启示是：临床医生通过努力，照样能够做出令世界瞩目的科学贡献"[8]。

与此同时，我们应该清醒地看到：对Hp的研究远远没有完结，还有许多"未知数"需要求解。例如，清除Hp的方法以药物治疗为主，但存在病人的依从性、对抗生素的耐药性、费用高、感染复发等缺陷，另外药物治疗通常只针对有症状病人，无症状Hp感染者仍有可能发展成慢性胃炎甚至胃癌等；再如，研究制备具备预防和治疗功能的幽门螺杆菌疫苗将克服上述问题，从而有望成为人类彻底摆脱Hp骚扰的"终极武器"；目前，诸如亚单位疫苗、重组减毒伤寒杆菌疫苗、核酸疫苗等各类疫苗都在研究之中，并已取得一定进展，但由于缺乏对Hp自然感染史及疫苗保护性免疫机制的了解，在这条道路上的探索依然漫长而艰难[8]。沃伦和马歇尔的独特贡献得到认可之后，全世界掀起了研究Hp的热潮。消化科研究螺杆菌与消化病的关系，非消化科就研究它与各种非消化病的关系，动物界也发现各种螺杆菌。公共卫生问题备受关注，制药公司投巨资开发有效药物《螺杆菌》杂志也应运而生，世界性螺杆菌大会定期召开，目前的螺杆菌研究论文不计其数。

近年来有报道，Hp 不但可以导致慢性胃炎、胃癌，也可以引起胃淋巴瘤的高发。从现有资料看，Hp 在人群中的感染率非常高，有人估计我国人群的感染率可达40%左右。这么高的感染率是怎么造成的？直到现在还是一个待解之谜，可以说人们对其传染源与传播途径仍一无所知。从现有的血清学资料，可以肯定 Hp 感染是属于后天获得性感染，不是天生就有的。因此，只要掌握了 Hp 的感染途径，它就是可以预防的。这样也才能从根本上来减少我国慢性胃病的发生率，以普遍提高我国人民的健康水平。就这个目标而言，我们需要走的路还很漫长，应该做的事还相当多。如果有一天，关于 Hp 的研究再一次获得诺贝尔科学奖，我们不会感到奇怪，但愿那时候获奖者中出现中国人的名字。

参 考 文 献

[1] 陈可冀. 临床医学家要耐得住寂寞［N］. 健康报，2005－10－12（1）.

[2] 樊代明. 临床决策研究亟待加强［J］. 医学与哲学（临床决策版），2005，26（12）：1.

[3] 熊耀斌，傅缨，傅杰青. 非传统理念指导下的传统技术导致应用医学重大课题的突破［N］. 医学与哲学（人文社会医学版），2006，27（1）：168－169.

[4] 申仲英，肖子健. 自然辩证法新论［M］. 西安：陕西人民出版社，2000：217.

[5] 樊代明. 诺贝尔奖离我们有多远——pH 与 Hp 研究的启示［N］. 中华医学杂志，2005，42（85）：2958.

[6]［美］G. E. 艾伦. 二十世纪的生命科学［M］. 北京：北京师范大学出版社，1985：67.

[7] 劳伦斯. 奥尔斯曼. 诺贝尔医学奖成果认可一波三折［N］. 参考消息. 2005－10－14（7）.

[8] 王雪飞，罗刚. 中国正续写传奇［N］. 健康报，2005年10月14日：7.

第四篇　思维方法创新的感悟

做任何事情，都需要讲究方法。方法有多种多样，对任何事情的解决而言，方法的选择都是一门学问。科学工作者作为科学研究的主体，在发现、提出和解决科学问题的过程中，对于科学方法的认识和选择，直接关系到科学研究的成败。这里涉及方法和方法论的问题，方法的重要性已经得到了人们的公认，作为方法的科学理论的方法论的重要性远未得到人们的公认。作为科学工作者，不仅需要重视方法，同样需要重视方法论。“方法论比方法抽象，因为它不局限于某一特定的方法；但又比一般的哲学具体，因为它研究的对象比较确定，不做泛泛之论。所以方法论是介乎哲学与科学之间的一门极富兴趣的学问”（王梓坤，序一，孙小礼．科学方法中的十大关系［M］．上海：学术出版社，2004．2．）。因此，尽管我国科学方法论的研究还比较薄弱，但对于生物医学科学的发展和生物医学人才的成长来说，提倡和加强对于科学方法论的学习和研究，显得比以往任何时候都更加重要。

鉴于本书体例和文献选择对象的局限，此处仅侧重诺贝尔生理学或医学奖获得者在其获奖成果研究过程中表现出的方法创新给予我们的感悟。诚望能如法国生理学家贝尔纳所言：“科学中难能可贵的创造性才华，由于方法拙劣可能被削弱，甚至被扼杀；而良好的方法则会增长、促进这种才华”（转引自孙小礼．科学方法中的十大关系［M］．上海：学林出版社，2004，5．）。

生物医学科学研究方法的演变

——对 1901 ~1981 年诺贝尔生理学或医学奖史的考察[①]

| 傅杰青

八十年来诺贝尔生理学或医学奖的授奖史可分为三个时期：第一期为 1901 ~1928 年；第二期为 1929 ~1957 年；第三期为 1958 ~1981 年。第一期诺贝尔生理学或医学奖获奖项目以应用医学的科研成果为主，第二期中应用医学和基础医学的成果并重，第三期则以生命科学（包括基础医学）的科研成果为主。

本文拟将第一期和第三期获奖项目的科学方法问题进行比较（因为第二期是第一期与第三期的过渡，故可暂时予以略去不提），借以从一个重要侧面考察近百年来医学科学方法的演变（考虑到诺贝尔第一期生理学或医学奖的部分授奖项目开始于 19 世纪 80 年代，故而可以考察近百年来医学科学方法的演变）。

一、第一期的获奖项目绝大多数是从观察和简单的实验取得重大突破的。

在三十个获奖项目中，就其科学方法而言。有八项是属于观察，七项属于简单的实验，五项属于一般的科学抽象。我们在这里只是就其科学方法作一考察。

（一）属于由观察突破的八个项目主要有：1902 年和 1907 年获奖者应用普通光学显微镜直接观察蚊胃中的疟原虫和疟疾病人血液中的疟原虫，发现了蚊子是疟疾的传播媒介，并提出原疟虫是疟疾病原体的判断；1905 年获奖者创用了抗酸性染色法在肺结核病人的痰中用显微镜观察到了结核杆菌，从而打开了该病病原学研究的大门；1906 年获奖者创用了铬酸银染色法得以清晰地观察神经细胞和它周围的间质等，为神经元学说提供了物质基础；此外，最引人注目的是 1904 年荣获诺贝尔生理学或医学奖的巴甫洛夫。他改进了过去的观察方法，在动物消化道的各处（唾液腺、食道、胃、胰腺）做成瘘管，平时结扎起来，取样和观察时打开。这样的瘘管基本上没有干扰狗的正常的消化生理，只是开辟了一个观察和取样的窗口。有了

---

① 本文原题为《近百年来医学科学方法的演变——对八十年生理学或医学诺贝尔奖授奖史的考察》，刊载于《医学与哲学》1983 年第 3 期。

这个窗口巴甫洛夫才能对种种消化液的物理化学性状进行测定，从而进一步了解各种消化生理过程的本质。

（二）七项因实验方法而获得突破的诺贝尔生理学或医学奖受奖项目，从今天的科学水平看来，都是十分简单的实验方法：仪器和材料是一般的，设计是简单的，实验结果的判读是直接的。

比如，荣获诺贝尔生理学或医学奖首次奖的贝林是将白喉或破伤风杆菌的肉汤培养物灭菌以后，给动物注射几次，动物血液中即产生能够中和这些杆菌所产生的毒素。由一只动物所产生的抗毒素能够免疫另一只动物，而且能够治疗已经出现症状的动物。最后应用到人类获得成功。

1912 年的获奖者实际上是一个能工巧匠，他通过勤学苦练改进了血管的缝合技术，用他的技术进行大小血管的缝合（小至火柴棍粗细那样的血管也能缝合），管腔不会明显变窄，也不形成血栓。他的这一技术为嗣后的器官移植解决了外科手术的困难。

导致 1923 年获奖者成功地分离到不为胰蛋白酶破坏的胰岛素的关键，是将狗的胰管结扎，使其产生胰蛋白酶的细胞萎缩而仍旧保持产生胰岛素的组织功能。

1924 年的获奖者之所以能够在前人基础上发明有实际应用价值的心电图仪，是因为他成功设计了指针式微电流计，并以极细的石英线代替了前人使用的线圈和镜子。

（三）有五项获奖的成果主要是一般科学抽象所导致的突破。它们是 1908 年获奖者提出的吞噬细胞学说和阐释体液免疫的“侧链说”，1911 年获奖者对经典的视觉成像理论的补充，1913 年和 1919 获奖者对两类非经典免疫现象——过敏反应和补体系统的揭示，1920 年获奖者提出的氧气由毛细血管弥散到组织中去的“弥散说”以取代陈旧的“分泌说”。

二、第三期颁奖二十四年，获奖项目共二十八个（即其中有四年每年表彰了两个项目）。

其中有两项可以勉强称得上观察方法取得突破的。这就是 1974 年对亚细胞层次结构的发现和 1976 年对澳大利亚抗原的发现的表彰。其余的获奖项目从方法论来考察，其成就的取得则主要是靠复杂的实验和高度的科学抽象，多种科学方法的综合与彼此渗透十分显著，突出的表示出科学方法方面的“立体性”。

我们试以 1978 年诺贝尔生理学或医学奖的获奖项目为例来剖析一下这种科学

方法的高度综合性，它是在第一期授奖史中所不具有的。

1978年诺贝尔生理学或医学奖是授于发现和应用限制性内切酶的三位学者：阿尔伯、史密斯和内森斯。限制性内切酶的发现是分子生物学中里程碑式的重大成就。

导致限制性内切酶的发现的原因是五十年代初科学家在微生物中发现的限制和修饰现象。在某宿主细菌中能够顺利地增殖的噬菌体到了别的（但为同种的）宿主细菌中却难以增殖，这种现象当时已被阐明不是由于噬菌体基因产生突变所引起的，而是宿主对其限制所造成的，因为该噬菌体一旦回到原宿主细菌体内时便又可以顺利地增殖了。但是在少数其他菌株中并不出现这种限制现象，噬菌体仍可顺利增殖，人们把这种现象称之为修饰，也就是说噬菌体DNA获得了适应于新菌株的修饰型，这种修饰型又称之为宿主调控的修饰。不过在那时人们对于这种限制和修饰的机理并无了解。

阿尔伯在1958年正在从事溶源性细菌的研究，在那个实验中使用的λ噬菌体有两种情况，一种是乳糖阳性，一种是乳糖阴性，它们的宿主菌是K12大肠杆菌中的一个特定株。他们在该实验中通过科学抽象对复杂的实验结果进行分析，得出了结论：当λ噬菌体从细菌染色体上切割下来时，有时会发生错误，使异常的λ基因组从宿主基因组那儿得到一个片段，并且λ基因组也丢失了一个片段，这个片段有对噬菌体生殖必不可少的基因。这个判断是运用演绎推理方法得出的，因为实验中并没有直接的观察可以见到什么酶切割下基因的片段。

阿尔伯根据这方面的判断按照类比的方法，于六十年代初考察噬菌体的修饰现象时，提出了一种猜测（这时连假说的程度还不够）：修饰的机理可能在于DNA限制性内切酶的存在。

在1960年时他又用λ噬菌体测定P1溶源性大肠杆菌K株的特异性限制和修饰作用试验，该试验表明，大约每个大肠杆菌细胞有一个子代噬菌体“遗传”了亲本的P1特异性修饰作用。但仍然没有能够说明，这种从有感染性亲代噬菌体颗粒那儿转移来的信息是一种散布在噬菌体内部的蛋白质呢，还是可能由亲代DNA分子所携带的呢？

1962年阿尔伯根据前人（赫尔希等）利用放射性同位素所作的DNA自行消亡的试验，对放射性同位素应用于噬菌体的研究技术做出了一项重大的改进，又进行了一个特殊设计的试验。这项试验表明，亲代λ·K（P1）噬菌体持有的P1特异性作用与亲代的一条 DNA 一起转移到子代噬菌体颗粒群体中去。在同年进行的另一项试验中他又证明了，噬菌体 DNA 的一个重要部分在 λ · K 噬菌体感染 K（P1）菌株的过程中迅速降解了，而在 λ · K 感染 K 菌株的过程中则未发现 DNA 断裂情况。这样他应用了演绎推理又进一步表明，限制作用与噬菌体 DNA 的降解相关联，初步地弄清了这一现象的生物化学基础。

以后他又作了一系列的间接实验，才于 1965 年提出这样一种假说：可能存在着一种位点专一的限制性内切酶，而修饰作用可能是由宿主专一的 DNA 甲基化酶所产生。这种假说从逻辑上来讲是很严密的，从而也是十分吸引人的，它断定，细菌的每一个限制和修饰系统由具有相同专一性的两种酶所组成，一种是能识别寡核苷酶顺序并切割 DNA 的限制性内切酶，另一种是能识别同一顺序并修饰这一顺序使之不被切割的修饰酶。这样，宿主细胞的 DNA 受到保护，而从外界进入的未经适当修饰的外源 DNA 则将遭到切割和破坏。

在阿尔伯的假说指引下，1968 年初利恩和阿尔伯在大肠杆菌 B 的抽提物中发现类似于假说中所设想的限制酶，其他科学家（如梅塞尔森等）还提取到纯度更高的这样的限制酶，于是一时间人们欢欣鼓舞，认为阿尔伯假说中的切割位点专一的限制性内切酶已经分离到手。可是经过深入研究，这种酶还不完全符合假说中对它的设想的要求，因为它虽然能够识别 DNA 中的专一位点，却又在离识别位点相当距离之外的地方进行随机切割；它既能起限制性内切酶的作用，又能起修饰性甲基化的作用。这种酶后来被称之为 I 型酶，它未能成为分析 DNA 的有用的酶工具。假说走上了曲折的弯路，但是却以螺旋形方式上升了一节。

1968 年初春史密斯开始研究流感嗜血杆菌 Rd 株的遗传重组，他在实验中偶然地选用了噬菌体 P22 的标记 DNA，又偶然地遇到了无法从细菌细胞里回收外源 DNA 这样一个实验结果。这时他就联想到梅塞尔森的新近报道，便意识到噬菌体 DNA 可能受到了限制作用。他们又应用了自己设计的技术 - 使用粘度计测知酶的存在的方法，集中全力，去分离和研究这种酶，而置原来的课题——遗传重组于不顾。经过了若干次虚惊和长时期很费力气的粘度分析，史密斯终于在 1970 年分离鉴定了Ⅱ型限制性内切酶的纯制剂，这就是阿尔伯假说中设想的能够识别 DNA 中专一位点的特异的限制性内切酶。

在这里史密斯两次碰到了实验中的机遇，他又及时地抓住这些偶然发现联想到当时流行的假说和实验报道，敏感地意识到新鲜事物的存在，一查到底，终于做出了诺贝尔级的重大成就。

我们从限制性内切酶的发现史中可以生动地观察到融合在一项重大科学成就中多种科学方法的综合应用。在这里至少包含猜想、类比、联想、假说、实验、机遇、演绎等等多种一般科学研究方法。

在高度综合运用各种方法取得重大科研成果的阶段，人们已经很难找出直接导致科学上取得突破的单种科学方法，而在第一期授奖史中要找到导致突破的单种科学方法是毫不为难的。

另外，第三期获奖项目实验方法方面的复杂性，既表现在它所使用的技术、仪器、材料的现代化，也表现在实验设计的复杂性和实验结果分析上的复杂性。它和第一期受奖项目中那些简单的实验所具有的直观性是迥然不同的。

三、近百年来医学科学领域中大致上在三个方面出现过成批的重大突破。

第一个方面是绝大部分传染病病因的阐明以及相当大一部分传染病防治手段的解决，其结果便是传染病对人类的威胁大为减轻。第二个方面是维生素缺乏病病因的阐明及其防治方法的解决，从而使人类已经可以基本上摆脱这一类疾病的折磨。这两方面有代表性的重大成就在诺贝尔生理学或医学奖第一、二期奖（维生素的化学研究包含在化学诺贝尔奖）的授奖史中有着充分的反映。从方法论的高度进行分析，这两方面的突破主要依靠观察和简单的实验。

从20世纪50年代以来，在医学科学本身再没有出现过这样成批的重大突破，人们深切地盼望着，严重威胁人类健康的恶性肿瘤和心血管疾病等研究领域成批出现象传染病和维生素缺乏症这样地从根本上被攻克的堡垒。

在第三期授奖史中占据明显地位的是分子生物学方面的成就，它当然不是纯粹的医学科学的成就。但是诺贝尔生理学或医学奖竟有八次之多授予了分子生物学领域中的重大成就（化学诺贝尔奖所表彰的分子生物学的成就的次数大体上也是这个数字）这一事实，既雄辩地表明，分子生物学的成就如此令人瞩目，医学科学中的重大成就与之比较黯然失色，它对医学科学也产生了十分积极的影响，单是分子病的揭示便数以千计；又深刻地反映了医学科学在解决自己面临的重大任务方面的严重不足。不过这一事实却给人们展示了一个前景，医学科学中关键问题的成批解决可能要从基础科学研究的突破找到出路。

第三期的获奖项目在方法论方面的明显特点是复杂的实验和高度科学抽象的结合，以及各种科学方法的综合应用。这个特点提示我们，医学科学方法论问题应该引起科学家的注意，人们应该认真地考虑一下，医学科学研究中长期没有出现成批的重大突破，是否与方法论问题有密切关联。医学科学家长期以来习惯于以经验为依据的观察和缺乏高度科学抽象的一般性实验，现在看来是远远不能满足开创新局面的需要了。把方法论上的转变和学科的重点相结合进行考虑，这就是要求有更多的科学家从医学着眼，重点研究基础科学，并在研究中自觉应用与高度科学抽象相结合的实验以及多种科学方法的综合应用。

自从人们从医学模式上提出要实行根本改革以来，也就是说现代医学不能满足于现存的生物医学模式，而应该向着生物－心理－社会医学模式过渡，医学科学研究的方法论的转变和改进也应该相应地提到议事日程上来。这就意味着必须突破自然科学方法的局限，从自然科学方法和社会科学方法结合的高度来从事医学科学研究。

1911 年就发现一种鸡的肉瘤是由病毒所引起的，但是在经过 55 年的“审查”以后，才于 1966 年获得诺贝尔生理学或医学奖。这段短短的历史事实具有双重性的启示。一方面，在这 55 年中科学已经反复证明，许多动物的肿瘤可由病毒引起，所以劳斯的首创性发现具有重大的科学价值。另外一个方面是，迄今没有一种人类的恶性肿瘤被证明是由一种病毒独立地引起的。从这一点上来讲，劳斯的发现荣获诺贝尔生理学或医学奖又是十分勉强的。其实这种矛盾的启示应该从模式和方法论的角度加以理解，人类不同于动物，是生活在复杂的社会之中，有着根本不同于动物心理的精神活动。难道恶性肿瘤、心血管疾病、精神病的病因都可以像传染病和维生素缺乏症一样，从一种单一的生物性外因中去寻找？

总之，现在是科学家们认真思考自己在医学科学研究中方法论问题的时候了！

生物医学科研选题的方法分析①

杨福生

百余年的诺贝尔生理学或医学奖授奖项目是医学领域闪光的群星。这些项目意义大，难度高，难点又很不相同；涉及面广；有一定的历史代表性。它们的成功，显示了获奖者优良的科研素质，展示了丰富而有效的科研方法，是医学方法论研究的宝贵资料。本文试从方法论角度对其选题的若干问题做一些粗浅的分析。

一、首选的课题——当务之急

一大批临床急需解决的问题，它们对群众健康危害甚大，又无有效的治疗方法，矛盾突出。世纪之交，黄热病被列为世界五大病魔之一，美国 Reed 小组在加勒比海地区发现了它的传染媒介，展开防治工作取得显效。蒂勒清醒地看到，问题并未彻底解决。不久，黄热病再次爆发、蔓延，有人发出“不治之症”的感观论调。他坚信世界上没有不治之症，积极参加黄热病的研究、防治工作，并区分了都市黄热病和丛林黄热病及其不同的传染媒介，并发明了预防黄热病的优良疫苗 - 17D 株，荣获 1951 年诺贝尔生理学或医学奖。对于一些传染病、当时的疑难病有效治疗方法，高效治疗药物的发明和改进，曾缓和、解决了这些燃眉之急。一批项目由此而获奖，疟疾项目还曾两度获奖。

科研技术的粗陋、缺陷阻碍医学的发展，改进它们，提高科研效果也是医学界的当务之急。基因突变是遗传研究的重要线索。但自发突变频率低；人工诱发突变，带有隐性致死基因的生物体仍能存活，而对此基因难以检测。缪勒（获 1946 年诺贝尔生理学或医学奖）经多年研究，发明了侦查它的有效方法 - CIB 法，使突变基因的检测显示率提高百倍以上。推动了遗传学的发展。生理研究慢性实验法的创建，神经细胞染色技术、骨髓灰质炎病毒组织培养等技术的发明，都曾有效地提高科研效果。

---

① 本文原题为《诺贝尔医学奖项目选题试析》，刊载于《医学与哲学》1993 年第 2 期。

一些激烈争论尚无结论的问题，以尖锐的形式吸引科技工作者去解决。遗传物质是蛋白质还是核酸之争促使赫尔希（获 1969 年诺贝尔生理学或医学奖）用示踪元素技术予以鉴别。细菌是无性还是有性，是否适合作遗传研究之争推动利德伯格（获 1958 诺贝尔生理学或医学奖）作细菌的基因重组和转导实验。为搞清抗体多样性是种系遗传，还是在个体发育过程中发生的，利根川进（获 1987 年诺贝尔生理学或医学奖）对之作了长达 17 年的研究，得出了抗体基因体细胞发生的结论。

二、沿前辈的足迹攀登

关于视色素的研究，Hecht 精于视觉测量，把测量结果用化学反应式表示为：光敏色素光 < = > P + A（或衍生物 P + B）即光敏色素在光作用下分解成两种物质，其中之一担负兴奋作用；在一定条件下，它又是可逆的。这里的 P、A、B 等是什么？无人能回答，它还只是几个符号。沃尔德（获 1967 年诺贝尔生理学或医学奖）受此启发，“怀着强烈的愿望要捉住这些还只是符号的分子。”经过深入研究，阐明了视紫红质在光作用下，其中 11 - 顺视黄醛变构成 11 - 全反视黄醛而脱离视蛋白的过程，解释了 Hecht 的符号，阐明了视觉的分子基础。

前列腺素的研究，贝格斯特姆提纯了几种前列腺素，确定了它们的化学结构，为此项研究铺路。文从阿斯匹林等抗炎药物阻止前列腺素形成的现象深入研究，发现其代谢过程中的两条叉路，竟产生两种作用相互拮抗的物质 - 血栓素 A2 和前列环素。萨米埃尔松由其师贝格斯特姆领进了这一领域，搞清了前列腺素的一系列转化过程。三人工作互相交织，共享 1982 年诺贝尔生理学或医学奖。

三、疑点——科学殿堂的敲门砖

对前辈的思想要有分析：有的是后人攀登的路标，有的却有种种缺陷、缺点，这往往是科学发展的关节点。本世纪初，生理学界还只知道呼吸的神经调节，并用以解释血压对呼吸的影响。J·海曼斯从多年研究呼吸兴奋药中感到，它并不能解释所有调节呼吸药物的作用。疑点引导他寻找新理论，“可能还有某种通过外周感受器所引起的反射机理。”他带领其子 C·海曼斯经过 10 年的努力，巧妙设计了孤立头灌流实验和孤立颈动脉窦区灌流实验，发现了主动脉弓、颈动脉窦区还存在调节呼吸的区分感受器和化学感受器。只是由于其父早逝，1938 年诺贝尔生理学或医学奖只授予其子一人。

抓住认识的模糊点、疏忽区，澄清疑点，填补认识的缺口，常能想到好课题。上世纪末，视觉调节虽是热门课题，但很少涉及晶体形状改变的途径。古尔斯特兰德（获1911年诺贝尔生理学或医学奖）首先提出“在调节过程中，晶体囊内发生了什么”的问题，认为与水囊不同，由无数巧妙排列、极细纤维组成的晶体，在视觉调节中通过内部成分重排而发生形状改变，推测晶体囊内也有调节作用。随后，他对晶体这种异质介质的成像规律作长期、细微的研究，充分发挥他光学、数学等方面的才能，发现视觉调节不仅有的2/3囊外调节，还有上述囊内调节途径，补充了赫姆霍兹的视觉成像定律。

疑点可以是新认识的起点，当它被事实驱散时，也可使信念更加坚定。摩尔根（获1933年诺贝尔生理学或医学奖）曾怀疑当时所有遗传理论，当红白眼果蝇遗传实验证实了孟德尔定律后，他对之坚信不疑，并发展了它：发现伴性遗传规律，创立基因学说，把遗传学推进到细胞水平。

四、广泛考察 细心实践

广泛考察，搜集自然、科技信息，撒开了搜捕新课题之网。盖达塞克（获1976年诺贝尔生理学或医学奖）曾周游世界众国，特别是对太平洋地区原始民族的疾病、医疗等情况作过独特的调查。在墨尔本时，从新几内亚一官员处获悉该国高山上有一个小部落，流行一种以小脑受损、共济失调为重要症状的怪病——库鲁病，死亡率很高，无人研究。他深入生活于该部落，从库鲁病通过该部落的一种陋习——食死者脑的流行现象入手研究，发现了慢病毒。进而采取相应的防治措施，取得显效。可见，盖达塞克的特殊条件对此课题的发现和完成有着十分重要的作用。

观察和实验是人与自然界联系的桥梁，通过它，常能获取新的自然信息。休伯尔（获1981年诺贝尔生理学或医学奖）实验中观察到，漫射光能透过睡猫的眼睑到达视网膜，但不能激活睡猫或醒猫的纹状体皮层细胞。在屏幕上移动的光点却能激活醒着动物的许多细胞，有些细胞的反应有明显的方向性，有些细胞尚无法激活。它们显示，视皮层中存在多种不同性能的细胞，这是前所未知的。休伯尔意识到“显然，在视皮层中还有极具价值的宝库等待人们去发掘。”从而引导他长期研究视皮层，取得一系列新成果。

然而，自然界显露的信息常是隐约、模糊的，细心实践、思索，才能抓住这些易被疏漏的线索，见常人所未见，提出新课题。达姆（获1943年诺贝尔生理学或医学奖）知道有人报道，用除去胆固醇的饲料喂食，小鸡发育不良。他不是简单地推出这是小鸡缺乏胆固醇的结果，而考虑得更细。他在人工合成的无胆固醇食物中加鱼肝油作为合成胆固醇的原料，对刚孵出的雏鸡（蛋黄中含有胆固醇）作不同长时间的喂食。前几周表明，雏鸡能合成胆固醇，正常生长。几周后，发现雏鸡皮下、肌肉、一些器官出血，血凝时间延长；补充人工合成胆固醇也无效。显然，产生这些症状的原因是胆固醇以外的未知因子，达姆抓住这蛛丝马迹，采取一系列措施，终于使它露出真面目，发现了维生素 K。

五、思维触角的延伸、跳跃、转向

创造性思维，跨度大、联系巧、思想新，常能提出崭新的课题而把科学大步推向前进。埃利希（获 1908 年诺贝尔生理学或医学奖）要寻找只杀灭病菌，不伤害人体的“神奇的子弹”。冯·贝林（获 1901 年诺贝尔生理学或医学奖）从初创的消毒技术联想到要寻找“体内消毒剂”。梅奇尼科夫（获 1908 年诺贝尔生理学或医学奖）的“吞噬细胞”理论的提出，都具有这类思维特点。

有些获奖者在课题进行过程中，发现了与之有关又相对独立、价值更大的新课题，及时转换课题，才找到了获奖课题。哈特兰（获 1967 年诺贝尔生理学或医学奖）对 Adrian 实验室关于鳗视神经中神经冲动成群发放的研究感兴趣，想把单元分析应用到视觉系统的感受器和神经元上去。用鱼复眼作实验时，意外地发现邻近小眼受无关光照射时较强地抑制所研究的感受器。他及时转换课题，研究这种“意外”现象，发现了视觉侧抑制现象。有时，获奖项目还只是研究课题的副产品。雅洛（获 1977 年诺贝尔生理学或医学奖）原来的课题是研究糖尿病是否也能因胰岛素酶过多而引起？为测定血液中各种成分的含量，创建了放射免疫测定法。它灵敏度高，专一性强，测试范围广，雅洛称之为“生物体系精细结构的探针”，其意义远超出正题，雅洛由此而获奖。

六、学科交叉——新课题的孕育区

学科间的相互渗透是现代科学发展整体化趋势的重要表现。学科交叉区，是新课题、新学科的孕育区，吸收多学科研究成果能加速医学的发展。40 年代，德尔布吕克（获 1969 年诺贝尔生理学或医学奖）等物理学家认识到这种趋势，毅然从物理学转向生物学，发挥了物理学家的优势，提出遗传物质“不过是特殊类型的分子”，要用“最简单的实验方法来探查生物学的微观世界”。确立了结构简单，培养技术简便的噬菌体在遗传学中的中心地位，创立噬菌体学派，为分子生物学的诞生创造了重要条件。

贝凯西（获 1961 年诺贝尔生理学或医学奖）是由通讯工程步入医学领域的。

战后的布达佩斯是欧洲通讯要冲，经常发生通讯故障。通讯工程师贝凯西为提高通讯质量，选择了搞清听觉机理的环节。他想象丰富，发挥了工程物理学家声学基础厚实、动手能力强等优点，改进、制作了一系列实验工具，特别是放大的耳蜗传声模型，克服了耳蜗小而精巧，解剖时很快变干变形等困难，创耳蜗传声的“行波学说”。

七、“送上门”的课题——机遇

弗莱明（获1945年诺贝尔生理学或医学奖）机遇发现青霉素已是科学史的常识。寻常的课题，导致不寻常的发现，李普曼喻为“无意中挖到的金矿”，也是一种机遇。萨瑟兰（获1971年诺贝尔生理学或医学奖）想搞清肾上腺素的升血糖机制，课题一般。他从磷酸化酶使糖元磷酸解成葡萄糖开始，追溯酶多级活化效应：

$$\text{磷酸化酶}\xleftarrow{\text{激活}}\text{激酶}\xleftarrow{\text{激活}}\text{蛋白激酶}$$

最后激活蛋白激酶的是cAMP，并把它发展成传递激素效应的第二信使理论，光彩照人。这是他始所未料，最后才认清的。没有先入为主的框框束缚，一步一个脚印地前进，正确处理各个关节点，是此类课题成功的基本点。

八、科学成果的应用

把重大科学成果转向实验应用，是科学研究的最终目的，也是科学成果价值的最终实现。有些获奖者以此为题，为千百万患者解除病痛，对人类做出重大贡献。

青霉素发现初期，实验室生产量小，不能大量应用于临床。一面是葡萄球菌等患者大批死亡，一面是特效药束之高阁。首先开锹挖沟、引水浇旱的是英国病理学家弗洛里，他发现已闲置十年的这束瑰宝后，邀集钱恩（两人均获1945年诺贝尔生理学或医学奖）等一批科学家，克服了资金、设备等困难，解决了优良菌种，高效培养液等一系列技术难题，使产量成千倍增长，价格大幅度降低，挽救了千百万患者的生命。

1929年德国福斯曼做心导管术自身试验成功，但长期被冷落。战争期间，美国医生里查兹和库南德急需探查伤病员心输情况的方法，视心导管术如至宝，并作了改进，用于临床。他俩分工合作，分别侧重于心肺的病理方面和生理方面，先后对外伤性休克、先天性心脏病的诊断、心脏病衰竭生理学及慢性心肺病等系统研究20多年，取得了满意的效果，使心导管术“重见天日”。三人由此而同享1956年诺贝尔生理学或医学奖。

科研选题是两方面的有机结合：一是课题的意义，二是课题的可行性。首先是搜寻有意义的课题，再合理地选择课题。获奖项目选题的成功在于实现了课题的意义与可行性的优化结合，这大致有以下几种情况：

一类是现存的课题，如“当务之急”。它们的意义一般人都已认识；但解题难度大，竞争性强，寻题容易解题难。需要有一定的优势，才能率先突破。这类获奖者有 52 人以上（自 1901～1990 获诺贝尔生理学或医学奖者共 151 人），约占 1/3。可见重大突破许多发生在常见课题中。

另一类是通过多种渠道寻得的新课题。其量大，成功的情况又不同。有的发现新课题后，解题难度不大，这类获奖者 17 人左右，更多的是选题新，解题也难的“双难”课题。首先要找到好题，又要有特殊的解题能力，许多是多人接力或相互补充才完成的。

再一类是机遇选题。机遇在选题和解题中均可发生，这里主要指前者。它们的出现有一定偶然性，要抓住它又要一定的条件，此类获奖者有 5 人，占比例小。但几乎是“独家经营”，有充分时间磨炼，成功率高。

试析诺贝尔生理学或医学奖中的观察实验技术①

杨福生　汪筱敏　葛菊红

观察实验是科学研究的基本环节，它能克服多种认识障碍。其突破口是课题成功的关键，是激化了的矛盾。突破是多样性与针对性的统一。从诺贝尔医学奖获奖项目看，其实现形式有：细观察、精选材、巧构思、改进实验技术、架模型之“桥”、机遇解题、精神力量的“填补”等。

科学研究是人类探索未知及其应用途径的活动。在此过程中，要克服种种认识困难：人类感官的局限性；人类实践的局限性；客观事物联系的复杂性。如何更好地发挥精神因素的能动作用等等。医学研究的认识困难有其特点：认识对象是自然界中最高级、最复杂的，且涉及多种社会、心理因素；整体的不可分割性；体表障碍，及道德原则带来观察实验的种种限制等。从认识论角度看，医学研究的发展过程就是不断克服种种认识障碍的过程。

科学研究不同阶段的认识各有其特点，克服认识障碍的功能也不尽相同。观察实验是科学研究的基本环节，用以获取科学事实和检验科学理论，是克服多种认识困难的重要手段。科学实验的作用尤显重要。

科学实验也是一种艺术。从实验的构思、实验材料的选备，实验技术的改进和创新，实验仪器的选用与改制，操作技能的优劣，直至对实验结果的分析，环环相扣。在一定情况下，每个环节都可成为课题突破的关键。诺贝尔生理学或医学奖获奖项目中的许多科学实验，针对难点，采取有效方法，突破认识障碍，精彩纷呈，显示了人类智慧、力量和崇高的献身精神。

一、细观察

观察实验是获取科学事实的基本手段。对于那些尚未超出感官极限，又不易认清的现象，获奖者通过长期耐心仔细的观察，使得研究对象逐渐清晰起来，推进了

---

① 本文原题为《试析诺贝尔医学奖中的观察实验技术》，刊载于《医学与哲学》1993年第3期。

人类的认识。

拉韦朗（获 1907 年诺贝尔生理学或医学奖）发现疟疾病原体。关于疟疾病原体是什么？鉴于上世纪下半年掀起的发现多种传染病细菌高潮的影响，人们认为它也是一种细菌，有人称为疟杆菌。虽然曾有人相继在疟疾患者尸体的脑和脾脏中发现灰黑色斑纹，血液中发现色素团块，均未引起重视、深究。拉夫莱注意到此类现象，长期用低倍普通显微镜直接观察经染色的病人血液标本和新鲜未干的血片，十分费力，还得冒受感染的危险。他也观察到这种活动的、逐渐增大的色素四块。1880 年在血片中又看到一团含色素的透明体，边缘伸出几根迅速运动的鞭毛，认为这是一种寄生虫 - 疟疾丝状体。以后，记录了它发育的几个阶段，提出疟疾病原体不是细菌，而是疟原虫的假说。虽经曲折，最终得到了证实。

颁奖初期，主要依靠仔细观察取得突破的项目较多些。

二、精选材

科研对象是科研活动的客体、认识的客体，通过它达到对某类对象的本质的、普遍性的认识。一般情况下，科研材料的选用并不是突出的问题；一定情况下，它的某些缺陷或某种特殊要求得不到满足，就会影响整个科研进程。针对科研的特殊需要，选用、改进科研材料，也可成为科学实验的突破口。

（一）选用的实验材料要有典型代表性。即选用的材料要适合课题的要求，要能由其推出一般。许多获奖项目的成功是以这种推论无特殊困难为前提的，否则，就会出现困难和曲折。“劳斯（获 1966 年诺贝尔生理学或医学奖）肉瘤病毒”认识的曲折。他受移植鸡肉瘤成功的启发，用细菌不能通过的滤板过滤的组织液注入正常鸡，诱发了肿瘤，早在 1911 年就作了报道，发现了引致肿瘤的病毒。但是他的方法在小鼠和大鼠实验中屡屡失利，人们认为他的实验只适用于鸟类，是一种特例，与哺乳动物无关。20 世纪 30 年代后，才逐渐发现多种哺乳动物肿瘤也能移植，分离出相应的病毒；有的病毒的遗传物质片段可插入宿主的 DNA 且传代；劳斯肉瘤病毒的繁殖途径只是病毒中的一种。因而在一段时间内，“它只是在鸡和在亲缘关系与之很近的家禽体内引起生长”；在其他动物中，它只有在一定条件下才能传播。可见，此种认识曲折尤其与研究材料代表性的局限有关。

（二）选用的材料要较少干扰因素，易于暴露事物的本质联系。这是科学实验能使认识对象的本质以较纯粹形态出现的一个重要条件。万有引力在地球上到处都有，而万有引力定律却首先从天体运动中发现，就是由于天体运动中万有引力强，干扰因素少，使此作用突出出来，轻易为人们认识。

遗传学的发展与实验材料的更迭。豌豆用作实验材料为个体遗传学研究立下功劳。摩尔根（获 1933 年诺贝尔生理学或医学奖）对果蝇的研究把遗传学推进到细胞水平，建立基因学说。基因的本质是什么？比德尔（获 1958 年诺贝尔生理学或医学奖）等用果蝇作初步研究，得到一些新认识。但对进一步研究基因 - 酶 - 物质代谢的关系，它们太复杂，十分不便。后改用粗糙链霉霉，主要优点有：①其成熟期为单倍体（即一套染色体），且世代长，突变体基因都可由其表现出来，易于鉴定；而果蝇是二倍体，决定遗传性状的两套染色体间，突变基因互相混杂和掩盖，不易分辨。②生长和维持的条件简单，只需一种维生素——生长素，在基本培养基上就能合成生长所需的全部物质。③产生有性孢子所需的时间短。用它进行一系列严密的实验，提出“一个基因一个酶”假说，为生化遗传学奠基。当遗传学研究深入到分子水平时，细菌、病毒又占据了中心地位。

辅酶 A 的发现与鸽肝。丙酮酸氧化过程中，关键是乙酰基的活化转移。幸运的是李普曼（获 1953 年诺贝尔生理学或医学奖）后来选用了具有强乙酰化机制的材料——鸽肝匀浆系统，从中提取了催化乙酰化作用的结合酶，分离出一种新辅酶——辅酶 A。他高度评价鸽肝匀浆对他课题成功的价值；“没有鸽肝，我不会分离出辅酶 A。”

（三）选择的材料要易于操作。实验操作，是科学实验的实现过程，可以从多方面改进。选择易于操作的实验材料，利于提高成功率。

用枪乌贼神经测量膜电位，对神经冲动电脉冲机制的深入研究，曾用测量损伤电位等方法，均不理想。霍奇金（获 1963 年诺贝尔生理学或医学奖）改用电压钳方法测量膜电位。那时的微电极直径一般为零点几毫米，而动物神经纤维一般只有 0.1 ~20 微米粗，硬性插入易破坏神经纤维。恰好，英国的发现枪乌贼的巨大神经轴突，其直径可达 1000 微米。用它测量膜电位既便于操作，又不损伤神经纤维膜。他们借此进行一系列经典性的电生理实验，为建立“离子学说”提供物质前提。用鲎研究视觉侧抑制现象，它兼有上述多项优点。海洋节肢动物鲎有两个复眼，每个都有上千小眼组成。小眼与其视神经构成独立的视觉系统，有自己小中心兴奋野，它们较易分离成束，直至单根神经。这对研究视觉系统单元间的相互关系十分有利；既利于分离、研究每个独立的感觉单元；又易于观察研究它们间的相互作用。哈特兰（获 1967 年诺贝尔生理学或医学奖）就是在此研究中发现和深入研究了视觉侧抑制现象。他珍视鲎这种实验材料，多次提到选用它是十分“幸运”的。

三、巧构思

历史上它们能以最少的能工巧匠的材料，出神入化的构思，构建起人们需要的东西，令人倾倒。与之比较，科学实验的艺术也毫不逊色，更突出了抽象思维的魅力，以巧妙的构思、越过种种认识障碍。

（一）用特殊的实验设计排除干扰。有些干扰因素不易认清和排除，需要有针对性的特殊实验设计，创造特殊条件，才能排除干扰。班廷（获 1923 年诺贝尔生理学或医学奖）提取胰岛素。赫尔曼·闵可夫斯基发现胰有降血糖作用后的几十年中，人们无法提取这种降血糖物质。受糖尿病人胰岛萎缩，胰导管不通者胰腺可萎缩而胰岛完好现象的启发，班廷设计了独特的实验，先结扎狗的胰导管，数周后取出，在低温下用生理盐水提取，其提取液能降低狗的血糖。正如预计，长期提取不到胰岛素是由于胰腺在分泌它的同时也分泌胰蛋白酶分解它之故。班廷的实验抑制了胰蛋白酶的分泌，成功地提取了胰岛素。

（二）双体实验。即单个个体实验条件的缺陷由另一个体来补充。如需研究因素与干扰因素都是机体必需的，研究者使前者孤立起来，由另一个体供应后者，以达到实验目的。

海曼斯父子设计孤立头灌流等实验。老海曼斯首先提出寻找除神经系统外的调节呼吸的其他途径的新课题，实验的困难在于，怎样把血液流经血管时对神经作用与对某个组织部位作用引起的呼吸效应相分开。经多年摸索，他们设计了构思奇特、逻辑严密的孤立头灌流实验和颈动脉窦区灌流实验。前者，是把狗的躯体与头部组织、血管离断，只有迷走主动脉神经相连；使躯体血液自成循环，头部血液由另一狗供应（图略），改变研究部位血液的血压和化学成分，并结扎主动脉的不同部位，观察狗头呼吸的变化。由于它们与狗头只有神经联系，就能确定血液作用部位对呼吸的调节作用，从而能确认调节呼吸的压力感受器和化学感受器的存在由于父亲早逝，其子海曼斯荣获 1938 年诺贝尔生理学或医学奖。

利德伯格（获 1958 年诺贝尔生理学或医学奖）的基因重组实验，施佩曼（1935 年诺贝尔生理学或医学奖）的蝾螈胚胎移植实验等都有类似的特点。

（三）绕过“泥泞的沼泽地”。有的课题，直接研究的条件尚未具备，聪明的研究者能设法绕过难点，“避难就易”，寻找捷径，设计出既简洁、又有说服力的实验，十分引人注目。

勒韦（获1936年诺贝尔生理学或医学奖）的蛙心灌注实验。20世纪初，冲动在神经肌肉间的传递机制是个激烈争论的问题，电传递和化学传递，两种观点各言其是。证明化学传递，一般需先提取传递物质，再证实其生理作用。但在神经肌肉接头处，它不但量微，且分解快，当时的生化技术很难做到。洛威绕过这"泥泞的沼泽地"，设计了经典的蛙心灌注实验：两个高体隔离的蛙心，用充满生理盐水的导管从甲蛙心的左心室通向乙蛙心的心房，当刺激甲的迷走神经时，先是甲产生抑制效应；稍后，乙在未受任何刺激的情况下出现了相应的抑制效应。巧妙地证实了化学传递机制的存在。

西奥雷尔（获1955年诺贝尔生理学或医学奖）改化学法为电泳法透析黄酶，兰德斯坦纳（获1930年诺贝尔生理学或医学奖）选用简易、清晰的血清学方法研究血型，都是"避难就易"的成功之例。

（四）用逻辑方法理乱。在科研中，逻辑方法多属一般性思路；有时，也会有奇效。如研究对象中多种关系缠成乱麻一团时，有针对性地运用逻辑方法，牵住"线头"，常能理出头绪。

遗传密码的突破。遗传物质是DNA及其分子结构模型确立后，阐明遗传密码成了"众矢之的"。伽莫夫提出"密码子"，即三联密码的概念，缩小了探索的范围。由四种碱基核苷酸组成的64种三联密码如何与20种氨基酸相对应，其可能性达10~20种之多，没有合适的方法，很难理出头绪来。尼仑伯格（获1968年诺贝尔生理学或医学奖）等人试只用单一的尿嘧啶核苷酸（U）合成的多聚U作模板，加入含有多种同位素标记氨基酸的无细胞蛋白质合成体系。在多聚U的帮助下，合成成分单一的多聚苯丙氨酸。加入的核苷酸与产出蛋白质组成成分的单一性，使它们无可置疑地联系起来，在遗传密码表上写下了第一项：UUU－苯丙氨酸。这里的关键是逻辑求同法的作用。

四、改进实验技术

（一）改制实验仪器。测量生物电仪器的改进。生物电，特别是神经电活动量微，变化快，甚至正负电间也瞬息转化，一般电流计不能适应此特点。先用的是毛细管电位计，后是爱因托文（获1924年诺贝尔生理学或医学奖）改制的弦线电流计，均不理想。1920年，美国的厄兰格、加塞（两人同获1944年诺贝尔生理学或医学奖）把西方电业公司发明的阴极射线示波仪作了改进，满足了上述两要求。用它进行神经电活动分析，得出了一些重要结论。

克劳（获1920年诺贝尔生理学或医学奖）用研制的微量张力计较易测定肺动脉血的氧分压，希尔（获1922年诺贝尔生理学或医学奖）用改进的温差电堆测量肌肉温度变化等，都是他们课题突破的重要条件。

创制H-2同类系小鼠。医学领域创制新实验工具，还有生物工具。经贝纳塞拉夫（获1980年诺贝尔生理学或医学奖）、里妥、戈里等人工作发现决定移植组织是否排斥的组织相容性抗原，用什么方法确定控制它的基因位点呢？斯内尔（获1980年诺贝尔生理学或医学奖）等人经过艰辛的劳动，培育H-2同类系小鼠：其40对染色体中的39对均为原品系，只有第17对染色体上有来自另一品系的组织相容性基因的段落，其中一个叫H-2（组织相容性-2）位点。同类系个体间相互免疫所产生免疫应答的控制基因都落在H-2的遗传结构上，比较两个体的遗传结构，可推知与之对应的组织相容性抗原基因的位点。由于H-2是一个复杂系统，作用强烈，称为主要组织相容性复合体。同类系小鼠是研究它的有效工具。他们的工作为免疫遗传学奠基。

（二）创引新技术。引进同位素标记技术解决了一批医学难题。隔着体表研究体内变化似“隔山的流水隔墙的音”，常不真切。把同位素标记技术引进医学领域，跟踪示踪元素，观察其与其他原子的“生离死别”，解决了一批难题。

胆固醇生物合成途径的阐明：胆固醇是由27个碳原子、4个环组成的重要代谢物质，其合成过程很复杂。在里腾伯格引导下，布洛赫（获1964年诺贝尔生理学或医学奖）用发明不久的示踪元素2H、3H、13C、14C分别标记乙酸根的相应原子研究胆固醇合成，用其喂大鼠，发现其体内有上述示踪元素，追踪它们的转移途径。多人研究20多年，阐明了由简单的开链分子合成胆固醇的基本过程（37步中的30步）及一些重要中间代谢物，如含30C的鲨烯，基本解决了困扰医学界几十年的难题。赫尔希（获1969年诺贝尔生理学或医学奖）证明遗传物质是DNA的病毒细胞融合试验，奥伊勒、阿克塞尔罗德（获1970年诺贝尔生理学或医学奖）探索神经递质去甲肾上腺素在突触区的分布、贮藏、释放、重吸收的实验，帕拉德（获1974年诺贝尔生理学或医学奖）跟踪蛋白质合成过程的“超微实验”等获奖项目都关键性地运用了示踪技术。

X射线除在医疗上应用外，还用其诱发基因突变，用X射线衍射法研究生物大分子结构等项目，取得了重大成果而获奖。

脑生理的研究也是在不断改进技术中逐步发展的。先是损份法、刺激法。为研究清醒状态下间脑的功能（特别是对内脏的功能），赫斯（获1949年诺贝尔生理学或医学奖）用在动物脑内埋微电极的方法，把常规的急性实验和拍摄影片的慢性实验结合起来，研究它对内脏和行为的控制作用，画出了间脑各部控制机能的代表点。对意识、行为分裂症机制的研究，斯佩里（获1981年诺贝尔生理学或医学奖）改用隔离法，对癫痫、半脑长肿瘤等患者离断其胼胝体或切除有疾患半脑，防止患病的与健康的半脑互相干扰，以制止病情恶化，并用信息论观点试验和认识大脑两半球与行为的联系。改只有左半脑是优势半球为两个半脑各有优势的新结论。

这些只是指解题中起关键作用的技术而言，尚未涉及由此而单独获奖的项目。

五、架模型之“桥”

耳蜗传声模型。为改进通讯质量，通讯工程师贝凯西（获1961年诺贝尔生理学或医学奖）着手研究听觉机理。耳蜗是主要听觉器官，研究的困难是体积小，只有半个小指甲大；它外面有坚硬的颅骨保护；耳蜗内充满包围基底膜的传声的淋巴液，它一旦离开活体，很快干涸，失去传声作用。起初，他按照一般思路，从数学方法入手，发现耳蜗基底膜的不同部位由硬到软，介质不断变化，单是研究多种传声波形之一的弯曲波，涉及常数的量就大得不可能全部测定。而解决此类问题的数学手段，当时尚未出现，这是一条死胡同。

耳蜗实验表明，人耳蜗有机械频率分析性能；对四种不同的振动理论，他用反常规思路把它们统一起来；初步耳蜗模型研究，使变量减至最低限度；通过这些工作，就能掌握耳蜗振动的主要变量种类和数值。在此基础上，设计了放大的有神经感受的传声模型（图略）。一根注满水的塑料管，有一层长30厘米的膜纵贯全管（似基底膜）。试验时，前臂紧贴管壁，管内传送声波时出现耳蜗样的声传播波。不同的声波能使臂肤在不同部位感受到明显不同的高低音振动，这就是各种声波的最高峰值处。这种传声机制，与影响较大的共振理论有一定差别，从而确认了行波学说。

六、机遇解题

维生素B1的发现。脚气病曾经是东南亚地区的流行病，危害甚烈。荷兰军医艾克曼（获1929年诺贝尔生理学或医学奖）研究此病，囿于上世纪以来病原体致病观念，认为该病由球菌引起。奇怪的是，实验室进的一批鸡无缘无故暴发疫病，类似脚气病症状，有的昏迷死亡。出于正常原因，换了个饲养员，换了个养鸡场所，鸡群的上述症状又自动消失。再一个偶然机会，他从病员处得到线索，追踪发现前饲养员贪污鸡饲料，用病员的剩食（主要是精白米）喂鸡，造成鸡的疫病；新饲养员用供应的饲料喂鸡，使其症状好转、消失；缺乏维生素的动物实验竟然以贪污形式出现，真是绝无仅有。进一步的动物和人群试验得到了同样的结果。尽管艾克曼对此的解释并不科学（认为糙米皮中有一种保护因素），但毕竟是冲破了只有病原体致病的框框，提出了食物中含有生命必需的微量物质的新思想，为维生素B1的发现铺平道路。

当然，获奖项目的突破口常常是多重的、多位点的，我们这样单项的讨论只是为了叙述的方便。由于它是观察实验，乃至课题成败的关键，对其研究十分必要。由上所述，我们有以下认识：

第一，观察实验的突破口是激化了的矛盾。它也是前进中的“拦路虎”。观察实验阶段实践操作性强、多具体因素的特点决定这些“拦路虎”可出现在各个具体环节和方面。其中，有的与全局多方面有密切联系，形成主要矛盾；有的是局部性，或一时性的激化，因而与主要矛盾不完全相同。

第二，突破方式的多样性和针对性。这是由矛盾特殊性决定的。观察实验阶段各个方面、环节的共同任务是获取科学事实，但它们又各有特点。突破的有效性以针对性为前提，针对矛盾的不同特点，采用不同的方法解决。因而呈现出突破口的多位点与解决手段的多样性。

第三，精神因素的能动作用尤为突出。科学研究是人类探索未知的活动，精神因素有巨大的能动作用。在观察实验阶段，这种作用有其特点：不但有人类智慧的作用；还突出表现了研究者的品格、思想觉悟等因素的作用，科学家的意志、毅力和赴汤蹈火的献身精神显示了崇高而巨大的精神力量。

科学假说在揭示嗅觉奥秘中的作用①

王全楚　马可为

一、师生联手攻克嗅觉难题

两位获奖者的主要成就是发现了包含1000个不同基因的大型基因家族，带来了对相同数量受体蛋白的发现。同时，清楚地阐释了人类嗅觉系统的运作[1,2]。巴克的获奖并不令人意外。早在2002年，巴克就以发现“气味的秘密”被《福布斯》评为影响人类未来的15位发明家之一，专家评语中这样说：哈佛休斯医疗研究所（HHMI）的琳达·巴克为找出人类嗅觉和味觉的秘密，已经在这方面工作了14年。她“首先要找出哺乳动物如何分辨这么多气味，其次是神经系统如何把这么多不同的化学结构转换成不同的感觉和行为。”1991年，巴克取得了第一个突破，她在哥伦比亚大学和导师阿克塞尔发现了气味感受器（受体）的基因图谱[3]。这一研究的难点在于与气味有关的基因数量很大，在总共大约5万个基因里有1000个左右与气味有关，约占总数的2%。1999年，巴克破译了编码气味受体的基因密码，这使人类对嗅觉秘密的探索又向前迈进了一大步。阿克塞尔与巴克着重于基因方面的研究给这一领域带来了全新的进展。他们并没有直接针对受体蛋白，而是转向嗅觉细胞中决定蛋白质的基因。巴克首先取得了一个“非常巧妙的”新突破。她提出的三个假设极大缩小了研究范围，她首先依据实验室的研究成果，假设受体在形态上和功能上的一些特性，这就能缩小研究范围。其次，她假设气味受体是一个相互关联的蛋白质家族中的成员，这样就可以从大型蛋白质族群入手研究。另外，她主张锁定只对嗅觉细胞中出现的基因进行研究。正如阿克塞尔所说，巴克的大胆假设为他们的研究至少节省了好几年的时间，这就使得研究小组能集中对一些可能专门为受体蛋白质而编码的基因进行研究，从而取得较大进展。

---

① 本文原题为《科学假说在揭示嗅觉奥秘中的作用——解读2004年度诺贝尔医学奖》，刊载于《医学与哲学》2005年第1期。

二、合理提出假说揭示科学奥秘

早在2000年前，希腊的卢克莱修就认为，不同的气味是因为气味分子的形状不同。但生物是如何分辨气味分子的形状呢？目前最令人信服的解释是在嗅觉细胞表面存在气味受体，不同的受体能与不同形状的气味分子结合。但经过多年的努力，一直没有人能分离出这神秘的气味受体，也使得我们一直无法了解嗅觉形成的分子机制。寻找气味受体或其基因就成了嗅觉研究最重要的目标。最传统的方法就是利用气味分子必须与受体结合的性质进行研究。曾有人将胡椒嗪（辣椒中的一种成分）带上放射性标识后发现，它会与嗅觉器官中的一个蛋白质结合。但令人失望的是，这个蛋白质也能与其他许多的气味分子结合，而且它是存在于嗅觉细胞外的黏液中，而非如预期的在嗅觉细胞表面。因此认为它不是真正的受体，而可能具有运送气味分子到细胞表面的功能。也有人尝试建立嗅觉细胞的细胞株。因为如果存在许多不同的气味受体，则每种受体在这一混合族群中的比例一定很小，要分离任何一种都将很困难。但如果有一细胞株，则所有细胞表现的受体都是相同的，分离纯化的工作将容易很多。不幸的是，神经细胞在体外虽然能够长期培养，但失去了作为嗅觉细胞的特性。到目前为止，还没有人能培养分化成熟的嗅觉神经细胞。最先成功的是分子生物学方法。早在1991年4月，两位获奖者联名发表了一篇论文，叙述他们在大鼠嗅觉上皮细胞中，找到了一群可能是编码气味受体的基因。他们的实验基于三个重要的假设：第一是气味受体可能与G蛋白结合；第二是气味受体基因应为一基因族（亦即有许多类似的基因）；第三是气味受体基因应只表现在嗅觉神经细胞中。近年来的研究显示，气味刺激会引起嗅觉细胞内cAMP增加，表示有腺嘌呤环化酶的作用。cAMP的增加又需要有GTP才会发生，表示有G蛋白的参与，所以气味受体很可能直接与G蛋白结合，气味分子刺激受体，受体激活G蛋白，G蛋白激活腺嘌呤环化酶，cAMP增加，可能使得离子通道打开，造成细胞膜电位变化，电位变化再传入大脑。目前已知的与G蛋白结合的受体种类越来越多，它们都有神奇的“七次跨膜结构”，而在不同受体上，能穿越细胞膜的这些疏水性氨基酸片段序列都很相似。阿克塞尔他们就利用这些演化上较保守的氨基酸序列，合成了一些寡核苷酸引物，利用PCR（聚合酶链反应），在大鼠的嗅觉上皮细胞cDNA中去寻找相似的基因，结果找到了许多大小不同的DNA片段。但细胞内与G蛋白结合的受体种类可能很多，哪一个才是气味受体呢？这时，他们的第二个假设就发挥功用了。他们把得到的每一个DNA片段，分别用限制酶去切成较小的片段，再用电泳分开。在经 PCR 分离得到的 64 个 DNA 片段中，有一个经过限制酶切割后，小片段的长度加起来为原来 DNA 片段的 5～10 倍，显示原来这一 DNA 片段，其实包含了许多种长度相同，但核苷酸序列不完全相同的 DNA 片段，亦即它可能代表一个很大的基因族，有可能就是气味受体的基因。经过选择后，证实它的确包含了许多相似但不相同的基因，由氨基酸序列的分析结果来看，确实属于与 G 蛋白结合的受体同一类，亦即也带有神奇的“七次跨膜结构”，但与已知的各类受体都不同，自成一类。据估计属于这一类的基因至少上百，而且这些基因只在嗅觉细胞中才表现，这符合了他们的第三项条件。当时虽然没有直接证据显示，这些受体确实会与气味分子结合，并活化 G 蛋白，但由于它们符合了前述的三项条件，大家都相信它们大概就是气味受体了。1999 年，相关的基因密码终于被破译。根据这种密码，每个气味受体能识别多种气味，每种气味也能被多个气味受体识别，因此，气味受体是通过一种复杂的合作方式一起识别气味的。大多数气味是由多种气味物质分子构成的。每种气味分子激活几种气味受体。这就导致了一种结合密码以形成一种“气味类型”。这种情况有点类似五色布片缝成的被子的颜色或马赛克的色彩。由此才构成了我们识别气味能力的基础并且形成了对约 10000 种不同气味的记忆。

三、巧妙设计，假说变为真理

科学假说是根据已知的科学事实和科学原理，对研究的自然现象及其规律性提出的一种假定性的推测和说明，是科学理论思维的一种重要形式。上述几种关于嗅觉现象的假说虽不能完整乃至准确地阐述嗅觉机制，但它们对此种现象的研究和最终认识将会起到重要作用。因为科学假说既是科学发展的重要形式，又是科学研究的重要环节和基本方法。科学假说经过实践检验转化为科学理论；科学理论随着实践的发展又将接受新的事实挑战，并为新的假说所代替；新的假说若与新的事实相符又转化为新的理论。而自然科学正是沿着由假说到理论，又由新的假说到新的理论的途径向前发展的。因此，正是上述关于嗅觉现象的三个假说引导作者揭开了嗅觉的神秘面纱，科学发展的规律再一次启示我们，在科研工作中，要善于观察，勤于思考，敢于根据科学事实和科学原理，大胆提出科学假说，以揭示自然现象及其规律性。

参 考 文 献

[1] 巴克 L B. Olfactory receptors and odor coding in mammals [J]. Nutr Rev, 2004, 62 (11 Pt2): S184 – 818.

[2] 巴克 L B. The search for odorant receptors [J]. Cell, 2004, 116 (2Suppl): S117 – 119.

[3] 巴克 L B. Receptor diversity and spatial patterning in the mam2malian olfactory system [J]. Ciba Found Symp, 1993, 179: 51 – 64.

抓住思维热点，避开知足而止①

| 吕祁峰　夏家辉

聚合酶链式反应（Polymerase Chain Reaction，PCR）是一种用引物进行 DNA 体外快速扩增的技术，它是 1985 年由穆利斯等首先发明的，这一技术及其发展应用给分子生物学及医学等广泛领域带来了蓬勃生机，因而穆利斯获得了诺贝尔奖，在颁奖会上他作了题为《多聚酶链式反应》[1]的演讲。演讲生动地反映了穆利斯的生活历程和创造 PCR 技术的经过，从中我们可以发现一个成功的创造者的那种独特的个性和思维方式，而他之所以成功最关键的因素正是因为避开了人们潜意识中普遍存在的一种弱点，一种有碍于创造性思维发展的而又不易察觉的弱点。作为一个成功的伟大创造的榜样，穆利斯的创造过程很值得我们深入分析和探讨。

一、从穆利斯自述的生活经历看穆利斯的科研个性

穆利斯在演讲中生动地描述了他的童年时代学习生涯和科研道路。演讲中不乏生活细节和个人情感的描述，但仔细品味，却能发现他那种创造型的科研个性。

（一）强烈的好奇心和广泛的兴趣。穆利斯是在一个充满大自然情趣的林区附近自由自在地长大的。四兄弟中，他从小对科学就表现出浓厚的兴趣，他的母亲回忆说：“他是一个活跃的孩子，对每一件事都有兴趣”。[2]他和他的少年伙伴设计小火箭、改良炸药，“把一只青蛙送到了一英里的高空并让它活着返回”。[1]高中时，他迷上了化学实验室。在技术学院时，他利用暑假“在镇上的一个旧养鸡屋里建立了一个有机合成实验室”[1]。他在研究生院学习生化时，选了天体物理课而不是分子生物学，还在 Nature 上发表了天体物理假说。他曾打算成为一位神经化学家，选修音乐，想当作家。直到一个研讨班在讲述基因的合成和克隆，触发了他对 DNA 分子的强烈好奇和浓厚兴趣，他“开始在图书馆学习 DNA 合成的知识，同时开始寻找一份合成 DNA 分子的工作”[1]。

---

① 本文原题为《成功的创造需要什么——从穆利斯的诺贝尔奖演讲谈起》，刊载于《医学与哲学》1997 年第 5 期。

（二）勤于思考和富于想象。穆利斯强烈的好奇心和广泛的兴趣使他的思维受到了广泛的激发，他“经常有一些出格的想法”[1]，他的思维方式是从这个 idea（想法）迅速地跳到另一个 idea，idea 产生得如此之快，以至这些 idea 常常还发生碰撞，迫使他有时不得不中断与别人的谈话[2]。他思索“时间倒转的宇宙学意义”[1]，这样的一个天体物理学问题是非常深奥莫测的，然而穆利斯能就此问题在 Nature 上发表假说，尽管他后来自认为那是天真幼稚的假说，但也足以说明他勤于思考和丰富的想象力。在后面要谈到的他的创造 PCR 过程，也更体现了这一点。

二、从穆利斯自述的创造 PCR 经过看其成功的因素

（一）合理想象，抓住思维热点，避开知足而止。穆利斯起初是想“在寡核苷酸上玩花样，以便看看能用它做些什么”[1]，于是他“开始考虑检测点突变方法的问题”[1]，提出了一种他称之为寡聚物限制性终结的想法，即检测在突变碱基一侧特异结合的引物能否再延伸一个互补配对的 ddNTP。但这对于人类 DNA 单拷贝基因的情形（穆利斯很清楚这些情形）“这个想法就行不通”。[1]但是“不知为何”，[1]他并没有如本该意识到这想法行不通那样，而是忽视了这一点。这一点的忽视为他以后思路的展开带来了好处。虽然这不是有意的，但应是潜意识的，因为他“只是不停地想实验”[1]，而潜意识地排挤了那些会使他放弃思维热点的推理判断。

穆利斯继续想到在突变碱基两侧同时使用引物将可把原实验需要的四个反应管减少到两个反应管“我钟爱这个经济省力的设计——我被想象的实验进展鼓舞着”[1]。又一个思维热点！穆利斯很受鼓舞但未就此满足，他要想得更完善。他于是“设想可能使之出现差错的种种问题”[1]。他想到样品 DNA 中存在 dNTP 会引发错误信息。于是他想用细菌碱性磷酸酶（Bacterial Alkaline Phosphatase，BAP）来克服 dNTP 的影响。幸运的是，穆利斯不知道加热完全能使 BAP 变性这一捷径可灭活帮了忙后的 BAP，他要是知道这一捷径可行，那他就不会有下面的思维过程，他就可能知足而止而“很可能与 PCR 失之交臂”[1]。

穆利斯于是放弃了使用 BAP。但想到了在加 ddNTP 之前先加入多聚酶和引物则可使 dNTP 被少数而可忽略不计的引物在延伸时耗尽的办法。“现在一切顺利”[1]，又一个新思维热点！但他从不满足，他总是要想得更完善些：“要是在最初的反应中，引物延伸得太长，以致在第三轮反应时和未延伸的引物杂交，会怎样呢?”[1]。“我想到了！！结果将完全相同，只是信号强度加倍而已”。这反倒更令人满意，但穆利斯又一次不知满足，他想既然 dNTP 的存在在作耗尽处理时会使信号加强，何不再人为地再加入 dNTP，让它再耗一次呢？“我会刻意地这样去做”[1]，想得妙！但他未就此罢休，“再次的，我想到了！！！我会一遍遍地重复地这样做，每一次都使信号加倍”[1]，“只要将反应循环 30 次，我就能读出样品一个庞大的信号而几乎不要本底”[1]，穆利斯为又一个思维热点而振奋，现在他可圆满地实现当初的目的了！然而可贵的是，他从不停止对令他兴奋的思维热点再升温，他又“想到，可以将两引物置于某一彼此相距任意长度的 DNA 靶序列上，而并不仅仅位于一个碱基对的两侧翼，这样就能复制出所选序列的任意多的拷贝……”[1]。至此，PCR 思想已经诞生，穆利斯大声欢呼“天！仅此一个闪电般的念头就使我解决了 DNA 化学上两个最棘手的问题”[1]。要不是穆利斯一次次产生并抓住思维热点不放，他早就满足于克服 dNTP 了，现在他反倒利用起 dNTP 来，形成了一个能改写分子生物学的伟大思想。

（二）强烈的创造精神和自信心。穆利斯之所以能发明 PCR 技术，首先的一个因素就是他的强烈的创造精神。他起初是想“在寡核苷酸上玩花样——”[1]，没有这样一种创造意识就无从谈创造，没有对新思想的渴求和钟爱，新思想是不会抛来灵感的绣球的。

令穆利斯“吃惊的是，朋友和同事中无人为这个设计的潜力而激动”[1]，他说：“大多数愿意花时间和我讨论这个想法的人都竭力要想出某种有关它无法进行的理由来”[1]。“我和我的想法一起遭受到了她（指穆利斯女友）的轻蔑的煎熬”[1]。“Cetus 公司里没有人把它当回事……”[1]，甚至，他的“第一篇 PCR 论文被 Science 总编丹·科什兰德退稿了”[1]。然而穆利斯始终自信，强烈的创造精神也强化着他的反向思维意识；体内扩增能行，在体外就不行吗？不但行而且更快更方便！他检索资料，反复实验，终于 3 年后，“正是这位总编将 Science 的‘年分子’给了 PCR，我成功了”！[1]

三、穆利斯的成功给我们的最大启示——产生和抓住思维热点，避开知足而止

新思想开始总是潜伏在某个关键点上，只有在不断的探索前进时触及这个关键点才会突然萌发灵感，发现新思想。然而再聪明的人也往往会在摸索到这个关键点之前就知足而止了。

穆利斯的创造思维过程中就有很多次可能知足而止的地方，可贵的是穆利斯每次都有意无意地避开了知足而止。这得益于他在想象的实验中不断地产生思维热点时，能毫不满足地总是想更加完美地围绕思维热点不断做文章。若没有这样的思维

的连续自我引导，穆利斯就会同其他人一样纵使有才智学识也发挥不到这上面来。穆利斯在与同事们讨论 PCR 思想时，他们没有人想要突破体内扩增 DNA 的现状，“无人为这个设计的潜力而激动，”[1]他们的头脑在这一点上就是热不起来。可见，不善于在问题（不论是细微的还是异想天开的问题）的激发下去寻找思维线索，并抓住具有新生活力的思维线索不放（对传统理论框架倒是不要太在乎而受之束缚），而使问题或思维线索热点化，就难以避免知足而止，也就难以把聪明才智引导到潜伏着新思想的关键点而触发灵感。

也就是说须重视克服“知足而止”，因为它是潜意识的、经常性的、因人类固有的惰性心理而自我设置的无形障碍，是才智创造性发挥的最大的无形之敌。科学史上，在传染病学兴起之前，奥地利著名医学家泽梅尔维斯曾遇上这样一个问题：受过训练的大学生所实习的产房产褥热疾病患者死亡率反而偏高。不久，他抓住了这样一个热点线索，那就是：一个学生一时不慎用解剖刀割破了他法医讲师的手指而导致讲师中毒而死。他以此热点线索展开联想和类比推理，认为也一定是实习学生们把可怕的产褥热病毒带给了分娩中的母亲们。临床验证确实如此，因而他获得了产褥病死因来自于传染途径的科学发现。他当时完全有条件在此基础上提出更深层次的问题而导致更有科学价值的发现，然而他也许就此满足了，他没有抓住热点继续做文章。此后是另一位化学家——巴斯德揭开了传染病的这一黑幕的[3]。科学史上这样的正反面例子不胜枚举。泽梅尔维斯就是因没有把他的新发现当成新热点而继续下去，才使得人类潜在的惰性心理——知足而止悄然而上，夺去了他再次成功的良机；更值一提的是，霍拉纳早在 1971 年就甚至已经产生了 PCR 思想[4]，但他只是在一篇文章的最后一段提了一下。作为 1968 年的诺贝尔生理学或医学奖的得主，他绝不缺乏使 PCR 技术产生并成熟的才能，然而也许他没有充分意识到 PCR 的重大意义而未把它在头脑中和科研中热点化起来，因而知足而止这无形之敌不知不觉地使他失去了再次获得诺贝尔奖的机会，也使人们使用 PCR 技术推迟了 15 年。穆利斯与此恰恰相反，他能不断捕捉并紧抓思维热点，多次有意无意地避开了知足而止，直到 PCR 技术成功。甚至他还未满足，据说他目前正在发明一种使 PCR 小型化的分析系统……[2]。

然而知足而止却经常发生在我们日常工作当中，特别是受“捷径”的影响时更是如此。捷径使人易于满足、松懈，使人本能地不再去转弯路探幽径。我们很难想象一个能乘飞机直达藏宝地的人还能发现什么新的藏宝处。如果穆利斯 当初知道加热能变性 BAP 酶这条捷径可走，他也会走捷径而很可能与 PCR 失之交臂。在当今医学生物学等领域，许多科研技术创造了不少捷径，比如各种各样的试剂盒，这在分子生物学技术尤甚。这样在大多数情况下，我们可以对各种试剂的来龙去脉熟视无睹，无须知其然，也无须知其所以然，人们因而头脑里风平浪静，无思维热点可言，这就难以回避知足而止。难怪《分子克隆实验指南》的主编萨姆布鲁克不无忧虑地说："试剂盒无异于科学上一无所知的玄物，是改进实验技术的障碍"[5]。试剂盒作为成套的现成化的技术给人们的实践活动创造了捷径，给人们的操作带来便利，他也同时给人们的思维带来松懈和满足，故应高度警惕试剂盒等捷径对思维的惰性负作用。

总之，成功的创造除了需要强烈的好奇心、广泛的兴趣、勤于思考和丰富的想象力外，更关键的是要不断地产生和紧抓新的思维线索，使之热点化，这样才能避开知足而止的心理惰性，引导思维在探索中触及潜伏新思想的关键点而产生灵感。然而实践中如试剂盒等众多捷径使人们头脑里风平浪静，热不起来，故应高度警惕这样一些时常发生在身边而无所觉察的知足而止，充分地创造性发挥自己的聪明和才智。

（本文承我校贺达仁教授的哲学指导，特此忱谢！）

参 考 文 献

[1] KB·穆利斯著. 石东乔，禹宽平译. 多聚酶链式反应. 医学与哲学，1996，17（1）：50－52，& 1996，17（2）：105－108.

[2] 禹宽平. PCR 技术的发明者 Kary Mullis 博士. 生命的化学，1993，13（3）：38－39.

[3] 徐英林. 抗菌法产生中的思维程度. 医学与哲学，1991，12（1）：33－34.

[4] 禹宽平. 美国法院裁决 PCR 发明专利权的归属. 生命的化学，1992，12（1）：37～38.

[5] J. Sambrook 等著. 金冬雁等译. 分子克隆实验指南. 第 2 版. 北京：北京科学出版社，1996，7.

非传统理念指导的传统技术应用①

| 熊耀斌　傅　缨　傅杰青

2005 年度诺贝尔生理学或医学奖授予两位澳大利亚科学家。这是澳大利亚科学家继多尔蒂荣获 1996 年诺贝尔生理学或医学奖[1]后相隔仅 8 年又一次获得该项殊荣。这次获奖的两位科学家是 1937 年出生的罗宾·沃伦和 1957 年出生的巴里·马歇尔。前者已经在 1999 年从他任职的皇家佩思医院病理学家的岗位上退休。后者在获奖时的工作单位是西澳大利亚大学伊丽莎白二世女王医学中心所属的 Hp 研究实验室。他俩获奖时的正式评语是："发现了 Hp 及其在胃炎和消化性溃疡病中的作用"。这是一项典型的应用医学上的重大突破。

自从 1901 年开始颁发诺贝尔生理学或医学奖以来，经历了大约 100 年时间（因为两次世界大战的原因，分别停发了若干年，故而在 1901～2005 年期间，实际颁奖约为 100 年）。以授奖项目的属性划分，大部分属于基础研究，一小部分才是应用医学，而且还集中在前 30 年中。细说起来，前 30 年中应用医学授奖项目占总体约 65%，基础研究仅为 35% 左右。到了第二个 30 年，应用医学和基础研究平分天下，各占总体的一半。到了最近的 40 年，基础研究授奖项目占压倒优势——80%，应用医学仅占 20%[1]。

2005 年的授奖项目就是近 40 年来少见的应用医学领域，而且还全是应用传统技术搞成的。

一、非传统的发病机制理念

他们两人的科学成就冲击了 100 多年来形成并坚持的关于慢性胃炎和消化性溃疡的传统理念。这个理念的核心部分就是胃酸分泌过多和胃黏膜保护层保护不利造成这两类疾病，导致这种情况出现的原因主要是应激（stress）。在这种发病机制中，任何细菌都不占据位置，因为胃液是一个强酸的环境，在这样的环境里细菌是

---

① 本文原题为《非传统理念指导的传统技术导致应用医学重大课题的突破——关于 2005 年诺贝尔生理学或医学奖》，刊载于《医学与哲学》2006 年第 5 期。

不可能存在的。尽管早在1940年美国哈佛大学的费里德伯格就在40%的溃疡病和胃癌患者胃内发现有细菌存在，但他自已没有坚持探究下去，改行当心血管疾病医生去了。后来，在20世纪70年代末及80年代初沃伦和马歇尔发现了胃炎与消化性溃疡与胃内Hp的病因学联系，才引起同行们的注意。而且在最初的15年中，包括西方同行在内，都没有痛快地接受这一假说[2]。中国同行的反映就是明证之一。1997年出版的《中国医学百科全书》（临床医学卷）在主张应激说的前提下介绍了马歇尔1982年关于Hp的假说，而且把该假说与其他因子并列，把它仅仅看作为一家之言，与诺贝尔生理学或医学奖评委会发表的《新闻公报》[3]的肯定性评价很不相同。该书在叙述治疗问题时有保留地提到："对Hp阳性的病人，可采用抗生素疗法。"到了2001年，第11版《实用内科学》（人民卫生出版社出版）对Hp假说的提法是这样的："消化性溃疡病因学及发病机理有：胃酸分泌过多；Hp感染；胃黏膜保护作用；药物因素"。其中提到Hp感染时仅仅称："Hp之根除可降低（该病的）复发率（该病一年复发率为50%～90%）至10%以下"。关于抗菌治疗则是这样表述的："Hp阳性患者可给以铋剂为主的三联疗法如枸橼酸铋钾、羟氨苄青霉素（阿莫西林）、甲硝唑。"

这些叙述是否表示这些中国同行比较保守，跟不上西方同行的步伐呢？本文作者并不这样认为，因为即使以今天西方的权威医学著作而言，沃伦和马歇尔的假说也仍然停留在假说的层次，诺贝尔生理学或医学奖评委会在《新闻公报》中所承认的水平，使这两位获奖者喜出望外，对西方同行某种程度的观望态度，颇有如释重负之感。例如沃伦在被采访中就宣称："被人们正式承认真好，这有点像某种类型的鉴定证书"[4]。众所周知，诺贝尔基金会是一个瑞典王国的民间组织，它对科技成就并不具有官方的鉴定权利；何况，医学上的真理最终是靠社会实践检验的。鉴于诺贝尔科学奖授奖史基本上具有公正和客观性，因而赢得了科学界巨大的声望，但它并不是没有错评过奖，例如1926年的诺贝尔生理学或医学奖的授奖项目一直成为该奖授奖史上的遗憾。2005年奖使沃伦感到"被人们正式承认"，是可以理解的；但他接着表明，这只是"有点像某种类型的鉴定证书"，说明他还是有一定的自知之明。

不妨对比一下《新闻公报》和《美国医学百科全书》（最新版本）对于有关问题的提法。《新闻公报》称："本年度诺贝尔生理学或医学奖的两位获奖者做出了一项突出的，出人意料的发现。该发现是，胃炎和胃及十二指肠溃疡（即消化性溃疡）是一种称作为幽门螺杆菌的细菌引起的胃部感染所造成的结果”。[3]而《美国医学百科全书》则要说得更委婉和更全面了。它一方面说，Hp 对大多数溃疡和许多例慢性胃炎负责。该菌可削弱胃及十二指肠的保护层，从而损害消化液，其结果刺激了机体的这些部位的敏感衬里。另一方面又说，全世界约半数人群胃肠道内有 Hp 的存在，但是发生慢性胃炎和消化性溃疡的人却是少数[5]。对于这一矛盾，马歇尔的解释有二。一是基因说：不同人的基因是不同的，所以胃对 Hp 的敏感性有所不同。二是变异说：不同菌株的致病性是不同的，所以其致胃炎的能力有所差别。但是这些解释是推测性的，原则性的，没有实证，所以解决不了实质性的根本问题。当然对于诺贝尔生理学或医学奖这个至关重要的问题只有留待今后的科学家来解决，也就是让历史来检验。

集中了众多世界级科学家智慧的诺贝尔生理学或医学奖评委会当然会意识到这个问题，解决的办法是在正式评语里采取模糊化手段，而在《新闻公报》里则予以绝对化。所以我们在其正式评语里看到的是：表彰他们发现“Hp 及其在胃炎及消化性溃疡病中的作用”。它并没有明说“致病作用”或“病原作用”，而后两者的作用在传染病病原微生物中是常用的。众所周知《新闻公报》是发给媒体的，而正式评语是要写进诺贝尔奖的证书之中。

二、导致重大突破的传统技术

1979 年作为皇家佩思医院病理学医师的沃伦在慢性胃炎病人的活体检查材料的病理切片中，用光学显微镜观察到一种细菌。这件事在临床医学和医学微生物学中都是不寻常的，因为胃液是强酸性，故而是无菌的。沃伦在发现这一现象后紧追不放，在嗣后的两年内他发现半数的慢性胃炎病人都有该菌的存在，从而认为该菌与慢性胃炎存在着病因学的联系，并在《澳大利亚医学》杂志上将其公布。

当时马歇尔在离佩思 1000 英里的赫达伦（Hadland）港的一家医院实习。公共图书馆的一位馆员给了他好几束医学文献，其中有文献报道称许多消化性溃疡病人都同时患有胃炎；还有一篇文献则报道了费里德伯格 1940 年在胃癌病人胃内发现细菌。随后又通过查阅美国国立医学图书馆编辑出版的科技情报资料见到了沃伦的上述论文。这引起了他的极大热情，于是就在 1981 年来到佩思，向沃伦倾吐愿意合作之情。而沃伦作为一名病理学医师特别感到需要有临床医师的合作。在这样场合下，两人的合作一拍即合，从而开始了他们卓有成效的合作旅程。

1982 年他们选择了 100 名慢性胃炎和消化性溃疡病人进行了检测，特别着重内镜的活检材料的病理切片，以及从该材料的细菌分离。是年马歇尔果然分离到了细菌的纯培养物，有了细菌培养物就为进一步作生物学鉴定提供了基础，该菌先被鉴定为弯曲杆菌属（campylobacter）；后来进一步鉴定为幽门螺杆菌（helicobacter pylori）。

1983 年马歇尔甚至将 Hp 的活菌培养物吞服了下去，10 天后引起了急性胃炎，活检证实了急性胃炎的病理所见，并且从中分离到了 Hp。他把这一次自身试验发表在 1983 年出版的英国著名的综合性医学期刊《柳叶刀》上。从而扩大了它的影响，使这方面的研究队伍迅速扩大起来。1998 年有人提名马歇尔获福尔定·弗洛里奖章时，在申报材料里提到了这一点[6]。2005 年 10 月 4 日的《纽约时报》和 BBC 在报道当年的诺贝尔生理学或医学奖新闻时也提到了这一人体试验。我们不能苛求媒体，因为新闻记者未必都具有深厚的医学背景，所以就不能责怪诸如《华盛顿时报》的夸张说法："马歇尔博士在自已身上做的一项著名试验具有里程碑意义，该试验将细菌和胃炎联系了起来，从而表明，胃炎是该菌感染之果"。[7]

固然马歇尔在自身试验上表现出了一定的献身精神，但是诺贝尔生理学或医学奖评委会《新闻公报》却没有提及，显然不是一种疏漏，而是一种谨慎的举动。医学界的同行熟知，急性胃炎并不是慢性胃炎或消化性溃疡的先驱，彼此不一定存在因果关系。急性胃炎和慢性胃炎是不同的两种疾病。《新闻公报》不提及马歇尔的自身试验是聪明的，可以为自已减轻风险。

综上所述，沃伦和马歇尔赖以获得突破性成就所用的技术无一不是传统的。其中包括纤维胃镜、活体组织检查、病理切片并染色、显微镜观察；细菌纯培养分离、革兰氏染色、微生物学鉴定；动物试验（这里曾经找到过蒙古沙土鼠可成功复制 Hp 性胃炎）、志愿者试验（包括科学家自身试验）；临床流行病学调查、同位素标记试验（马歇尔曾用此作呼吸试验用于临床诊断）；甚至科技情报的收集还是手工操作的（此后不久便广泛使用网上搜索）。由此可见，晚至 20 世纪 80 年代，用传统的技术仍可达到诺贝尔奖级的科技成果。

（感谢美国耶鲁大学遗传系禹宽平博士提供部分信息。）

参 考 文 献

[1] 傅杰青. 生理学或医学诺贝尔奖八十年［M］. 北京：人民卫生出版社，1984.

[2] http：//nobelprize. org/medicine/Iaureats/2005/沃伦 - telephone. html.

[3] Press Release：The 2005 Nobel Prize in Physiology or Medicine，3 October2005，http：//nobelprize. org/medicine/Iaureates/2005/press. html.

[4] http：//nobelprize. org/medicine/laureats/2005/沃伦 - telephone. html.

[5] http：//www. nlm. nih. gov/medlineplus/ency/article/000229. htm.

[6] http：//www. tallpoppies. net . au/cavalcade/沃伦. htm.

[7] http：//www. washingtonpost . com/wp - dyn/content/article/2005/10/03html.

生物医学创新的跨学科特征分析①

杨秀兰　赵晓春　陈发俊

跨学科研究是指科研主体在科学分化的基础上，打破不同学科之间的界线、跨越不同研究领域而进行的一种科学创造活动，是解决复杂的科学技术问题和社会问题而达到不同学科相互渗透的一个重要手段[1]。由于跨学科研究在医学界的普遍应用，带动了医学科技迅猛地发展，因此引起了医学界的广泛关注。诺贝尔生理学或医学奖获奖成果无疑是医学界公认的最杰出的创新成果。本文将以百年诺贝尔生理学或医学奖为样本，通过对若干重要指标作计量分析并实证研究，以图揭示医学创新研究的跨学科特征。

一、跨学科知识背景：医学创新的前提

对百年诺贝尔生理学或医学奖172位获得者及其获奖成果的知识背景进行计量分析，往往可以反映出医学研究者跨学科知识背景对其获得创新性成果的作用。我们可以从两个方面来分析：一是以获奖者单一医学知识背景和跨学科知识背景所各占的比例；二是获奖成果涉及医学学科以外学科知识背景的比例。对于获奖者知识背景是否为跨学科的界定，是根据获奖者是否得到本专业以外学位的状况决定[2]。根据《20世纪诺贝尔奖获得者辞典》（以下简称《辞典》）和《100年诺贝尔生理学或医学奖获奖者成就大全》（以下简称《成就大全》）资料，参校其他相关数据，得到如下结果（表1）。

---

① 本文原题为《医学创新的跨学科特征分析》，刊载于《医学与哲学（人文社会医学版）2007年第4期》。

表 1 诺贝尔生理学或医学获奖者知识结构情况统计一览表

知识背景	单一医学知识背景	跨学科知识背景
人数	45	127
占总人数比例（%）	26.16	73.84

从表 1 可以看出，诺贝尔生理学或医学奖获奖者绝大多数拥有跨学科的知识背景。在 160 位获得博士学位的获奖者当中，拥有跨学科知识背景的博士学位比例达到 53%。在获得医学博士学位的获奖者当中，我们还可以看到很多人获得过其他学位，如化学学位，甚至是文科学位。如 1912 年获奖的卡雷尔（1873～1944）获得过里昂大学的文学学士学位，1950 年获奖的亨奇（1896～1965）也获得过文学学士学位。我们将 172 位诺贝尔生理学或医学奖获奖者当中明确攻读非医学学位列表（表 2）。

表 2 诺贝尔生理学或医学获奖者博士以下非医学学位统计一览表[3]

学位	文学学士	文学硕士	理学学士	理学硕士	化学学士	其他学士、硕士
人数	15	7	21	7	13	13

表 2 中其他学士、硕士是指有些获奖者获得学位人数很少，不再单列出来。此 76 人次有跨学科背景者占总人数的 44.19%。由于这两本书中还有很多人没有明确本科和硕士期间所获学位状况，可见实际的比例肯定会大得多。因此，具有跨学科的知识背景，对他们获得医学创新性成果起到至关重要的作用。

同样，从获奖成果的角度来看，跨学科的知识背景，对医学创新成果也至关重要。百年诺贝尔生理学或医学奖获奖成果共 91 个，医学学科体系内部的跨学科几乎涉及每一次成果，如巴甫洛夫将外科手术方法引进消化系统的研究。在此，我们不再讨论医学内部的跨学科知识背景，只对比涉及医学以外的跨学科体系知识背景。根据《辞典》和《成就大全》资料的统计，可得表 3 结果。

表 3 诺贝尔生理学或医学获奖成果知识结构情况统计一览表

知识背景	单一医学知识背景	跨学科知识背景
获奖成果数	43	48
占总获奖数的比例（%）	47	53

综合上述数据，我们可以看出，在医学的发展中，我们不能说单一的医学知识背景不能进行医学的创新研究；但在当代医学各学科间相互交叉、渗透和综合已经成为一种新的必然趋势的情况下[4]，单一的学科背景知识必然会导致科研视野和思维的局限，很难在复杂性的研究中有所建树。因此，跨学科知识背景在医学研究中必将成为获得创新性成果的前提和基础。

二、跨学科方法移植：医学创新的手段

为了说明跨学科方法的移植、运用和融合过程的特征，我们以 DNA 双螺旋结构和 CT 扫描仪的发现进行实证分析。DNA 双螺旋结构的发现得益于物理学与化学的理论和实验方法向生物学的移植。奥地利物理学家薛定谔的《生命是什么》，用通俗的语言阐明了用物理学的新观点研究生命现象的重要性，并从生物学已有的研究成果中引申出许多新的课题，并最终认为要靠物理学和化学方法解决这些新的课题，被认为从思想上唤起生物学的革命。物理学家克里克（1916～）和生物学家沃森（1928～）深受这一理论的影响，决心搞清楚什么是 DNA。在得到化学家威尔金斯（1916～）的 DNA 晶体 X 射线衍射影像后，通过 3 年的不懈探索，终于在 1953 年初，沃森和克里克在英国《自然》杂志发表了 DNA 双螺旋结构这一成果。可见，没有薛定谔跨学科物理学理论的移植，没有威尔金斯化学实验技术的应用，以及克里克和沃森不同学科思维的碰撞，DNA 双螺旋结构的发现和分子生物学这门学科的诞生或许会推迟很多年（徐邦武，鲁华玉. 100 年诺贝尔生理学或医学奖获奖者成就大全. 军事医学科学院科技部编（内部资料），2001 年）。

百年诺贝尔生理学或医学奖颁发了 91 次，其间有 48 项创新性成果涉及其他学科体系，占总颁奖次数的 52.75 %，主要是物理和化学的技术理论向生物和医学领域的移植和应用，其中化学占 40%，物理学占 56%，其他占 4%[5]。可见，医学的创新研究中，主要是物理学、化学、工程技术领域成熟的原理和实验方法，直接或间接地移植或融合到医学领域中。而其他学科则相对较少，这可能与医学领域的特点有关。

三、跨学科主体协作：医学创新的动力

随着科学社会化和社会科学化的程度不断加深，科学逐渐从“小科学”时代过渡到“大科学”时代，医学也不例外。大科学时代的一个突出特点是科研活动不再是分散的、单纯的个人行为，而是演变成为科研主体的跨学科的集体性协作。这种协作将不再受地域空间和研究领域的限制。在“大科学”时代，由于对客观事物本质认识的越来越深入，任何一个创新性成果靠一个人独立完成是不可想象的。我们以50年为一个阶段，每个阶段奖获奖总人数除以颁奖次数，根据《辞典》得到表4。

表4　诺贝尔生理学或医学奖获得者前后50年平均人次一览表

时间段	1901～1950	1951～2000
平均获奖人次	1.44	2.26

从表4中能看出，获奖者平均人数后50年明显大于前50年，几乎接近2倍。也就是说，后50年每次颁奖获得者人次几乎是前50年每次颁奖获得者人次的两倍；而跨学科集体协作研究也正是20世纪50年代后开始迅猛发展起来的。我们再将每50年单独获奖人次统计一下，根据《辞典》可得表5。

表5　诺贝尔生理学或医学奖获得者每50年单独获奖人次一览表

时间段	1901～1950	1951～2000
单独获奖人次	27	10

从表5我们可以更清楚地看出，诺贝尔生理学或医学奖前50年单独获奖人次远远大于后50年单独获奖人次。考虑到前50年实际颁奖41次，也就是说，前50年，66%的创新成果是一个科研主体单独完成的，而后50年这一比例就锐减到20%。证明后50年医学创新性成果越来越多是通过跨学科集体协作完成的。

集体的协作是由于研究主体本身知识层次的局限而导致的结果。青霉素的发现

过程能够很好地说明不同学科背景的研究主体集体协作时的特征状况。

1928 年细菌学家亚历山大·弗莱明（1881 ~ 1955）偶然间发现了青霉素。由于弗莱明不懂生化技术，无法提取纯品的青霉素，因此无法在实际中应用。为了解决这一难题，病理学教授霍华德·弗洛里（1898 ~ 1968）博士组织了一大批多学科人才，包括有机化学、生物化学、药理学、细菌学领域和临床工作者集体研究青霉素。厄恩斯特·钱恩（1906 ~ 1979）通过多次试验，将刚刚问世的许多物理化学技术运用到这一领域，尤其是冷冻干燥法，终于提取出青霉素晶体制为药剂。

四、跨学科体系的建构：医学创新的目标

医学创新研究的最终目标，会自觉或不自觉地在不同学科领域与医学的交汇点上构建新的医学跨学科体系。19 世纪前，医学的创新发展一般导致学科分化，而进入 20 世纪后，医学的创新又会导致传统学科界线不断被打破，大量医学边缘学科、横断学科等医学跨学科群体不断涌现，往往最终构建成新的医学跨学科体系。

作为一个在 20 世纪中期崛起的新兴医学跨学科门类，遗传学最初是生物学的子学科。由于研究对象的复杂性特征，遗传学研究对跨学科研究与协同提出很高的要求。在百年诺贝尔奖获得者当中，1910 年和 1959 年获奖的创新成果都是将物理和化学理论与方法运用到遗传学领域，极大推动遗传学的发展。最值得一提的是，1962 年获奖者物理学家克里克、生物学家沃森和化学家威尔金斯，他们对 DNA 分子模型的研究，直接导致了分子遗传学学科的创立。在此基础上，1968 年获奖者尼伦伯格（1927 ~ ）用化学方法“破译了遗传密码”开创了生化遗传学。上述都是自然科学跨学科运用，推动遗传学重大发展的实证。不仅如此，社会科学理论和方法也得到在遗传学中的运用，如 1973 年获奖者洛伦兹（1903 ~ 1989）获奖成果“动物的行为”就是社会科学与遗传学的结合，诞生了行为遗传学学科。

除了诺贝尔奖提到的创新推动，其他不同学科领域的科学家们在各自的专业背景基础上，分别运用本学科的理论和方法，开展遗传学研究和遗传工程开发创新，逐渐形成了诸如微生物遗传学、植物遗传学等一系列分支学科。这些例证充分显示出跨学科研究模式在发展新兴学科乃至构建新的医学跨学科体系均发挥着的重要作用。

参 考 文 献

[1] 刘仲林. 现代交叉科学 [M]. 杭州：浙江教育出版社，1998：69－72.

[2] 郝凤霞，张春美. 原创性思维的源泉 [J]. 自然辩证法研究，2001，(9)：55.

[3] 刘仲林，赵晓春. 跨学科研究：科学原创性成果的动力之源 [J]. 科学技术与辩证法，2005，(6)：105.

[4] 李春景，刘仲林. 跨学科研究规律的实证分析 [J]. 科学技术与辩证法，2004，(2)：75.

[5] 杨建邺. 20世纪诺贝尔奖获得者辞典 [M]. 武汉：武汉出版社，2001.

第五篇　他国创新的感悟

诺贝尔在1895年的遗嘱中明确表达的愿望是“在颁发奖金时，对于候选人的国籍丝毫不予考察，不管他或她是否是斯堪的纳维亚人，只要谁最符合条件，谁就应该获奖。我衷心希望世界上最有成就的人获奖”。诺贝尔奖忠实地践行了诺贝尔的遗嘱，在其设立之初就面向全人类，因而也属于全人类。可以说，自1901年始，诺贝尔奖就已经体现全球化的精神。

尽管诺贝尔奖体现出全球化的精神，但诺贝尔奖的获得者并没有分布在全球化范围内的每一个国家。从科学史的角度看诺贝尔科学奖，这种分布的不均衡是一种正常现象。因为科学文化的形成和科学精神的确立是与一个国家或民族的整个思想文化传统的心理积淀直接关联，它们决定了与其他国家相比一个国家科学技术的发展在某一时期所处的地位领先或落后。诺贝尔科学奖设立之时，恰逢人类科学技术从近代向现代转折之际。随着时间推移，诺贝尔科学奖受到越来越多的科技工作者和更加广泛的一般大众的关注，获得者所属的国家也随之受到同样的关注；随着科学的兴起，人们开始对诺贝尔科学奖的有关问题进行思考，相关专题研究随之出现，获得者及其所属国家便自然地进入研究视野。

对于诺贝尔科学奖的研究始于获得者最多的美国，中国的专门研究似乎在诺贝尔奖颁发100周年前后达到高潮。虽然“诺贝尔学”的形成尚需时日，但相关研究却与日俱增，诸如美国科学家的学术背景，日本的科技政策，亚洲的医学地位，俄罗斯的获奖遗憾，以及获得者原始创新的动力、科学素质的养成和人文底蕴的积淀等，无不使我们感慨良多。

诺贝尔生理学或医学奖美国获得者学术条件背景分析①

段志光　卢祖洵

诺贝尔生理学或医学奖自1901至2005年，实际颁发了96年（因两次世界大战等原因停颁9年），其中有50个年度有美国的获得者，占52.08%；在全部184位获得者中，有90位是美国人，占48.91%；在全部120项获奖成果中，有53.84项（同一项成果按获得者所属国家平均计算）为美国人创造，占44.87%。从诺贝尔生理学或医学奖105年的历史来看，美国获奖年度、获奖成果和获得者，从无到有，从少到多，从多到独占鳌头，呈现出了明显的增加趋势，特别是20世纪50年代以后，每10年都以超过总数一半的获得者稳居榜首，20世纪末占到四分之三以上，达到顶峰。这些美国科学家的学术优势积累过程，究竟得益于怎样的学术条件背景，在我国建设自主创新型国家的初始期，有必要对此进行研究。

一、适宜的宏观政策

从20世纪初到21世纪初的一百多年里，美国始终在经济、科技、军事等方面保持着世界第一强国的领先地位。这为科学家们的学术优势积累营造了一个良好的大环境，这个环境的最大特点是几乎总有适宜的宏观政策。研究认为[1]，美国国家科技政策的历史过程可以分为三个阶段。第一阶段从1776年独立到19世纪末。这一时期最有代表性的科技政策体现在1787年通过的美国宪法中。第二阶段是20世纪初到第二次世界大战结束。“一战”前，美国的科学技术已经形成了相对独立的四大体系：联邦政府实验室，工业实验室，高校实验室，以私人基金会为主的非营利机构。1920年，美国出现科学高潮，成为世界科学中心[2]，开始领先世界科技；1938年的重要政策报告《科学研究是一种国家资源》使科技事业在国家政策中的地位得到了巩固[3]。这一时期最有代表性的科技政策是1945年的著名科技政策报

① 原文刊载于《医学与哲学（人文社会医学版）》2007年第6期。

告《科学——无尽的前沿》，其基本思想成为“二战”后美国科技政策的基本框架；但“最重要的是，他认为政府要支持基础研究，又必须保持科研机构在研究范围、方法、政策、人员方面的独立自主”[4]，这为此后美国学术研究中心管理体制和优良机制的形成定下了基调。第三阶段是“二战”结束至今。这一时期是美国领先世界科技的完成阶段。美国是带着巨大的科学人才的“赤字”进入“二战”后和平时期的，在20世纪40年代中期，它还没有充分理解基础研究和基础研究人才培养的重要性[4]；然而到20世纪后半叶，它却已经认识到“没有任何事情比经过训练和教育的人才更重要。20世纪的未来掌握在那些把教育和科学研究置于优先位置的人们手中”[5]。这是因为美国战后科技政策中最重要的一点，就是加强联邦政府对科学进步的责任：加强联邦政府对科学研究的宏观管理，进一步关注研究型大学科学研究；加强联邦政府对教育的责任，发挥研究型大学在战后科技人才培养中的重要作用；加强联邦政府对基础研究的责任，研究型大学是基础研究的主力[4]。

二、充足的经费投入

第二次世界大战的爆发和美国的国力与地理优势，使美国取代了1940年之前在现代科学繁荣中做出过重要贡献的德国、英国和法国等欧洲国家，成为当代科学大国。但是，美国的崛起并非只是欧洲衰落的结果[6]。“这种转移不是只由科学本身的内在因素所决定的，在很大程度上与国家的经济实力和能否聚集世界水平的大量优秀人才关系甚大”[7]。有关数据表明，从20世纪初美国成为世界经济大国始，其R&D投资虽然随着经济状况涨落有所起伏，但总趋势是连续大增长。“二战”以后R&D投资（包括政府拨款和企业投资）超过其他经济合作与发展组织（OECD）国家的总和。从历年教育经费投入情况来看，美国教育经费的投入逐年增加，且增量较大，1959~1998年近40年内GDP增加16.7倍，教育经费增加25.9倍[3]。从健康科学资助情况来看，1935年，《社会保障法令》开始实施，将大量资金投入医学等科学领域。国立卫生研究院所提供的经费占联邦政府R&D投入总数的15%左右[4]。在医学研究的历史上，联邦政府的投入一直是高强度的，尤其是20世纪50年代后期，联邦政府加强了对健康科学的资助。

三、成功的移民政策

美国从全世界吸引优秀人才的移民政策，保证了其高水平、高素质科技人才的需求。正是一批批科技移民人才，增加了美国学术研究中心吸引一批批国际、国内优秀科学家和优秀博士生的凝聚力，强化和发展了精英培养精英的模式，在科学前沿领域取得一项项研究成就的同时，成倍地增加着优秀人才的学术优势积累。以研究型大学为例[4]，“二战”前的美国联邦政府，并不大关注大学的研究，但战时的紧急需求使美国研究型大学在战时科研中得到了壮大和成长。美国在国家财力、智力人口、国防力量等方面，都从“二战”中获益良多，但科技事业和研究型大学得到的利益最为重要，大量的高层次外国科技人才移民美国，其中的许多科技精英又主要集中在研究型大学中。随后，美国又修订《移民法》，用优惠条件大力吸引国外优秀人才，1992 年从前苏联引进了约两万名科学家和专家，近几十年从中国和印度等国大量吸引优秀的留学人员长期留在美国工作。目前，美国的科学家和工程师中有三分之一来自国外[3]。美国的国家综合国力和世界竞争力能持续名列世界首位，这些优秀科技人才的贡献功不可没。1901 ~2005 年诺贝尔生理学或医学奖美国获得者中，移民科学家占到 30%，也充分证明了这一点。

四、根本的教育改革

美国从 20 世纪初到 21 世纪初在多方面居于世界领先地位的最根本原因之一，是重视发展教育。这一点可以说起源于 19 世纪，贯穿于整个 20 世纪。美国教育与科技是相互促进的，其中教育对科技的促进作用主要体现在两方面：一是国家重视和加强全民教育，提高了国民包括科技素质在内的综合素质。二是重视和加强高等教育，特别是研究型大学的建设。他们认识到“一所名副其实的大学必须是发源于本土的种子，……一所大学不是靠多在报纸上发一些社论，大量发布广告或多拍几封电报就能确立起来的。它不是数目的简单累积，也不是靠金钱可以催熟的东西……它在美国的社会与政治环境中自然缓慢地成长起来”[8]。20 世纪 50 年代以来的半个世纪当中，美国研究型大学具有高水平人才和年轻研究队伍的明显优势，继续在许多重要研究领域取得重大成就，特别是在基础研究及知识创新方面一直占据绝对优势；在 20 世纪中期开始的教育改革也逐渐显现效果，大学培养出的高层次研究人员创新能力、实践能力皆优。这种大背景无疑是诺贝尔生理学或医学奖获得者学术优势积累的根本基础。以每 10 年美国获得者获奖前大学工作经历和获奖时大学分布为考察依据，1901 ~2005 年诺贝尔生理学或医学奖美国获得者中，平均 98.89% 获奖前有大学工作经历，平均 68.89% 获奖时在大学工作。

五、创新的科技管理

美国之所以有如此强大的科技系统，在相当程度上得益于它有世界上规模最大的国家创新系统，这为包括诺贝尔生理学或医学奖在内的诺贝尔科学奖获得者，在良好教育基础之上创造了又一个学术优势积累的良好背景。这个大背景的形成，在科技管理方面有两个具体因素，一是有利原始性创新的创新科研体制，二是支持创新人才发挥作用的创新科技管理机制。自19世纪20年代起，美国便创建了一个庞大的科研机构体系来促进它对欧洲在经济与科技方面领先地位挑战能力的发展。特别是“二战”结束时，从“与大学、研究所和工业实验室签订合同”[19]这一新作法开始，联邦政府与大学之间建立了新的关系，大学、研究所和工业界的新的研究伙伴关系成为三重螺旋关系，以大学科研系统为中心的国家基础研究体制开始建立，基础研究得到了显著加强，并且成效显著，此后不久，诺贝尔科学奖的获得者明显增多，而且至今不衰。在科技体制管理方面值得探讨之处，是美国教育不具体管理高等院校，没有全国性的机构管理科研院所，国家科学院只是一个荣誉性的非政府组织，不管理任何科研实体，联邦政府只从大幅度增加科研经费和通过立法手段管理两个方面提供一种环境，而不进行直接具体管理。

与此同时，美国不断创新支持创新人才发挥作用的科技管理机制。20世纪20年代，研究型大学利用欧洲的先进科学培养美国高层次的前沿学科人才；20世纪40年代，大量的欧洲科技人才移民美国，其中研究型大学获益最大；20世纪后半期，强调研究型大学的研究从注重个人力量到个人力量与团队工作（team work）结合[4]。这种科研体系的优势和自由研究的优势对诺贝尔科学奖获得者学术优势积累的影响，可从诺贝尔生理学或医学奖美国获得者获奖前工作经历中看出。他们在大学、研究机构和医疗机构工作过的人数分别为98.89%、57.78%、30.00%，工作年限分别为21.82、11.00和7.26年，人均工作机构分别为2.28、1.75和1.89个。

参考文献

[1] 朱斌．当代美国科技［M］．北京：社会科学文献出版社，2001，99—100.

[2] 赵红州．科学能力学引论［M］．北京：科学出版社，1984，191—192.

[3] 何晋秋，曹南燕．美国科技与教育发展［M］．北京：人民教育出版社，2003，110，298，72.

[4] 沈红．美国研究型大学形成与发展［M］．武汉：华中科技大学出版社，1999，73，103，40，83.

[5] Roger L. Geiger，What Happened after Sputnik? Shaping University Resarch in the United States，

[M]. Minerva 35, Kluwer Academic Publishers, Printed in the Netherlands, 1997, 352—353.

[6] Akira Iriye, The Globalizing of America, 1913 ~ 1945, vol. 3 of The Cambridge History of American Foreign Relations . New York: Cambridge Uniuersty Press, 1933

[7] 阎康年. 卡文迪什实验室：现代科学革命的圣地 [M]. 石家庄：河北大学出版社, 1999, 429.

[8] [美] 奥利维尔·如恩斯. 为什么20世纪是美国世纪 [M]. 北京：新华出版社, 2002, 11.

[9] Roger L. Geiger, Research and Releuant Knowledge: American Research Universities Since World War Ⅱ, [M]. New York: Oxford University Press, 1993 : 3.

诺贝尔生理学或医学奖提名与亚洲的医学地位①

郭晓强　米　裕

到2005年，亚洲（只计算以亚洲国家国籍获得）已经有多位科学家获得了诺贝尔奖，其中日本最多，共有8位科学家，我国的杨振宁和李政道（当时仍然保持中国国籍），印度的拉曼，巴基斯坦的萨拉姆，这些获奖者以物理奖居多（9人），其次是化学奖（2人），而生理学或医学奖只有日本的利川根进在1987年获得[1]，并且他的获奖成果主要在瑞士和美国完成，从这个意义上讲亚洲本土没有产生真正的诺贝尔生理学或医学奖，如果拿诺贝尔奖衡量亚洲的科技实力，应该处于极低的位置。考虑到诺贝尔奖的颁发往往是一个复杂的程序，经过严格的筛选，每年每项的成功者不超过三人，因此许多优秀的科学家由于种种原因没有最终获得这项荣誉，但有时能够获得提名也是对其工作的肯定。近期瑞典诺贝尔奖网站公布了1901~1951年间诺贝尔生理学或医学奖的提名情况[2]，为我们提供了重要的资料，可以通过比较不同国家的提名来了解亚洲的医学地位。

一、诺贝尔生理学或医学奖提名情况

根据1901~1951年获诺贝尔生理学或医学奖提名的基本情况，见表1。

至今有44个国家的科学家获得提名，且提名总人次达到了4902（这里需要指明1位科学家往往可以获得多人次提名，因此实际提名人数远远小于该数），但最终仅有16个国家的60位科学家获得了该项荣誉。美国、英国、德国、法国无论在提名还是最终的获得者人数都处于前列，其次就是瑞士、瑞典、丹麦、荷兰等欧洲国家，美国、加拿大和欧洲以外的地区仅阿根廷有1人，说明在20世纪上半叶的诺贝尔生理学或医学奖方面，北美和欧洲处于绝对的优势。亚洲国家虽然没有1人获奖，但还是获得了135人次提名（不包括以色列的人数），说明亚洲在医学领域尽管整体落后，但还是有一些闪光点值得研究。

---

① 原文题为《从诺贝尔生理与医学奖提名看亚洲的医学地位》，刊载于《医学与哲学（人文社会医学版）》2007年第1期。

表1　1901～1951年诺贝尔生理学或医学奖提名及获奖情况

国家	获得提名的科学家（人次）	最终获奖科学家（人数）
阿根廷	49	1
中国	3	0
德国	872	8
法国	872	4
英国	433	10
印度	20	0
意大利	241	1
日本	96	0
韩国	1	0
斯里兰卡	5	0
马来西亚	1	0
菲律宾	3	0
瑞典	148	1
苏联（俄罗斯）	82	2
美国	1048	14
越南	6	0

二、亚洲诺贝尔生理学或医学奖提名概况

（一）日本。日本是亚洲获得提名人次最多的国家，总共96人次，这个数值虽然与欧洲大国和美国存在一定差距，但已经超过丹麦、荷兰等欧洲小国的提名人数，说明日本已经具备较高的科研实力。日本获得提名的基本情况显示，归纳为表2。

从表2可以看出，日本有几位科学家的工作已具备获得诺贝尔奖的实力，如北里柴三郎、铃木·梅太郎、山际胜三郎及其学生加藤玄和吴肯等，其中加藤玄获得的提名高达38次，尽管由于种种原因最终并没有获得诺贝尔奖，但这一系列的数据说明20世纪上半叶日本在医学部分领域达到欧美水平，具有获诺贝尔奖的实力。

（二）印度。印度是亚洲除日本外获得提名人次最多的国家，共有20人次被提名，其中最为著名的有两人。一个是罗纳尔多·罗杰斯爵士，加尔各答大学病理学教授，他被提名10人次（1907年2人，1917年1人，1929年2次，1930年1次，

1931 年，1934，1935，1940 年个 1 人提名），他的主要贡献是吐根碱治愈阿米巴痢疾方面的贡献以及霍乱和麻风治疗方面的工作。另一人是尤番德兰那·布兰玛查理爵士，加尔各答热带学教授，他被提名 6 人次（1929 年 1 人，1942 年 5 次），原因是 urea stibamine 的合成及其在黑热病治疗方面的工作（值得获奖）。这两项成果在

表2 日本科学家获诺贝尔生理学或医学奖的提名情况

科学家姓名	提名次数及时间	提名原因	备注
北里柴三郎	1901（1 人提名）	发现了破伤风抗毒素，并独立发现鼠疫菌	和贝林同时提名，但未获得诺贝尔奖，有可能获诺贝尔奖
奥斯卡·勒夫	1912（ 仅 1 人提名）	甲醛抗菌效应的发现	相关研究没有获奖
秦佐八郎	1912，1913 年各 1 人提名	化学疗法方面的贡献	相关研究没有获奖
铃木. 梅太郎	1914 年 1 人	维生素 B1 的研究以及脚气病治疗中应用	1929 年诺贝尔生理学或医学奖成果
稻田 伊多	1919（ 仅 1 人提名）	出血性黄疸中螺旋菌的发现	
山际胜三郎	1925 年（ 4 人提名）	表皮肿瘤方面的贡献（化学致癌）	1926 年与菲比格共同提名，但未获得诺贝尔奖，有可能获诺贝尔奖（1930 年去世）
米切里	1926 年 1 人提名	氢离子浓度，通透性和氧化－还原电势	
加藤玄	1928 年 14 人提名 1935 年 23 人 1937 年 1 人	神经肌生理学领域的研究，建立了新的神经脉冲传导理论	有获得诺贝尔奖实力
吴肯	1931 年 1 人 1933 年 2 人 1935 年 21 人 1936 年 1 次 1937 年 2 次	随意肌和脊髓副交感神经方面以及进行性肌肉萎缩症方面的贡献	有获得诺贝尔奖实力
Takaoki Sasaki	1935 年 2 人 1936 年 1 人 1939 年 2 人 1941 年 7 人	化学物质诱导肝肿瘤方面的贡献	山际胜三郎工作的延续

当时都具有一定竞争诺贝尔奖的实力。此外还有一位由于内分泌腺和维生素方面的工作而获得3人次提名的麦卡里森。因此印度虽然整体实力较弱，但也具备偶尔获得诺贝尔生理学或医学奖的可能（主要集中在传染病的研究方面），1930年印度本土科学家拉曼获得物理学奖就说明了这个问题（20世纪上半叶亚洲唯一一次科学奖）。

（三）越南。越南有6次被提名，其实都是亚历山大·耶尔森（1901年1次，1904年5次），由于在鼠疫杆菌方面的发现，耶尔森在当时是巴斯德研究所主任（但该项成果未曾获得诺贝尔奖）。所以越南并没有真正意义上的提名者。

（四）斯里兰卡。斯里兰卡有5次被提名，都是奥尔多·卡斯特拉尼一人（1905年2次，1907、1908和1910年各1次），主要是在研究锥体虫和昏睡病二者之间联系的先驱性贡献，该项成果在当时可能获得诺贝尔生理学或医学奖。

（五）中国。在20世纪上半叶中国真正意义上获得提名的只有1人（另外两人一个是日本人，一个是法国人）。1935年在上海大学工作的伍连德教授，获提名一次，理由是在肺鼠疫方面的工作，特别是发现了土拨鼠在鼠疫传染中的作用（但遗憾的是鼠疫方面的研究就未曾问鼎过诺贝尔奖）。因此在20世纪上半叶获得诺贝尔生理学或医学奖的几率几乎为0。

（六）其他亚洲国家。除了上面的5个国家外，菲律宾有2位科学家3人次获得提名（奥托·薛布尔2次，普罗赛所·加布里埃尔1次），韩国获得1次提名（Bunichi Hasama），马来西亚获得1次提名（德拉姆），由于提名次数的原因，他们获得诺贝尔奖的概率也极小。

三、亚洲的医学地位和今后的发展趋势

从上面分析可以看出，亚洲在20世纪上半叶医学发展整体实力较低，但部分成果还是有可能获得诺贝尔生理学或医学奖，尤其是日本的几项成果已经达到获奖水平，尽管最终没有获奖，但多次提名也代表了其在医学领域的重要地位，其次是印度也具有获得诺贝尔奖的可能性，没有最终获奖可能与评奖人的偏好以及亚洲科研综合水平低下有一定的关系，从这个角度分析可以得出亚洲与北美和欧洲地区的医学水平存在明显的差距，但也初步建立了自己的医学体系，具备冲击诺贝尔奖的实力。从上面的提名及获奖情况还可以对未获得诺贝尔奖归纳出三个原因（不包括偶然因素）。

一是经济方面的原因：20世纪上半叶，经济中心主要在欧洲，此外美国经济在此期间也取得重大发展，而其他地区经济则明显落后，这是造成诺贝尔奖获得者人数差异的主要原因。在没有获得诺贝尔奖的亚洲国家中也同样适用，当时日本经济实力最高，基本上一枝独秀，因此获得提名数量最多也是情理之中。反观我国，当时一直处于内战和抗日战争时期，经济力量薄弱，因此 1 次提名 0 次获奖也是必然的结果。经济是科学研究的物质基础，是顺利完成重大发现、发明的基本保证，因此决定了国家的科学水平和获得诺贝尔奖的机会。正如傅杰青[3]所评价我国科技投入不足是造成未获得诺贝尔奖的一个重要原因，而不能仅仅单从中国文化本身来分析原因[4]。

二是历史方面的原因：现代科学革命发生于欧洲的意大利，因此较早的建立了完善的科学体系，美国的科学体系来源于欧洲，因此在现代科学发展进程中具有独特的优势。亚洲国家与欧洲则存在巨大的差距，没有经历真正意义上的科学革命，因此科学思维的培养存在极大的欠缺，故能够迅速适应现代科学发展模式是取得科学进展的根本途径。日本最早且成功的向西方学习，而印度当时是英国的殖民地，我国也开始转换思维模式，但总体而言还处于学生的地位，这些现实都说明亚洲人不可能在医学发展方面取得很大的成就。在此前提下，获得诺贝尔奖也只能是个别领域或天才的偶然出现，无法实现整体水平的提升。还有一个不容忽视的问题是，相对于欧洲各国紧密的学术交流，亚洲各国比较分散，无法形成一个研究整体，从而影响了竞争力。

三是学术方面的原因：除了现代科学体系的建立存在差距外，亚洲在建立浓厚学术氛围方面也存在不足。亚洲国家的大学建立时间较晚，现在世界最优秀的大学主要集中在欧美地区，亚洲国家则数量有限，这也是阻碍亚洲学术提升的重要原因。一项诺贝尔奖成果的取得往往是几代科学家，几十位研究人员紧密合作的结果，因此需要一个良好的学术氛围，这需要亚洲各国努力完善大学和研究机构本身的机制，以有效提升其在世界的影响力，否则无法吸引优秀人才同时也不太可能系统的完成一个重大的发现。

可喜的是随着亚洲经济的腾飞和科学投资力度的加大，亚洲医学的地位正在提升。现在亚洲各国，如日本、韩国、中国、印度以及东南亚各国在生命科学领域方面都取得了巨大的进步，与欧美的差距在逐渐缩小，所以在 21 世纪上半叶亚洲本土诺贝尔生理或医学奖会出现零的突破，不会重复上世纪前 50 年零的尴尬局面，至少从 2001 年和 2002 年日本三位科学家获得物理奖和化学奖可以看出这种明显趋势。诺贝尔奖的获得是综合实力得到提升的体现，而综合实力的增加必然会出现更多的获奖者。

尽管亚洲国家的发展前景比较乐观，但与欧美的差距还是非常明显，这意味着亚洲各国应该在科研投入、人才培养、国家重视等多方面来提升考验实力。从有诺贝尔生理学或医学奖预测之称的拉斯克奖[5]（一般获奖者再获诺贝尔奖的几率极大）近期获得者来看，几乎没有亚洲人的面孔，从这个角度考虑，近期亚洲本土人士获奖的几率不大。综合上述有利和不利因素可以预测在 21 世纪上半叶世界医学割据不会出现较大变化：以美国为核心，欧洲为补充，而亚洲则基本处于初级水平，获奖总人数不会超过 10%，按照每年最多 3 人估计总人数在 150 人，即亚洲理论上不会超过 15 人，出现 10 人左右最为合理（这里的前提是世界割据不出现重大变化）。

亚洲医学的定位对我国生命科学的发展具有重要的借鉴意义。当前我国的“诺贝尔奖”情结严重，盼望能早日获得这项重大荣誉，但从上面的分析可以看出，近期获奖的可能性极小。我国需要在以下几个方面进行努力，一是随着经济地位的提高，增加科研投入，二是全面融入现代科学体系，三是完善当前的科研体制，全方位提升科研的实力。只有随着我国科研实力的提升，才可能产生一系列有世界影响力的学术成果，此时获得诺贝尔奖应该是水到渠成之事。结合我国的实际科学实力及其与西方国家的差距，估计我国在本世纪上半叶可能诞生 1 到 2 名诺贝尔生理学或医学奖。

参 考 文 献

[1] 李政道. 从诺贝尔奖看亚裔学者的学术地位 [J]. 科学，2000，52（1）:3－4.

[2] http：//nobelprize. org/medicine/nomination/

[3] 傅杰青. 试评《中国人为何与诺贝尔医学奖无缘》[J]. 医学与哲学，1994，15（6）:6－8.

[4] 禹宽平. 中国人为何与诺贝尔医学奖无缘 [J]. 医学与哲学，1994，15（1）:1－3.

[5] 郭晓强. 拉斯克基础医学奖简介（2）[J]. 生物学通报，2003，38（10）:59－60.

评利根川进对日本科技政策的批评①

傅杰青

在产业和科技都发达的大国中没有获得诺贝尔生理学或医学奖的，原来只有前苏联（帝俄的两名获奖者不计）和日本两家。1987 年底，在美国工作的日本免疫学家利根川进荣获了该奖，从而打破了一项记录；现在超级大国只剩下苏联没有自己的生理学或医学诺贝尔奖获得者了。

利根川进荣获这个自然科学领域中的诺贝尔奖，无疑给日本国和日本人民带来了光彩，在斯德哥尔摩宣布这一决定的当天（1987 年 10 月 12 日），当时的日本首相中曾根就拍电报向躺在美国马萨诸塞理工学院的利根川进表示祝贺，日本的各种新闻媒介都大量地投入了关于利根川进获奖报导。利根川进本人也很快就自己的获奖问题批评了日本的科技政策，他在日本的师友也有附和他的观点的，乘机作了类似的批评。这些批评都及时地转载在我国的报刊之中，也在我国科技界中获得了散播的机会。

利根川进是在一项完全属于基础医学（甚至可以说是属于基础理论医学）的领域中获得重大成果的，正是这项成果把他领进了斯德哥尔摩的领奖大厅。诺贝尔基金会委托诺贝尔生理学或医学奖评奖的卡罗林斯卡医学院于 1987 年 10 月 12 日发布的新闻中宣布，利根川进是由于“发现产生抗体多样性的遗传学原理”而获奖的[1]。

人的机体所接触的物质。按结构来说有上亿种；而令人惊异的是，人体的免疫防御体系能够识别所有这些分子，并予以反击。这就是说，成亿种不同的抗体早在它们见到抗原之前就已经存在于机体之中，并处于戒备状态。这就是所谓的抗体多样性。

抗体具有这种巨大的变化能力早在 20 余年前就已经为免疫学家所认识，但是

---

① 原文刊载于《医学与哲学》1988 年第 2 期。

这种变化的遗传学背景却始终是个谜：众所周知，抗体的结构是由基因所决定，而人类的染色体组织只会有 10 万个左右的基因，由它们来产生大概 10 亿种抗体，似乎是难以理解的。

抗体从化学本质上说来就是 B 淋巴细胞生产的免疫球蛋白，它们的多样性的起源（也就是其遗传学背景）问题虽然有各种推测，但是归结起来只存在两种对立的假说，即种质系（germ line）假说和体细胞突变（somatic mutation）假说。前者主张，编码所有免疫球蛋白的基因都包含在生殖细胞的基因组内，抗体分子的多样性是在进化过程中通过突变和选择产生的。反之，后一假说则假定抗体的多样性，是为数较少的种质系基因在个体发育过程中通过体细胞突变而产生的。

利根川进于 1976 年设计与完成了一组精致的实验，回答了 B 淋巴细胞的基因材料是怎样满足这无穷的不同抗体结构的产生问题。他的解答是：在胚胎阶段 B 淋巴细胞中彼此远离的 V．D．J 基因（这些都是决定免疫球蛋白中长链和短链上易变区的基因）移动到彼此紧密连接的地步；在生殖细胞发育到 B 淋巴细胞产生抗体的过程中，决定免疫球蛋白的基因相应地又重新分配。

以人类免疫球蛋白的长链而言，V．基因大约有 200 种，D 基因大约有 20 种，J 基因大约有 4 种，三者相乘，200 × 20 × 4 = 16000 种，这就是说，大约可以产生 16000 种不同的易变区。而一个个体从父亲和母亲那里获得的 V 基因与 D 基因又往往是不同的，这样，光是长链的种数大约就有 500 万种。再加上短链的易变区大约有 1 万种。两者相乘，其结果便是，抗体的种类可以出现 10 亿种[1,2]。

我们从这一简要的介绍中可以看出，利根川进获得的成果具有多大程度的理论性和基础性，至于对这一成果的应用前景的评价，目前尚难说出十分具体的判断。了解这一点，我们才能掌握利根川进对日本政府长期以来执行的科技政策的个人背景。

他批评说："从日本的现状来看，完全可以这样说，只有技术政策而无科学政策。科学与技术是两个截然不同的概念。科学是基础，技术是成果。很长一段时间以来，日本的技术主要是在吸收欧美基础科研成果的基础上发展起来的。日本社会至今仍未充分认识到发展基础科学的重要性，更未形成基础科研体制。日本每年用于基础科研的投资只及美国的八分之一，与日本的国力很不相称"。他认为："日本对现行科研体制若不断然实行改革，那么支撑日本经济的基础科学便得不到发展"[3]。

于是他就现身说法[4]，以自己的经历说明，这样的重大基础科研成果只能在欧美实现，而不可能在日本国内完成。他说，他的研究成果在很大程度上有赖于在欧美进行的自由的研究活动。他之所以不愿回日本，长期留在国外，是因为在日本不可能进行自由的研究。原因之一是日本过于重视应用研究，对基础拨款太少。原因之二是在日本，科学活动与文化、社会习惯密切相关，那里尚未建立起一种足以使30来岁优秀的年轻科研人员自立起来，进行独立的科研活动。他说，他对日本是否有鼓励创造性的制度持否定态度[5]。

利根川进的批评当然有其反映日本现实的一面，所以他的批评引起了一系列日本从事基础科研学者的积极支持（如荣获1973年物理学奖的江崎玲于奈教授、东京大学的多田富雄教授等）。而且说到底，他离开日本的欧美之行，本身就是这种批评的开始，只不过当时没有这样显赫的名声，从而无法使这种批评产生社会影响而已。1963年当他大学毕业以后曾经想拜日本分子生物学界的泰斗渡边格教授为师，渡边格对他说："你若真正想搞分子生物学，就不要到我这里来，而要到美国去。在日本是搞不出名堂来的"[6]。可见，日本政府长期以来执行的科技政策早就受到了国内从事基础科研学者的责难。

从去年10月颁奖，11月利根川进发表上述批评以来，时间过去一年左右了，现在并没有出现任何迹象足以表明，日本政府准备修改自己的科技政策，要大幅度地增加对基础科研的拨款。即使日本的舆论界，也在一阵报导利根川进的批评热潮之后，不再重提，因为它没有引起一系列的舆论界的连锁反应。他的批评，可以说像是一块投入平静湖面的石子，在激起了一层涟漪之后，湖面很快就复归于平静了。著名的日本科学城筑波依旧经历着它本该经历的磨难：已经投入1.4兆日元，经营了40年的这个日本国立研究所云集的城市仍在面临经费不足的困难[6]。总之，日本政府向基础科研的投资并没有像利根川进要求的那样急剧增加。另一方面，像利根川进那样的一批从事基础科研的科学家继续躺在美国或西欧，安心地干他们的工作。一句话，在一阵剧烈的批评之后，彼此又相安无事，各方仍然自行其是。

人们只要粗知日本在二次大战以后的发迹史，就可以理解这一现象的存在和继续的必然性。日本是一个技术兴邦的典型，他们能够在短短的30几年的时间里，在钢铁、汽车、半导体、收录机、电视机、电子计算机等领域打进西欧北美，占领了很大的市场，就是依靠了被利根川进批评为"过于重视应用研究"的科技政策－进口技术，消化与创新技术。他们只是在民富国强之后才开始注重发展基础科学的研究，而且也的确在这方面花费了不少的资金和人力，像筑波这样的科学城，在日本已经建立了不止一个；并且起步都不算晚。

我们都应该清醒地看到，科学毕竟具有和技术科学不同的品性，在绝大部分场合，它的成果是不保密的，而且还以争先发表为其目的，所以往往要争夺发表上的领先权。在这层意义上讲，无论是西欧北美的，还是东欧苏联的科学成果，都是世界性的，当然也能为日本科技界所掌握与应用。对于基础科学的特性，利根川进讲过这样一番话，不是没有道理的："基础科学是从科学家'为什么会这样'这种不可思议的想法开始的。如果光考虑到人类是否有用，那就不是基础科学。但是，从历史来看，基础科学的成果最终还是造福于人类的"。[7]在美国这个资本主义世界的头目花费大量经费从事基础科学研究的条件下，日本似乎没有必要拨出过多的资金去投入这项研究，更不能指望他们会在这方面花费的力量超过用于改进技术这一维系民族经济命脉的力量。

美国由于历史和现实的原因，必须花费大量的资金用于基础科学的研究，例如军事力量方面它要为整个北大西洋公约国家负责；对于日本，它的"核保护伞"也是通过日美安全条约而扩及该国的；又如航天事业方面的需要，这是一个超级大国的重要标志，这一需要便带动了一系列的基础研究。拿生命科学这样一个基础性很强的领域来说吧，光是美国国立卫生研究院（NIH）一年从美国国会获得的拨款就在50亿（1985年度）[8]到70亿（1989年度，相当于"星球大战"的经费）[9]之间。NIH的经费在一定程度上是泛资本主义的，因为西方各国都可以向他们申请研究课题，获得经费资助。日本政府如果像利根川进批评的那样，能够拿出相当于美国经费的八分之一用于基础科学研究，应该说是相当可观，是与日本国力相称的了。何况最近有材料表明，在基础科学研究的拨款方面，日本居于世界第二位，仅次于美国，而高于苏联[10]。

至于说到利根川进批评的日本国民组织性强而妨碍基础科学家的自由研究，也是需要分析的。一则是经费问题，当代有分量的基础科研项目都是需要大笔经费资助的，离开了庞大经费的资助，自由的研究是无法想象的。再则，关于组织性强的国民性对日本的经济和利技的发展，究竟是起着阻抑作用，还是促进作用，说法不一，连日本人自己的意见也是十分分歧的。但有一点总是事实，日本科技人才外流是很少的（利根川进是在国外成才的日本人，不是外流的人才），有人为之作了分析，[11]所以不能笼统地认为日本的社会、文化、习俗不适宜于科学发展。

把英国和日本作一下比较，在这一点上是颇有意义的。按人口平均，英国科学家获诺贝尔奖的数量超过美国[12]，但是相当长的时期里不够重视技术，未能把科学通过技术的中介转化为直接的生产力，结果经济发展停滞，一度其发展速度位于西欧倒数第二。以整个二次大战战后时期的经济发展情况来说，英国是难望日本之项脊的，但是日本科学家仅仅得过5次诺贝尔奖，在生理学或医学领域里则刚刚打破零的纪录；而且在这5位日本获奖者中有两人不是在日本完成其获奖项目的。

从是否重视诺贝尔奖（3个自然科学诺贝尔奖大多数是颁发给基础科研成就的）这一点来评论日本的科技政策，简直可以说是“置诺贝尔奖于不顾，全力以赴地抓技术改进。”他们不图虚名，拼命追求技术改进带来的经济效益，结果为本国带来了丰硕的经济繁荣，在此基础上科学也有长足的进步。他们的这种策略，还可以概括为：“宁可不要诺贝尔奖，也要造成一代又一代的诺贝尔。”

当今世界的经济、军事、科技的形势并没有发生根本的变化，所以日本的科技政策也缺乏重大改变的动因。利根川进在欧美完成了一项导致诺贝尔奖的基础理论医学研究项目，决不是以改变日本当局既定的科技政策。何况，今天的日本与60年前美国的形势不同，当年美国在生理学或医学诺贝尔奖领域中打破了零的纪录后，随即出现了一个获奖人数激增的现象[13]，这种情况的历史条件不存在于今天的日本，所以人们不能把日本在该学科诺贝尔奖中的打破零的纪录估价过高。

对1987年诺贝尔生理学或医学奖的授予进行这样的反思，其实对我国的科技政策也有启迪意义。

参 考 文 献

[1] Nobelfoersamlingen. Karolinska Institutet：Press Release. October 12，1987

[2] 王亚辉. 分子免疫学. 北京：科学出版社，1982，第470－510页.

[3] 陈志江、赵广俊. 访诺贝尔生理学或医学奖获得者利根川进教授. 光明日报，1987年12月

[4] Nobelfoersamlingen，Karolinska Institutet：Nobel Laureate in Physiology or Medicine 1987，Curricum Vitae

[5] 张可喜. 无天才之质，有攀登之志——利根川进像热爱恋人一样热爱事业. 1987年10月21日新华社东京通讯

[6] 程一军. 日本一份调查报告指出筑波科学城面临危机. 科技日报，1988年6月3日

[7] 利根川进举行记者招待会，批评日本科研环境，日本《东京新闻》，1988年11月24日

[8] B. J. Culliton. OMB Raid on NIH Budget Called "Outrageous", Science. 1985, 227: 1016-1017

[9] 张孟军. 里根提出1989年度科研预算. 科技日报, 1988年5月1日

[10] 经济参考, 1988年6月25日

[11] 日本人才为何不外流. 1988年6月6日, 新华社通讯.

[12] 傅杰青. 生理学或医学诺贝尔奖八十年. 人民卫生出版社, 1987. 第43页

[13] 傅杰青. 生理学或医学诺贝尔奖八十年. 人民卫生出版社, 1987. 第36-42页

诺贝尔生理学或医学奖与俄罗斯的遗憾①

| 刘泉开

一、诺贝尔科学奖对俄罗斯有点冷

如果说历史是一面镜子，时间是一个窗。那么一年一次的科学“奥林匹克”诺贝尔自然科学奖的颁发，便是全球科学发展史中最绚丽的一页，最引人眼球的图片。一切尽在辉煌中。只要我们翻开这诺贝尔科学奖颁奖的历史，忠实的记录让你看到：自 1901 年第一次颁奖以来，整整 100 次（1940～1942 年因二战而停颁）在物理学、化学、生理学或医学的自然科学奖中，已有 497 位科学家获此殊荣。其中美国 215 人，英国 71 人，德国 65 人，法国 26 人，俄国 16 人。美国自 20 世纪 50 年代之后，一直领先、势头未减、雄风长在，年年丰收。新世纪运行之后，一样春风诗意，心想事成，如 2004 年这一年，自然科学领域共 8 人得奖，而美国则占了 6 位，其中医学和物理学奖则全由美国独占，真是风头出尽。而俄罗斯自前苏联瓦解后则一蹶不振，今不如昔，除了保留前苏联的获得项目外，并没有给她带来新运气、新成绩。新世纪之后也没有出现新气象，新崛起，自然科学奖依然与她拉开了距离。

整个诺贝尔科学奖的颁奖概况是“美盛俄衰”，两个大国反差增大。仅就诺贝尔生理学或医学获奖情况来看，俄罗斯既远远落伍于美国，同时也远远逊色于自己的过去。在诺贝尔生理学或医学奖运行的一个世纪里，共有 177 人获得此奖项。它分布于 20 个国家[1]。其中美国 87 人，英国 26 人，德国 15 人，法国、瑞典各 8 人，瑞士 6 人，丹麦 5 人，比利时、奥地利各 4 人，澳大利亚、意大利各 3 人，俄罗斯、荷兰、加拿大各 2 人。在这里，俄罗斯大国的获奖排序。遥遥落后于美、英、德、法，甚至比不上同处欧洲的小国瑞典、丹麦等国，而且俄罗斯名下的获奖科学家巴甫洛夫和梅奇尼科夫两位，若返祖归宗、追源溯本，两位的科研成果和获奖年代而

---

① 本文原题为《诺贝尔医学奖与俄罗斯的遗憾》，刊载于《医学与哲学（人文社会医学版）》2006 年第 4 期。

言，他俩该算沙俄帝国时代的人物。虽然巴甫洛夫活到 1936 年的苏维埃新时代，但他的“条件反射”的卓著的消化系统生理研究成果，却早已在 20 世纪之初便瓜熟蒂落，因而种瓜得瓜，他也在 1904 年获得这一殊荣。而梅奇尼科夫因免疫学方面研究突出，做出了“细胞免疫”学说的卓越贡献，于 1908 年与埃利希教授的“体液免疫”学说研究硕果同享诺贝尔生理学或医学奖。遗憾的是仅过了 8 个年头的他在 1916 年便逝世于德国巴特霍姆堡[2]。两位科学家虽然为俄罗斯赢得了荣誉，但毕竟年代久远，时空广漠。无法更改的历史史实是：从 1908 年以后至 21 世纪的 2004 年的近百年的偌大时间跨度里，无论前苏联还是今俄罗斯，都没有再续诺贝尔生理学或医学奖的辉煌，依然只是两朵孤寂的“明日黄花”，开在俄罗斯 1700 多万平方公时的肥沃土地上，与这大国地位显得有些不相称。诺贝尔生理学或医学奖久违了俄罗斯大地！

二、好景不长实乃事出有因

在一些人看来，面对源远流长泱泱大国的俄罗斯陷入诺贝尔奖长期不再续缘的困境的严酷现实，或许会产生疑团和猜想。其实这好景不长乃事出有因。尽管盘根错节、情况复杂，但主要的因素有：①帝国主义的包围，德国法西斯的侵略威胁，使年轻、唯一的社会主义苏维埃在 20 世纪 20～40 年代，其经济发展不得不服从于战争的需要，扩军备战压倒一切。1931 年世界机器设备的出口总额有 1/3 是苏联购买的，1932 年则达到了 50%。30 年代苏军的战争准备，特别是机械化装备之大，已达脱离实际的地步。1941 年 6 月德军入侵，苏联的工业立即全部东迁并转入战时军工生产[3]。一切服从于战争，因而科学研究让路，医学的重点在战伤。这当然会影响到尖端科学的探索和创新成果的出现。②二战后 50～60 年代，苏联在千疮百孔的废墟上需要加速重建国家、发展经济，这当然无可非议，但是在制定国策时，却过分地注重了重工业。虽然发展经济的顺序是重、轻、农，但实际只盯紧重工业，且重中还有重，钢铁成了“天之骄子”，似乎有了钢铁就有了一切。国策的偏颇，决策的失误，结果明显地冷落了举足轻重的科技发展，基础科研的距离使越来越大。当时苏联出现的“钢铁大国、科研滞后”的畸形，无疑削弱了冲击诺贝尔科学奖的力量，只能远望别人头上闪亮的科学桂冠而心头痒痒。③ 20 世纪 60 年代开始，世界虽没有连天炮火，但也冷战不断，苏联在与美国的军备较量中，早已从地面扩展至空中。这时苏联也只能急起直追，拼命地发展、研究航天航空事业，优先“上天架桥”，以实现飞跃太空的领先地位。科学天平的倾斜，一花独放的孤零，必然滞后了科学研究的全面提升。他们不太懂的科学发展观的现实意义与深远影响。④斯大林时代的苏联，对党内和知识分子实行高压政策，缺乏自由宽松的科研环境。从20世纪20年代起，苏联在文化和科学领域推行政治化和意识形态化方针[4]；实行了混淆政治与科学的错误路线，在以后又未得到彻底的清理。如20世纪50年代遗传学的“莫须有”遭遇，便令知识分子心有余悸。缺乏探讨的自由空气、缺少争鸣之风，焉能有拼搏创新精神，百花斗艳园地。⑤20世纪70年代起，世界便高度关注着信息技术和生命科学。人们不断深化认识到这两门科技的前途无量，对国家经济发展有重大影响，甚至提出BT（生物技术）就是GDP。因而不少国家争先恐后，投资多人力去攻之研之。近10多年来，有关生命科学的科研硕果每每得到诺贝尔生理学奖的桂冠便可证明。而前苏联和今俄罗斯，恰恰不够关心生物学与医学领域，以至这两门学科与形势要求有一定差距。20世纪60年代初，当时我曾在苏联学习期间，就感到其医学有些“虚证”。现在思前想后俄国人长期与诺贝尔生理学或医学奖久违，似在意料之外，实在情理之中。这是历史的必然。

三、莫道路遥远　条条通瑞典

面对俄罗斯广阔的沃土和丰厚的国力，我们有理由希望她成为名副其实的世界大国，然而诺贝尔科学奖，尤其是生理学或医学奖，俄罗斯长期歉收都是的不争事实，而给了世人一次警钟。曾经有人这么认为：当今国力看经济，经济看科教，科教看成果，成果看诺贝尔。这虽算不上真理，但却是强国富民之路。尽管说诺贝尔获得者人数并不是永远与一个国家综合国力科技实力呈正相关。但像俄罗斯巨人罹患诺贝尔奖“贫血症”却是耐人寻味且有教训可汲取的。一个国家的科技要发展，则一定要为科学家创造一个和谐、温馨的科研环境，充满着自由、活泼、宽松的学术气氛，让科学家真正生活在科学的春天里。作为科学领域的领导者，一定要分清科学与政治；为官者要认清科教兴国的深远意义，不要急功近利，一叶障目；让科学家自己去种地，少指手画脚，少行政干预。我们要汲取前苏联的科学研究意识形态化的教训，也要记住文革时期用哲学无端指责医学、批判医学的粗暴做法。大棒打不出成果，挤压得不了诺贝尔奖。只有让科学家生活工作在明媚的春天里，才会栽培出秋天的硕果。

四、桂冠

科学研究、科技领域、科学家一定要牢固树立科学发展观，对科研敢勇于创新，标新立异，甚至异想天开，但具体探索、研讨时，则要实事求是，扎扎实实地求真，耐得冷静，耐得孤寂，切忌浮躁和名利。胡锦涛同志说："经验表明，一个国家坚持什么样的发展观，对这个国家的发展会产生重大影响，不同的发展观往往会导致不同的发展结果。"国家建设需要科学发展观，科学研究离不开科学发展观。我国的科学研究如何做好以人为本、全面协调，可持续地发展，正是我们缩短与诺贝尔奖颁奖台距离的关键。这看似有点虚空的话语，实是构建通往瑞典卡罗琳斯卡医学院的一座座桥梁。莫道路遥远，条条通瑞典。

参 考 文 献

[1] 王晓勇. 20 世纪诺贝尔生理学或医学奖分析 [J]. 医学与哲学，2000，21 (2)：54 - 57.

[2] 王恒，朱幼文. 诺贝尔科学奖（生理学或医学）·百年百人 [M]. 北京：中国城市出版社，2000.

[3] 王戈. 苏德战争经济 [J]. 三期生活周刊. 2005，16.

[4] 赵云中. 乌克兰：沉重的历史脚步 [N]. 文汇报，2005 - 08 - 06.

诺贝尔生理学或医学奖获得者原始创新动力探析①

段志光　卢祖洵

近一个多世纪来，凡是对维护人类健康、拯救人类生命做出卓越贡献的科技成果，基本上都被授予了诺贝尔生理学或医学奖。诺贝尔生理学或医学奖对人类和社会产生的深远影响，已被世界上越来越多的国家和人们认可。中国科学院院长路甬祥认为："评价原始科学创新的根本标准，在于其在科学史中的地位，在于其对人类经济社会进步的影响力和推动力"[1]。据此对照，迄今为止的 184 位诺贝尔生理学或医学奖获得者的获奖成果，几乎均为原始性创新成果。人类历史的发展证明，科学创新必须具备的条件之一，是动力因素，即驱动人们从事科学创新的力量。这种力量可以是政治的、经济的，也可以是精神的、心理的。但不论哪一种，其原动力几乎都是人们对自然现象的好奇心、求知欲、兴趣和责任感等非功利化的因素。

一、好奇心、求知欲、兴趣——心理层面的科学创新原动力

研究认为[2]，好奇心是人们对新奇事物积极探求的一种心理倾向，求知欲是人们积极探求新知识的一种欲望，兴趣是人们积极认识某种事物或关心某种活动的心理倾向。从横的方面看，三者是互相促进、彼此强化的；从纵的方面看，三者是沿着好奇心—求知欲—兴趣方向发展的。人的兴趣的发展一般要经过有趣—乐趣—志趣等三个阶段。一个人的兴趣只有上升到了志趣阶段，他才会全身心地投入学习或工作中去。

诺贝尔生理学或医学奖获得者的成功经历虽各有特点，但却有一个共同点，那就是他们对自然科学强烈的好奇心、旺盛的求知欲和浓厚的兴趣，这正是他们产生奇思异想的土壤。在这些土壤里，科学家们的心灵绝对自由，想象空间无限，随着兴趣层次从起初的有趣到乐趣，再到志趣的逐步提高，促使他们在丰富和掌握知识的同时，培养了全面细致的观察力，提高了敏锐而灵活的思考力，发展了丰富的想

---

① 本文原题为《诺贝尔奖获得者医学创新的原动力探析》，刊载于《医学与哲学》2005 年第 6 期。

象力，推动科学家们在科学活动中孜孜不倦地探索，创新性地做出了贡献。爱因斯坦曾说[3]，科学的殿堂里有三种人，一种人是把科学作为谋生的职业，一种人是把科学作为智力的游戏，还有一种人把科学作为自己的“宗教”，他们兢兢业业、废寝忘食地寻找科学现象背后的规律，发现自然的和谐，从中得到无穷的乐趣。诺贝尔生理学或医学奖获得者的成功经历告诉我们，他们几乎都是第三种类型的科学家。因此可以说，好奇心、求知欲和兴趣是诺贝尔生理学或医学奖获得者心理层面的科学创新原动力，它们对科学家们的科学活动起着启动作用，在他们正在进行的科学活动中起着推动作用，在他们科学活动的创造性方面起着促动作用。

（一）好奇心、求知欲和兴趣对诺贝尔奖获得者的科学活动起着启动作用

从心理层面的科学创新原动力对诺贝尔生理学或医学奖获得者的影响来看，不同科学家的兴趣在性质、层次和作用上并无明显差异，但在产生时间上却不尽一致。从家庭到学校，从小学到中学，从大学到工作，从自身到外界，科学家们的兴趣随时产生，在他们后来的科学活动中起着启动作用。1994 年诺贝尔生理学或医学奖获得者、美国的吉尔曼，似乎生来就注定要从事医学研究工作。他的父亲老吉尔曼当时是纽约爱因斯坦医学院药理学系的创建者，并任该系主任。他父亲在他 10 岁时就隔三差五地把他带到自己的实验室，经过耳濡目染，吉尔曼很快就萌生了从事医学科学研究的念头和兴趣。诺贝尔医学奖获得者中的巴甫洛夫（1904 年诺贝尔生理学或医学奖获得者，以下简略为获奖年度）、瓦尔堡（1931）、艾德里安（1932）、达姆（1943）、多伊西（1943）、弗莱明（1945）、何塞（1947）、韦勒（1954）、西奥雷尔（1955）、比德尔（1958）、奥伊勒（1970）、麦克林托克（1983）等均是自小在家庭环境熏陶下，对科学产生了极大的兴趣，养成了自觉钻研和思考问题的好习惯。

（二）好奇心、求知欲和兴趣在诺贝尔奖获得者正在进行的科学活动中起着推动作用

1969 年诺贝尔生理学或医学奖获得者、分子生物学之父、美国的德尔布吕克，开始以天文学为主修专业，在研究生后期从天体物理学转到理论物理学，工作后曾在理论物理研究所任客座研究员，但在同著名物理学家玻尔的接触中，对物理学本质的互补性原理也适用于生物学的提法深信不疑，并毅然将兴趣转向生物学，正式投入遗传学去落实互补性原理在生物学中的应用。1940 年，在美国物理学年会上，他结识了一位意大利籍的侨民卢里亚（1969），共同讨论彼此都感兴趣的理论问题

——遗传。年会结束后，他们两人一起到卢里亚的实验室，进行了48小时的噬菌体技术交流，从而开始筹建美国噬菌体研究小组。后又于1944年在纽约冷泉港共同商定，集中精力专攻7个噬菌体（T1－T7），后被科学史家称为“噬菌体条约”。其后又出版小报《内部议论》和《信使》，举办了多次噬菌体学习班，最盛时有来自37个国内外研究机构的数百人参加[4]。正是兴趣，推动了德尔布吕克科学活动方向的转轨；又是兴趣，使众多科学家汇聚一起，推动了噬菌体的研究，催生了他们在分子生物学的科学实验方面和学术的组织活动方面的贡献。

（三）好奇心、求知欲和兴趣在诺贝尔奖获得者科学活动的创造性方面起着促动作用

1995年诺贝尔生理学或医学奖获得者德国的福尔哈德，在中学时，十分喜欢生物学，尤其感到“有机生物学”有趣。在攻读生物学博士学位期间，感到了生物学研究的乐趣，并认为生物是个整体，而不是归结为基因、酶和其他分子的生物。她在大学毕业后从事了科学研究工作，把生物学研究作为志趣，并在欧洲分子生物实验室开始系统地搜寻控制胚胎早期发育的起始基因。有一天夜里，她在实验室阅读一本关于发育生物学的旧书时，发现自己喜欢上了果蝇，就是那种小小的、喜欢吸露水的黑肚皮苍蝇，突然萌发了要从事果蝇研究的念头。书里写了果蝇的一种突变种。这种突变种的体节不是8节，而只是4节。她希望能在蝇卵里找到由基因决定的变化过程，而这些过程是负责把一个受精卵神奇地发育成一只成虫的。在随后的几十年里，果蝇成了福尔哈德饲养的动物。后来，她和维绍斯（1995）共同进行的、开拓性的、关于苍蝇卵发育的研究，把希望变成了现实，发现了同样适用于高等有机体（包括人）的遗传原理，这将有助于解释人体先天性发育畸形的机理，为将来治疗提供了一条新路，提示了以后制造器官的可能性。从中可见兴趣在科学家们创造性科学活动中的促动作用。

二、责任感——精神层面的科学创新原动力

本文认为，科学研究活动的过程，不仅是一组技术性的和理论性的操作活动的集合，而且也是全面体现和反映科学家责任感的过程。科学家不是自封的，它是一个人的责任感，特别是社会责任感充分表达和积累的结果；科学理论不是信手拈来的，在获取的过程中需要科学家的责任感为内驱力；科学研究活动过程比其他认知活动过程更需要精神力量的支持和维系，这种精神力量的基础和支点是科学家的责任感。显而易见，责任感是诺贝尔生理学或医学奖获得者精神层面的科学创新原动

力。在绝大多数情况下，诺贝尔生理学或医学奖获得者的责任感是以他们的行为作为标志的。

研究认为[5]，责任感是指个体对自身在人类社会和自我发展中所承担的责任的一种意识，是对自己在道德活动中完成道德任务的情况是否满足其道德需要而产生的情感体验。从具体内容上讲，责任感是一种重要的道德感；从社会实质上看，人的责任感反映的是人的人生价值问题。作为自我约束所有形式中约束力最强的一种，责任感是在一个人的理想、信念、世界观的基础上形成的。

一个人复杂的责任感系统可分为个人责任感和社会责任感两个方面或两种形式。一般来说，只有个人责任感与社会责任感相统一，才能在一个人身上实现创造与索取、贡献与享受有机统一的、完整的人生价值形态，实现人的全面发展与社会进步的同步、一致和统一。只有社会责任感高于个人责任感，个人才能对自己身边的他人、群体和所处的社会环境负责，创造出高于自身需要的价值贡献给社会，以组织扩大再生产，维系社会文明，促进社会健康和谐、进步与发展。但无论历史上，还是现实中，人的社会责任感与个人责任感经常存在着矛盾关系，有时还会出现相互分离、甚至彼此对立的现象。如何处理这种关系，能否把社会责任感放在首位，就成了衡量一个人责任感水平的重要标志。从系统论角度来看[6]，社会责任感的层次结构可分为：家庭责任感，他人责任感，集体责任感，国家、民族责任感和人类责任感。本文仅探讨其中的集体责任感和人类责任感与诺贝尔奖获得者医学创新行为的关系。

（一）诺贝尔奖获得者具有无处不在的集体责任感

人类历史始终是一部竞争的历史，也是一部合作的历史。群体协作是20世纪科学研究的时代特征之一。因而，在已经到来的21世纪，“由于竞争成为日常生活各个领域中的一种无处不在的现象，团结互助就变得尤为重要”。[7]能否团结互助的一个核心因素，就是合作者有无良好的集体责任感。诺贝尔生理学或医学奖获得者中摩尔根（1933）缔造的“蝇室（fly room）”，德尔布吕克和卢里亚共同创建的“噬菌体研究组”，埃克尔斯（1963）领导的神经细胞生理学研究集体等，都已成为优秀合作团体的代名词。

蝇室[8]是美国哥伦比亚大学安排给全美国设置最早的实验动物学教授摩尔根的一间简陋的实验室，位于该校赫姆霍恩楼的613号，面积只有7×8.2平方米，靠墙摆放的书架和一排饲养果蝇的牛奶瓶，占去了实验室的很大面积，余下的地方仅能放下 8 张桌子和一张实验台。实验室里显得非常拥挤，四处散发着腐臭气味，常有老鼠蟑螂，冬天滴水成冰，夏天闷热潮湿。这个实验室中经常饲养着数万只甚至几十万只果蝇，研究人员整天在这里研究果蝇。20 世纪上半叶最有权威的遗传学家摩尔根在这里与果蝇打了 19 年交道。就在这里，摩尔根创立了基因理论，取得了生物学上最优秀的成果，获得了诺贝尔生理学或医学奖。也就在这里，聚集了一群有才华的年轻人，他们中有多位先后荣获诺贝尔生理学或医学奖，把遗传学推向了一个新的高峰。

蝇室的工作人员都是摩尔根亲自挑选出来的。工作人员有两种，一种是少数比较固定的成员，一种是许多流动的成员。大家在研究工作上独立自主，交流观点时互通有无；发现问题讨论切磋，甚而激烈地争论，坦率地批评他人，包括对摩尔根；摩尔根经常告诉成员们他的想法和建议，但不强求按他说的去做；每当有人提出新思想、新概念时，大家很少考虑发现的优先权问题，实际上有一些具有深远影响的思想最先不是摩尔根，而是他的助手和学生提出来的。因此，摩尔根在获诺贝尔生理学或医学奖后，曾多次对人说："这是奖给我们集体的，是对实验生物学的褒奖，而不是奖给我个人的"[8]。蝇室成员斯特蒂文特曾说："这个小组作为一个单位进行工作。每个人做自己的实验，但每个人确切地知道其他人正在做什么，而且对每个新结果都进行畅所欲言的讨论。他们很少关注科学发现的优先权或新思想、新解释的来源，要紧的是工作取得进展"[9]。瑞典皇家卡罗林学院亨斯切恩教授在 1933 年诺贝尔生理学或医学奖授奖辞中指出："我们可以非常公正地谈论摩尔根学派，但是很难区分哪些工作属于摩尔根，哪些工作属于他的助手"[8]。

在诺贝尔生理学或医学奖史上，两位学科带头人志同道合、密切配合、互相支持、共同合作，又共同获奖的，大有人在，更为多见。如 1923 年的班廷和麦克劳德，1944 年的厄兰格和他的学生加塞，1945 年的弗洛里和钱恩，1947 年的科里夫妇，1956 年的理查兹和库南德，1958 年的比德尔和他的学生塔特姆、塔特姆和他的学生利德伯格，1959 年的奥乔亚和他的学生科恩伯格，1962 年的沃森和克里克，1963 年的霍奇金和他的学生赫胥黎，1965 年的雅各布和莫诺，1975 年的杜尔贝科和他的学生特明、杜尔贝科和巴尔的摩，1977 年的吉尔曼和沙里，1978 年的内森斯和史密斯，1981 年的休伯尔和维厄塞尔，1982 年的贝里斯特姆和他的学生萨米埃尔松，1984 年的克勒和米尔斯坦，1985 年的戈德斯坦和布朗，1986 年的科恩和蒙塔尔西尼，1988 年的希钦斯和埃利昂，1989 年的毕晓普和瓦慕斯，1991 年的内尔和萨克曼，1995 年的维绍斯和福尔哈德，1996 年的多尔蒂和津克纳格尔，1998 年的弗奇戈特和伊格纳罗。是什么把他们的关系凝结在一起？其中 1989 年的毕晓普的自述颇具代表性。“跟我联合在一起的是一批有才华的博士后研究员和研究生组成的逐渐壮大的力量。其中突出的一位是哈罗德·埃利奥特·瓦默斯，……。在将近 15 年的时间里，我们一起指导一批年轻的科学工作者，最多时有 20 多人。我们俩经常会面，交流想法，查考数据，审议结论，并一起推敲我们向科学界发布的新闻稿。我们等于是两人相配合共弹一台大风琴。……。哈罗德与我的配合异常完美，受到广泛称赞。我们两人的姓氏成了联结在一起的复合姓氏，我们的实验室被称做‘毕晓普 - 瓦默斯’实验室。……。人们常常问我，在哈罗德和我合作的那些岁月中，是什么把我们的关系凝结在一起。直接的凝固剂是我们对科学，尤其是对癌病毒研究的共同迷恋”[10]。

（二）诺贝尔奖获得者具有作为最高层次的人类责任感

创新是科学研究的生命，是一种艰苦探索的过程，是一种批判、质疑、求证的过程，是一种坚持独立见解的过程，是一种接受新事物、维护新观点的过程。求新的结果是创新，从时间过程上看，这个结果的到来有长有短，几月、几年，甚至几十年，这在诺贝尔生理学或医学奖史上屡见不鲜；从研究过程看，这个结果的到来，往往要经历曲折反复、失败、误解，直至最终成功；从评价过程看，外界的惊羡赞叹，讽刺挖苦，甚至排斥打击，不一而是；从接受过程看，人们对其从怀疑、反对、否定，到认可、接纳、借鉴、推广、改进、发展，一应俱全。这些都可以说是科学研究活动中的一般性问题，它们普遍需要科学工作者具有高度、稳定和恒久的对社会、对人类的责任感。纵观诺贝尔奖史，诺贝尔生理学或医学奖获得者的创新无一不来自其高度的人类责任感。

世界上获得诺贝尔奖的第一个生理学家巴甫洛夫，早在 100 多年前就具有代表性地践行了这一点。在沙俄政府时期，科学研究不受重视，实验室缺少必要设备，1878 ~ 1890 年间，巴甫洛夫的实验室，其实只是一个浴室改建的破旧简陋的小屋，每年的实验经费也少得可怜。但这丝毫没有影响巴甫洛夫的科研热情，他常用自己有限的收入购置研究所用的设备和动物。有一段时间，为节省开支，他甚至把新婚不久的妻子送到偏僻农村的姐姐家住，自己则借住在实验室或朋友家。同事和朋友为改变他的窘境，请他开设专题讲座，而后以讲课费名义资助了他一些钱。第二天他就买了一些实验设备和一大群狗。俄国十月革命的社会主义时期，列宁曾委托大文学家高尔基去访问巴甫洛夫，具体了解他的实际困难。他一不提自己的口粮，二不申请燃料，只严肃地说："需要狗，狗！情况已经到了这种地步，得自己沿街去捉狗！"巴甫洛夫认为，营养是生命的源泉，为了弄清人是怎样构造的，应当从研究消化开始。为了早日破解人的高级神经活动机制，为了人类的健康和幸福，在劳累、失败和讥讽的多重打击下，在设备条件、实验动物和研究经费相当困难的环境下，在国家关心并准备改善其个人生活条件的情况时，巴甫洛夫毅然决然地割舍的是对个人的责任感，几十年如一日实践着的是早已升华的人类责任感。诚如 1890 年巴甫洛夫被奥尔登堡公爵邀请作为军事医学院学术委员会委员并领导生理学部时，他对公爵所说的那样，"我希望您扩建实验室，这是为了生理学的未来。只有深入研究人的高级神经活动，我们才有可能拯救人类于众多的不治之症"[11]。

同样是一个人，为什么在受到同样致病微生物的侵袭时，会出现不同的结果：有的生病，有的死亡，有的却健康如常？为了揭开这个谜底，1908 年诺贝尔生理学或医学奖获得者俄国的梅奇尼科夫付出了毕生的精力。19 世纪 80 年代，自德国学成归国的梅奇尼科夫，因欲从事微生物可以致病的研究得不到所在大学的支持，毅然辞去教授职务到意大利西西里岛建立了私人实验室。这时期他在观察海星消化食物时，产生了一个奇妙、惊人而富创造性的联想：海星体内的游走细胞能吞噬食物，人体的血液细胞是否能吞噬微生物？为了验证这个猜想，寻找直接证据，几次设计实验，从 1883 年建立吞噬细胞理论，到最后正式提出最初的噬菌细胞免疫学说，前后历时近 20 年。其间，他的研究受到过科赫的冷淡与藐视，遭到德国学者在学术会议和刊物上猛烈地反对，被俄国医生轻蔑嘲讽，他承受了沉重的精神压力，饱尝了被人漠视的苦闷。为了揭示人体吞噬细胞的功能，他领导助手们集体吞服霍乱弧菌，自己吞服的最多，助手竟因此死于霍乱。这些打击都曾使他动摇、甚至想到自杀。最后在巴斯德的热情支持与真诚帮助下，梅奇尼科夫终于 1900 年将成果发表，为免疫性研究做出了巨大贡献。梅奇尼科夫的生活中充满了烦恼和不安，但他始终关注着人类的免疫，能把意外看到的海星幼虫的噬菌现象与人的免疫细胞联系起来，并最终发现人的免疫功能。这个飞跃，只有每天关心和思考人类健康的科学家才能做到。毕晓普在其《如何获得诺贝尔奖》一书的结尾，说出了这些科学家们的共同思考："科学受到赞扬，但同时也受到害怕、不信任和蔑视。科学为未来提供希望，但同时也引起道义上的冲突和模糊不清的选择。前进的困难是很大的，但假如后退就会一无所有，所以困难再大也得往前走"[10]。

参 考 文 献

[1] http：//www. pmo. jsinfo. net/wenben/luyong xiangl. htm

[2] 李伯黍，燕国材. 教育心理学（第2版）[M]. 上海：华东师范大学出版社，2001. 242.

[3] http：//www. chinawriter. org/zjksh/wei 罗恩 g/stwx/wxo200046. asp

[4] 傅杰青，赵家业，傅缨. 百年诺贝尔奖（生理学或医学卷）. 上海：上海科学技术出版社，2001. 226～227.

[5] 段志光. 诺贝尔医学奖与大学生心理教育 [M]. 北京：中国城市出版社，2000. 43.

[6] 段志光. 大学生社会责任感研究中的理论问题探讨（下）[J]. 山西高等学校社会科学学报. 2000. 12（3）：69.

[7] 孙云晓，孙宏艳，学会做事 [M]. 北京：北京出版社，1999. 124.

[8] 李思孟. 摩尔根传 [M]. 长春：长春出版社，1999. 122，123，168.

[9] 罗波，周晓林. 二十世纪重大科技谋略 [M]. 成都：四川人民出版社，1996. 100.

[10] [美] J. 迈克尔·毕晓普著. 程克雄译. 如何获得诺贝尔奖 [M]. 北京：新华出版社，2004. 44～45，198.

[11] [苏] 沃罗宁著. 郑宇，吴仁富译. 巴甫洛夫传 [M]. 郑州：海燕出版社，2001. 97.

诺贝尔生理学或医学奖获得者科学素质分析①

| 段志光　卢祖洵

从20世纪后半期始，国际社会不仅逐步认识到提高公民的科学素质对于国家经济发展和社会进步所具有的重大而深远的影响，更认识到要想成为一个科技强国，没有诺贝尔科学奖级的研究是绝对不行的。当前对于如何提高全民科学素质，已有系统深入的研究；对于世界顶级科学家的科学素质却鲜有研究。我们以1901～2005年诺贝尔生理学或医学奖的184位获得者为研究对象，对其科学素质作一初步分析。

一、科学素质的基本理解

（一）科学素质的概念分析

关于科学素质的概念分析，因对“素质”和“科学”的不同理解，逻辑上有两个出发点：一是以素质为中心词，认为科学素质是素质的一个子概念；二是以科学为中心词，以需要了解和掌握的科学来界定科学素质。两种进路都可能给出各自的科学素质概念基本内涵及结构[1]。实际工作中，两种进路的基本内涵都有使用，如：美国科学素质研究代表人物米勒给出的素质进路的基本内涵是“个体具有阅读、理解与表达对科学事件看法的能力”[1]。《美国国家科学教育标准》给出的科学进路的基本内涵是“了解和深谙进行个人决策、参与公民事务和文化事务、从事经济生产所需的科学概念和科学过程”[2]。目前，国内外对科学素质内涵的研究和界定，多以素质进路为主，两种进路混合使用。

（二）科学素质的定义表述

关于科学素质定义的表述，常见的有两种形式，一种是将科学素质建设的目标和内容用两句话分开表述，如，米勒的定义：科学素质是指对科学术语（term）和概念（concept）有一定程度的理解，从而通过阅读日报和杂志，理解给定的争论和

---

① 原文刊载于《医学与哲学（人文社会医学版）》2007年第10期。

论战的相互竞争观点的本质。科学素质包括三个维度：掌握一定量的基本科学观点方面的词汇，能够阅读报纸和杂志中相互竞争观点；对科学探究的过程和本质有一定的理解；对科学和技术对个人和社会的影响有一定的理解[3]。

另一种是用一句话同时概括出科学素质建设的目标和内容，如美国科学促进协会和中国科学技术协会的定义："科学素质包括数学、技术、自然科学和社会科学等许多方面，这些方面包括：熟悉自然界、尊重自然界的统一性；懂得科学、数学和技术相互信赖的一些重要方法；了解科学的一些重大概念和原理；有科学思维的能力；认识到科学、数学和技术是人类共同的事业，认识它们的长处和局限性。同时，还应该能够运用科学知识和思维方法处理个人和社会问题"[4]。"科学素质是国民素质的组成部分，是指公民了解必要的科学知识，具备科学精神和科学世界观以及用科学态度和科学方法判断及处理各种事务的能力"[5]。

二、获得者科学素质分析

（一）科学素质的量化测度指标

"在各国的学者中，没有争论的是，测度科学素养是可行的，科学素养是可以测度的。关键是如何测度和衡量，这是一个大难题"。[6]因为社会测度是在一种充满不确定因素（如政治、经济、文化、宗教、地理等）的环境中进行的计算过程。

我们认为，按照拜比的科学素质连续谱论[1]，诺贝尔生理学或医学奖获得者应具有多维度的科学素质，至少具有概念性的和程序性的科学素质，但如何测度，没有制订的专门测度指标体系。我们选取他们科学素质的形成过程中，那些和高校学习经历、最高学位授予单位、教授（研究员）首聘年龄与单位等可以量化的指标进行测度分析。

（二）获得者高校学习经历情况分析

以获得者每10年高等学校学习经历中的学校数量及其所在国家为考察依据，根据高等学校学习经历，生成诺贝尔生理学或医学奖获得者每10年高校学习经历情况表，见表1。

表1 1901~2005年诺贝尔生理学或医学奖获得者每10年高校学习经历情况表

年度 / 平均数 / 经历	1901~1910	1911~1920	1921~1930	1931~1940	1941~1950	1951~1960	1961~1970	1971~1980	1981~1990	1991~2000	2001~2005	平均
高校	1.67	1.17	1.45	1.38	1.53	1.74	1.50	1.84	1.82	1.67	3.25	1.73
国家	1.08	1.00	1.27	1.08	1.06	1.21	1.19	1.20	1.18	1.19	1.08	1.16

由于获得者本科学习经历资料短缺，此处所指高校学习经历，其实是研究生学习经历。由表1可知，诺贝尔生理学或医学奖获得者足够科学素质的养成基础来自于学校的科学教育，或者说，学校中恰当的科学教育为他们充分理解科学提供了最终的基础。他们在大学前的小学和中学阶段所接受的科学素养，不仅限于自然科学，数学、技术科学和社会科学也包括在内。获得者平均高校学习经历为1.73所，就是说他们中的大多数就读了两所甚至更多所高校。同时，一个不可忽略的背景是，获得者高度科学素质的养成离不开所在国家社会经济和科技发展的实际情况，尽管他们绝大多数身居发达国家，但高校学习经历中的国家数平均为1.16所，说明仍有一部分人接受了不同国家的高等教育。

（三）获得者最高学位授予单位情况分析

以获得者最高学位授予单位为考察依据，根据英国《泰晤士报高教副刊》（Times Higher Education Supplement）2004年11月15日推出的全球大学排行榜[7]，生成诺贝尔生理学或医学奖获得者最高学位授予国家、单位与人数情况表，见表2。

由表2可知，诺贝尔生理学或医学奖获得者最高学位授予单位有88所大学，其中64.77%排在世界前200名，他们共有139人，占到获得者总人数的75.54%。说明他们不仅在从事科学研究生涯的超点上比一般人要早，而且他们接受科学研究生涯基础训练的单位大多都是世界上或国内最好的研究型大学，那里不仅通过系统科学理论和科学方法给他们科学素质的高度，而且确定了他们在科学研究上探知自然或改造世界、实现自我的负责任的生活态度。但同时也还有1/3的最高学位授予单位和1/4获得者的科学研究生涯基础训练场所不在世界大学前200名中，说明在科学研究上取得原创性成果者，也不一定都有世界名校的教育科研培养基础。

表2　1901～2005年诺贝尔生理学或医学奖获得者最高学位授予国家、单位与人数情况表

最高学位授予国家	最高学位授予单位数量	最高学位授予单位进入世界大学200强数量	进入世界大学200强的单位所占比例（%）	最高学位授予国获奖人数	总人数比例（%）	最高学位授予单位进入前200强大学人数	占授予国获奖人数比例（%）
美国	27	24	88.89	70.5	38.32	66.0	93.62
英国	9	6	66.67	30.5	16.58	27.5	90.16
德国	12	9	75.00	18.5	10.05	14.0	75.68
法国	3	2	66.67	11.5	6.25	10.0	86.96
瑞士	5	1	20.00	7.5	4.08	1.0	13.33
瑞典	3	2	66.67	7.0	3.80	2.0	28.57
丹麦	1	1	100.00	5.0	2.72	5.0	100.00
比利时	4	1	25.00	4.0	2.17	1.0	25.00
意大利	2	0	0.00	4.0	2.17	0.0	0.00
奥地利	1	1	100.00	4.0	2.17	4.0	100.00
加拿大	4	4	100.00	3.5	1.90	2.5	71.43
澳大利亚	4	3	75.00	3.0	1.63	2.0	66.67
荷兰	3	3	100.00	3.0	1.63	3.0	100.00
俄罗斯	2	0	0.00	2.0	1.09	0.0	0.00
西班牙	2	0	0.00	2.0	1.09	0.0	0.00
捷克	1	0	0.00	2.0	1.09	0.0	0.00
阿根廷	1	0	0.00	1.5	0.82	0.0	0.00
匈牙利	1	0	0.00	1.5	0.82	0.0	0.00
芬兰	1	1	1.00	1.0	0.54	1.0	100.00
罗马尼亚	1	0	0.00	1.0	0.54	0.0	0.00
葡萄牙	1	0	0.00	1.0	0.54	0.0	0.00
总计	88	58	65.91	184.0	100.00	139.0	75.54

（四）获得者教授（研究员）首聘情况分析

以获得者每10年教授（研究员）首聘时的平均年龄为考察依据，根据任教授时年龄，生成诺贝尔生理学或医学奖获得者每10年教授（研究员）首聘年龄情况表，见表3。

表3 1901~2005年诺贝尔生理学或医学奖获得者每10年教授（研究员）首聘年龄情况表

年度 / 年龄（岁） / 内容	1901~1910	1911~1920	1921~1930	1931~1940	1941~1950	1951~1960	1961~1970	1971~1980	1981~1990	1991~2000	2001~2005	平均
首聘年龄	35.42	37.50	33.09	38.77	36.07	40.74	41.38	40.80	38.90	38.81	38.11	38.79

由表3可知，诺贝尔生理学或医学奖获得者教授（研究员）首聘年龄最大为65岁，最小为20岁，平均为39.50岁，反映获得者任教授时大多比较年轻；在获得者每10年教授（研究员）首聘年龄情况中，总体上呈现出20世纪50年代后大于前的趋向，在20世纪50年代后的50多年中，又总体上呈现前大于后的趋向。据统计，具有教授职务的178名获得者中，有63.54%首聘高校在世界大学前200名。结合获得者首聘教授与获最高学位时差平均为12.34年的情况，可以判断，获得者凭借学校阶段养成的科学素质基础，在工作后的较短时间里，逐渐锻炼成学科知识渊博，富于创造性思维和创新意识，有稳定研究方向，能把握学科发展方向，能组织和带动学科梯队，有较突出科研成果，在国际或国内学术界有一定影响的学术或学科带头人，充分表现出他们超越一般人的科学素质。

参 考 文 献

［1］全民科学素质行动计划制定工作领导小组办公室．全民科学素质行动计划课题研究论文集［M］．北京：科学普及出版社，2005，15，13，13，17．

［2］［美］国家研究理事会．美国国家科学教育标准［M］．北京：科学技术文献出版社，1999，28．

［3］Miller. J. D. The Measurement of civic Scientific Literacy［J］. Public Understanding of Science，1998（7）：203－233．

［4］美国科学促进协会．面向全体美国人的科学［M］．北京：科学普及出版社，2001：XXII．

［5］中国科协全民科学素质行动计划大纲［N］．中国教育报，2003－02－14（7）．

［6］李大光．科学素养可以测度吗？［N］．科技日报，2001－07－06（3）．

［7］新加坡狮城论坛——最新出炉的泰晤士报2004世界大学排名．［EB/02］．（2004－11－05）［2005/05－07］．http：//www. linguaphonesg. com．

第六篇　中国创新的感悟

诺贝尔奖自1901年首颁至今，已近110个年头。500多个诺贝尔科学奖的获奖者中至今尚无中国本土科学家。近年来，国人不仅形成了越来越浓的“诺贝尔情结”，而且在每年10～12月诺贝尔奖公布和颁发期间总要最强烈地感慨一番。在科学社会学的意义上说，诺贝尔奖不过是科学的社会机制中一项标志性的激励手段而已，为何却在世人特别是国人中间引起如此强烈震撼？究其根本原因，人们已不仅仅把诺贝尔科学奖作为对科学家的一种奖励，也不仅仅问中国本土的科学家为什么没有获奖，而是把它与中国现代科学技术发展以及中国的科技创新力直接地联系在一起。

中国人为何与诺贝尔科学奖无缘？答案多种，原因多元。1895年，诺贝尔设立第三份遗嘱时，中国还没有“科学”这个词，还没有一所大学，是因。中国的本土文化没有产生近代科学技术，对现代科学技术缺乏支持的内力，是因。中国现在孕育诺贝尔科学奖的土壤不够肥沃，是因。原始能力不强和基础研究水平不高，是中国大学和研究机构的最薄弱环节，是因。高教体制和制度太陈旧，是因。科研投入不足，是因。缺乏世界一流权威科学家，是因。……我们还可找出若干原因。但需明确的是，我们找的是未能获得诺贝尔科学奖的因，还是未涌现出诺贝尔奖级科学研究成果的因。显而易见，偶然的一、两项诺贝尔科学奖代表不了一个国家的科技创新力，我国科学技术的发展，不仅需要诺贝尔科学奖，更需要诺贝尔奖级的科学研究。对一个国家科技战略目标来说，诺贝尔奖级研究的提法，比获得诺贝尔奖的提法更为科学合适。

中国人何时与诺贝尔科学奖有缘？关键在科技创新。创新是科学的本质，是科学的生命力所在。虽然客观而言，诺贝尔科学奖与科学创新不能等同，但就“诺贝尔情结”而言，有还是比没有好。在寻找不足、增强信心之前，我们需要热情。科学创新始于问题，孕于积累。要想涌现出诺贝尔奖级科学研究成果，需要整个社会的积累，需要科学自身的积累，需要学术思想的积累，需要科学家个人经历的积累，需要几代人的知识积累。这些积累，需要从现在开始，需要从青年生物医学工作者开始。

中国人为何与诺贝尔生理学或医学奖无缘①

| 禹宽平

每年10月，诺贝尔委员会都要向全世界公布当年诺贝尔奖得主的名单。年年颁发的诺贝尔奖，年年与中国人无缘。这个问题近几年来一直在笔者脑中盘旋。诺贝尔奖无疑是当今世界科学界的最高荣誉。而诺贝尔生理学或医学奖的授奖史在某种程度上也反映了20世纪生物医学的发展史。因此探讨一下“中国人为何与诺贝尔生理学或医学奖无缘?”这类问题，不但对提高生物医学工作者的研究方法、思维能力会有所启示，而且对目前我国科研体制的改革以及对科研成果的正确评判等等诸多问题也会有所帮助的。

中国人与诺贝尔生理学或医学奖无缘，原因很多，诸如十年浩劫的延误以及诺贝尔评审委员会对中国人的偏见等，例如，1993年诺贝尔生理学或医学奖授予英国人罗伯茨博士和美国人夏普博士，以表彰他们在1977年各自独立地发现了“断裂基因”。然而在罗伯茨这个研究小组中，一位旅美中国生化专家周芷博士却是这项成果的首席功臣。在1977年6月上旬召开的冷泉巷专题年会上公布这项成果时，周芷排名第一[1,2]。然而诺贝尔生理学或医学评审委员会对中国人的忽视与偏见给周博士留下了一个遗憾。由于篇幅有限，以下笔者仅从中国人传统思维存在的缺陷来阐述“无缘”这一问题。

一、中国传统文化强调的是中庸之道，而中庸之道的思维观在把握事物上往往采取模棱两可和适可而止的态度。由于适与不适是模糊不清的，因此在中国人的思维体系中就缺乏一种对于一致性和统一性的追求，也就是缺乏一种形而上的精神（这里的形而上不是指与辩证法相对立的方法论，而是穷究万物本原的本体论）。说通俗一点，中国人的思维就是缺乏一种走极端的精神。看看科学发展史，大凡科学大师无一不是走极端。如，著名的热力学第二定律最初由克劳修斯表述为：自然界

① 本文原题为《中国人为何与诺贝尔医学奖无缘》，刊载于《医学与哲学》1994年第1期。

中绝不可能自发地把热量从低温物体传到高温物体。爱因斯坦的狭义相对论中有一个重要的原理：任何物体的速度绝不可能超过光速。有人以为这只是物理学中的例子，其实不然，相似的情况也存在于生物医学中。例如，孟德尔提出的遗传因子的概念（如果孟德尔后来还活着，他肯定也会获诺贝尔奖），孟德尔用红花碗豆与白花碗豆杂交，子一代是红花，子二代红花与白花之比为3∶1。据此孟德尔提出，性状（红与白）只是由细胞内的一种颗粒状遗传因子决定的。这样的例子实在太多。一个长期受中庸之道影响的人恐怕难以提出这样的观点。因为他的想象力与创造力都受到了很大的束缚。走极端在科学发展史上是起了重要作用的，这种思维方式很有价值，它可以使科学家在科研中走一条最简单的路达到目的，因为他把要解决的问题归结到一个点（本源）上去了。另外具这种精神与思维的科学家往往有一种把自己的观点坚持到底，推到极端的气魄。如埃弗里为了证明遗传物质是DNA还是蛋白质而用肺炎双球菌做的转化实验。还有沃森和克里克为了解析活细胞和DNA构型，通过对晶体DNA进行X线衍射图谱的分析得出晶体DNA双螺旋结构，进而把这结构推到所有DNA。

这种走极端的形而上思维溯源于古希腊哲学。

二、儒家文化中的经世致用的实用主义价值观妨碍了中国人的思维。长期以来，人们一提科学就总是联想到它的应用价值。当然，从根本说，科学研究是为了应用，但并非每一项研究都能和应用联结起来。科学同时也是一种精神的追求，一种纯粹的精神满足。有位著名科学家说得更明白，科学研究“纯粹是一种智力游戏”，“科学研究工作的一个主要特点是智力的进取心，要有在解决宇宙奥秘的问题中去了解和锻炼自己智力的愿望。”凡是科学家没有一个是从实用的目的从事科研的。孟德尔豌豆杂交试验并不是为了实用，而是想了解植物的形态和花的颜色是根据什么规则传递给后代的。要知道，诺贝尔奖几乎是不授予应用学科的。法国科学家彭加勒说得好：“科学家并不是因为大自然有用才去研究它，他研究大自然是因为他感到了乐趣，而他对大自然感到乐趣是因为它的美丽，如果大自然不美，那它就不值得认识。如果大自然不值得认识，就不值得活下去。”因此，科学研究切忌急功近利和迫不及待，而就是怀着从容闲适的心情，静静地去玩味它、欣赏它、体会它、把握它，从中获得一种特殊的快感。科研中过分强调其应用价值，除了败坏科学研究的雅兴外，其消极方面切不可低估。在这一点上中西文化间的差异极其明显。

三、著名进化生物学家、科学哲学家、美国科学院院士迈尔博士说过一句极为深刻的话："科学发展的最重要方面是科学家头脑里思想的发展"。[3]科学家头脑里的思想对科学的发展所起的作用是巨大的。杨振宁在上海交通大学演讲时，讲过"氢弹之父"诺贝尔奖得主泰勒的故事。他说：泰勒对他的学生有很多帮助，他的学生很多，他常常一星期给你一个题目，下星期当你和他谈论时他常忘了上星期所给的题目；他的想法极多，平均每天有八、九、十个想法，但是其中95%是错的，但这没关系，因为每天如有半个好的想法，其成绩将是不得了的；他有个作风给我印象很深，泰勒有许多不成熟的想法并且很愿意和别人谈，有时在走廊碰到你就谈他刚刚想到的idea怎样怎样，这是和中国传统不一样的，也是中国传统极不赞成的[4]。而我国的生物医学工作者常常可分成这样两类。一类是整天呆在实验室，不停地做实验。其实做实验不仅仅是用手做，更多的是要用脑子做。有一个这样的故事，诺贝尔奖得主卢瑟福在卡文迪许做研究时，一次发现一位研究生很晚了还在实验室，于是上前问他，白天在干什么？答曰：做实验。学生本期望卢瑟福的表扬，不料他却说，你一天到晚都在做实验，那么你用什么时间进行思考呢？另一类是整天在图书馆查阅资料，岂知当今生物医学文献无以数计，大脑如果都被文献填满的话，那同样也不可能进行思考了。我国著名胚胎学家朱洗先生在考虑做什么问题，怎样做时，是不看书的。他认为看书会叫别人影响自己的思考[5]。当年弗洛伊德在创立精神分析理论时，发现尼采的哲学包含有精神分析的胚芽，这时他立即停止阅读尼采的著作以免干扰了他自己的思考。中外科学大师的异曲同工之妙说明了一个科学工作者最重要的是要有自己独特的想法。否则就没有创新。在目前我国的生物医学研究中相当大一部分就是对国外同行工作的低水平重复。这种状况又如何能诞生诺贝尔奖得主呢？最近，有一个分子遗传学实验室提出了一个颇有意味的口号：不怕你的想法是错的，就怕你没有想法。一个连错的想法都提不出的人是绝不可能在科学上做出大成就的。

当然影响中国人获诺贝尔奖的原因还有许多。例如，我国的科学家，特别是青年科学家常常在其他同行面前表现出一股莫名其妙的谦虚。这次周芷母亲对她女儿未能获奖说了句很深刻的话："她一点也不知道怎样推销宣传自己的成果。"确实，当前生物医学的前沿课题就那么一些，而众多的学者几乎都将目光对着它们。因此一项成果诞生后，谁应获首席承认就显得格外重要。因为这关系到谁将获诺贝尔奖。真正的首席功臣不但不应谦虚，而且还应该大肆宣传推销它。"没有一门伟大的学科是以谦卑的精神发现的。”（Pagels 语）一个才华横溢的科学家，他的自信心、进取心及事业上的野心与他的创作欲望和成果的大小、多少一定是成正比的。爱因斯坦曾对一位同行向他提到某某青年科学家很谦虚时说道：“他还没有做出任何工作，有何可谦虚的”。[6]还有就是中国人太强调师徒关系，太信奉权威。弟子是不能背叛师门的，“科学研究就是少数人服从多数人”（丁肇中语）。其实我们更应具有古希腊哲人的气概，吾爱吾师，但吾更爱真理。另外，诺贝尔奖的得奖成果许多是一些小问题的突破，而这些小问题的突破带来的却是一大片未开垦的处女地。如提出操纵子理论的莫诺，最初是想搞清楚细菌的二次生长的机里，歪打正着，发现了操纵子，从而引发了基因调控的研究。而我们中国人总喜欢找一些大而全的课题，以为这就代表了当代最高水平，其实不然。

我国著名医学哲学家，诺贝尔生理学或医学奖研究权威傅杰青教授曾预言我国学者争取诺贝尔奖的零的突破肯定是在医学界。我们对这一预言深信不疑。我们中华民族是一个聪明能干、勤劳刻苦、认真钻研的民族，这个民族曾为人类做出过许多巨大的贡献。只要我们努力扬长避短，荣获诺贝尔奖是完全可能的。

中国人，你在什么时候获诺贝尔生理学或医学奖？

参 考 文 献

[1] Chow L. T，Gelinas，R. E，Brorer，T. R. Rogerts，R. J; Cell，1977，12∶1 – 8

[2] 今年诺贝尔医学奖令人不解．大众卫生报（长沙）．1993 年 10 月 30 日，第 3 版

[3] Mayr，E. 著．刘珺等译．生物学思想的发展．长沙：湖南教育出版社，1990

[4] 杨振宁．Nature，1991，14：63。

[5] 庄孝僡．以我为主，才能搞出高水平的科研工作．细胞生物学杂志，1993，15（3）：97 – 98

[6] 洁清．现代物理百家短义．现代物理知识，1993，（4）36

制约中国本土科学家获得诺贝尔生理学或医学奖的因素分析[①]

陈天全

一、教育理念的颠覆

任何科学研究都需要人才去完成，教育是塑造人才的唯一途径，既要给予被教育者精深的知识，又要赋予其活跃的创造力，但目前我们的教育方法极大地扼杀了学生的创造力，包括家庭教育和学校教育。在家庭教育中，家长们强调的就是“听话”，这种“听话”要求服从，不鼓励独立见解和竞争；鼓励稳妥可靠，而不鼓励放飞心灵，异想天开；鼓励“心往一处想，劲往一处使”，而不考虑个人的差别和独特性；鼓励儿童把社会的兴趣当作自己的兴趣，而不保护和激发儿童天性中潜在的兴趣和求知欲。在这种环境下生长的儿童又怎么能独立的发现问题解决问题？又怎么能奢求他们有惊人的创造力呢？

看看我们的学校教育，有一部分老师充当了创造力的“杀手”，其实所有孩子生下来都天生具有极高的创造力，就看我们如何保护和培养，可惜的是，我们的孩子一出世就被数个“杀手”所包围，最终被蹂躏成一个平庸、“听话”、随大流的人。

再看看我们的中学教育，也许很多人会说“我们的基础教育走在世界的前列”，原因是很多学生在奥林匹克竞赛上得了奖。可为了这个奖我们牺牲的太多了，中学生超前学习了很多知识，并辅以大量的练习题，目的就是将学生培养成一个熟练的解题技工，浪费了大量的时间，而这段时间恰恰是学生创造力形成和发展的最佳时段。我们常说“不要在起跑点上输给别人”，愿望是好的，但结果往往不尽如人意，就如中国足球，少年队是世界级的，青年队是亚洲级的，而国家队就不用说了。决定成败的不是起跑线而是终点线，第一个冲过终点线才是真正的赢。

---

① 本文刊载于《医学与哲学（人文社会医学版）》2008 年第 5 期。

长期以来，我们培养的学生知识面狭窄，思想欠活跃，缺少创新意识，难以产生跨越时空的异想天开，成不了大气候，而诺贝尔奖需要的是开创性的革命性的研究，从这点上来说，我们离诺贝尔生理学或医学奖还有一段距离[1]。

二、科研心态的浮躁

1993~2003年十年间，在国际科学引文检索排名中，引用最多的前20名论文，没有一篇是中国科学家的，前100名中，我国只有2篇，前1000篇中，我们只有14篇[2]。由此可见，我国科学家在尖端研究方面是多么的薄弱，究其原因，在于科研人员科研心态的浮躁。学术的功利性太强，学术腐败屡见不鲜，几乎所有名牌大学都爆出过学术丑闻，以至于百名学者联名倡议抵制学术腐败，教育部要建立学风建设委员会，归根到底还是科研人员耐不住寂寞，缺乏科研的原动力。诺贝尔奖获得者创新的原动力，几乎都是他们对自然现象的好奇心、求知欲、兴趣和责任感等非功利化的因素[3]。好奇心、求知欲和兴趣，是他们心理层面的科学创新原动力。而高于个人责任感的社会责任感以及作为最高层次的人类责任感，则是他们精神层面的科学创新原动力。这种科学探索的原动力既是一种深沉的责任又是一种简单的动机，有了这份深沉的责任感，即使前路遇到再大的困难和阻力，也会勇于面对。

看看那些诺贝尔生理学或医学奖得主们，得奖之前几乎都默默无闻地进行着自己的工作，他们也许都没意识到今后会获奖，只是在研究上充满好奇心，执着地做自己喜欢的工作，这才是诺贝尔生理学或医学奖的本意，科学精神的本质。其实，科学的重要性并不在于是否获奖，重要的是做有意义的科学研究。科学是为了求真，只有在旺盛的好奇心和单纯的求知欲驱使下从事科学活动，才能自觉摒弃外在的干扰和杂念，最快地接近科学探索的目标。科学要求真，求真需付出，这是最简单的道理。这种科学精神是陈景润的一身书呆子气的体现，也是竺可桢“把是非得失了然于心后，依然尽吾力以行之”的精神。这样的精神、这样的学者，我们还有多少？当你讨论的热火朝天说多少年后会得诺贝尔生理学或医学奖的时候，别人已经做出了重大成果并站在诺贝尔生理学或医学奖的领奖台上了[4]。

三、科研体制的困扰

国家选拔重点人才及项目培养而不是为科研工作者创造自由宽松的环境，使得获得诺贝尔生理学或医学奖变得虚无缥缈。诺贝尔生理学或医学奖不是奥运会金牌，不是国家扶持一下，就可以打造出来的，它是一个国家科研创新力的标志，当一个国家具有相当的科研实力，科研工作者的研究取得成果，那么诺贝尔生理学或医学奖自然就会得到。诺贝尔生理学或医学奖不是国家所追求的事业，而是科研工作者的科研成果的副产品。国家所做的只是为科研工作创造自由宽松的环境。在创造良好的研究环境上下工夫总比在某个人或某个团体上下赌注要好。总之，政治权力对科研和学术的束缚越多，那么获得诺贝尔生理学或医学奖的可能性越小，除非通过国家考试来进行诺贝尔生理学或医学奖的评定[5]。对于在创造良好的研究环境上我国可以借鉴一下美国。

扩大科研活动中的学术自由。在科研领域，学术自由对科学的发展有决定性影响，因为自由的学术氛围能使科研人员的创造力和想象力得到充分的发挥[6]。同时，对科研机构的管理也可借鉴一下美国：国家科学院只是一个荣誉性的非政府组织，不管理任何科研实体；联邦政府只从大幅度增加科研经费和通过立法手段提供环境，而不进行直接管理[7]。另外，学术自由氛围的形成还有赖于研究者的思想的改变，我国几千年来都有着“君君，臣臣，师父，弟子”的思想，严重禁锢着研究者，以至于出现了论资排辈、权威至上的现象，没有形成学术面前人人平等的氛围，不利于中年尤其青年科学研究者创造力的发挥。

促进社会各界研究力量的成长。科研不仅是国家和政府的事，而是全社会共同的责任。美国的企业、非政府组织、非盈利组织在其科研体制中扮演着及其重要的作用。我国政府也可大力支持类似的企业组织，不仅可以提高我国整体的科研水平，而且有利于科研成果快速转化为社会价值[6]。

规范科研体制，使之公开化透明化。在我国，科研体制中还存在许多不透明的地方，例如评奖欠公正公平，往往是评委以及他们的熟人、朋友、同学、老师或自己的学生瓜分了其中绝大部分，使得评出的奖项中有许多平庸之作[8]。而在美国，科研氛围虽然宽松，但是其体制公开并且透明，这得益于美国的法律。我国要借鉴这种体制必须强化我国的法制[6]。

四、科研资源的散落

科研设备较落后，科研资金不足也是原因之一，2005 年我国科研经费总支出为 2450 亿元，占 GDP 的 1. 34 %，其中基础研究的投入为 131. 2 亿元，看上去似乎不少，但这一数值仅为美国的 27%，日本的 9. 3%，法国的 17%，韩国和西班牙的基础研究经费也分别为我国的 1. 9 倍和 1. 3 倍[9]，并且这些国家的基础研究经费还有着不断增加的趋势，如 2002 年美国将联邦政府科技拨款除国防以外的 41% 用于基础研究，同年国会又批准了在未来5年内将国家科学基金会的预算增加一倍的议案；日本在财政紧缩的情况下，仍然增加基础研究资金的投入，为其经济的再次崛起蓄积智力资本；韩国也计划增加其基础研究的经费，以期在2015年成为世界科技七强之一[2]。

虽然我国对基础研究的投入不如一些发达国家，不过这不是影响我国科研发展的最主要的原因，最主要的原因是科研投入的利用率不高，首先是科技资源重复建设，有资料表明我国拥有的仪器设备总量超过英国，但利用率较低，有的仪器利用率只有25%，甚至更低，如Modis卫星接收系统在美国只有16套，英国、法国、德国等大多数欧洲国家各有一套，他们都通过共享满足需求，而在我国目前已经买了17套，仅在北京就有8套，另外各地还有80套的购买计划，重复现象十分严重[10]，浪费了有限的资金，“好钢没用在刀刃上”。其次科研经费分配不均衡，存在“饿死”和“撑死”的现象。有些科研人员手里有大量的项目甚至都没法做完，而有些科研人员则无法获取项目[9]。第三，我国在科研成果的转化方面，尤其是高校的科技成果转化效率十分的低，据统计，“九五”期间我国高校获得的各类科技成果并已取得规模效益化的比例仅为10%～15%，远低于发达国家的60%～80%[11]。

除上述四点以外，还有一些因素制约着中国本土科学家获得诺贝尔生理学或医学奖，如人文底蕴的匮乏，传统思维模式的局限等。

历史证明，科学研究活动需要人文精神。科学研究活动最根本的特点是创造，产生创新的灵感来自于科学家的悟性，而人文精神深刻地影响着悟性，进而影响着灵感和创造性[12]。再看看诺贝尔生理学或医学奖得主们的个人经历，绝大多数都熟悉多个领域，具有医学科学、人文科学和社会科学的完整三维知识结构，并兼具哲学、文学、艺术的头脑，并从中不断发现灵感，科学发展需要深厚的人文背景，科学在良好的人文背景下才能更飞速地发展。另外，我国传统思维注重整体的把握，而不重视细节的研究，对事物细节容易疏漏，有时具有明显的模糊性，这使得对事物的整体认识也具有模糊性，使认识陷于笼统、模糊，偏重于感觉经验，思维逻辑性不强。而西方对细节分析比较深刻，有助于对事物深层认识[13]。

（指导教师：南京医科大学医政学院刘虹副教授）

参 考 文 献

[1] 王国祥. 为什么我们与诺贝尔医学奖无缘——访中国工程院副院长王淀佐 [J]. 教学与教材研究，1999，(1)：14-16.

[2] 马卫华，李石勇，赵敏等. 我国高校科研工作中的功利化倾向及对对策探讨 [J]. 科技进步与对策，2007，24 (1)：172-174.

[3] 段志光，卢祖洵. 诺贝尔奖获得者医学创新的原动力探析 [J]. 医学与哲学，2005，26 (1)：16-19.

[4] 苗获，吴晓东. 中国离诺贝尔医学奖有多远? [J]. 生命世界，2007，(1)：34-35.

[5] 刘军宁. 怎样才能得不到诺贝尔医学奖? [J]. 雅文，2004，(24)：06-07.

[6] 王　键. 美国的科研体制对中国的启示 [J]. 科学文化评论，2006，3 (6)：87-96.

[7] 段志光，卢祖洵. 诺贝尔生理学或医学奖美国获得者学术条件背景分析 [J]. 医学与哲学：人文社会医学版，2007，28 (6)：78-79.

[8] 杨庆贵，陶莉，卢建华. 浅谈医学院校科研现状及研究生培养管理 [J]. 医学与哲学：人文社会医学版，2006，27 (8) 72-74.

[9] 夏光育. 对基础研究投入问题的思考 [J]. 郑州航空工业管理学院学报，2007，26 (3)：190-192.

[10] 唐仁华，伍莺莺，吴承春. 对促进科技资源共享问题的几点思考 [J]. 科技创业周刊，2005，(7) 8-9.

[11] 孙元花. 我国高校科技成果转化中存在的问题及对策 [J]. 巢湖学院学报，2006，8 (1)：62-65.

[12] 段志光，卢祖洵. 诺贝尔医学奖获得者的人文底蕴思考 [J]. 医学与哲学，2004，25 (12)：69-70.

[13] 曹景敏，王静. 中国传统思维之思辨——从中国学者从未获得诺贝尔医学奖想到的 [J]. 医学与哲学，1999，20 (5)：28-29.

中国传统思维之思辨[①]

——从中国学者从未获得诺贝尔生理学或医学奖想到的

曹景敏　王　静

一、中国传统思维的特征

中国传统思维热衷于社会人伦关系的追索，淡漠于物质客体的探索，如在中国历史上像张衡、郭守敬一类的自然科学家寥若晨星，而孔孟一类的政治家却举不胜举。再如中国书市上关于人际关系、政治家传等一类书籍销量很大，但却很少有某个自然科学家传等书籍能得到人们的追捧。中国古代伦理哲学的繁荣和丰富多彩，举世公认，但自然哲学却远不仅西方；中国直接服务于政治的兵、农、医、艺等学科光辉灿烂，但形式逻辑等思辩学却远不及西方文明。而西方思维总体趋向是外向的，强调对自然外界的认识，致力于世界物质结构和本源的认识，如许多美国人并不崇拜政治家，甚至认为他们是骗子，这从另一角度说明了这一问题。但中国许多有名学者最后却走上了从政之路。

中国传统的思维的另一特征则是直观性和整体性。直观的思维方式与低水平的认识手段有关，由于中国没有经历近代西方那样的科学技术革命，因此可以说中国的思维方式难以产生质的飞跃，使传统的直观思维方式一直沿袭下来。中医理论充分体现了直观的整体思维方式，如中医理论把人体看成一个复杂的有机整体，如生命运动是有机体中各个部分共同作用的结果，把各个脏器所具有的功能当作相互作用、相互调节的整体过程来认识。同样，中医的诊治也是使整体运行的偏差、不稳定恢复动态平衡。中医所强调的调理就是体现了这个指导思想。中国传统的思维的直观整体性，有许多方面可以给人以启迪，从整体上把握事物，但这种思维特性对事物细节容易疏漏，有时具有明显的模糊性，这最终容易对事物的整体认识也具有模糊性。举一个简单的例子，西方许多医学杂志论述一个很小题目，可以写得很

---

① 本文原题为《中国传统思维之思辨——从中国学者从未获得诺贝尔医学奖想到的》，刊载于《医学与哲学》1999年第5期。

细，最后成为一篇很好的论著，这说明西方的细节分析比较深刻。

和谐的统一性是中国传统思维的第三个特性，中国传统思维讲究对立面的统一，讲究中庸之道，这与西方较多地强调对立面的冲突，强调争强好胜形成明显反差。自秦汉以来，以和谐达到统一作为一种思维方式已渗透到社会的各个领域，如中国大团圆的喜剧传统艺术，就说明了这一点。梁山伯与祝英台不能相聚，死后也要化作蝴蝶而相守是老百姓喜闻乐道的；《水浒传》的悲剧，众人观后总觉得愤愤不平。“太惨太惨”表达了人们对整体结局的惋惜，总觉得心里不好受。而西方戏剧方面则是以悲剧见长，这也反映了中西方思维之间的差别。

二、中国传统思维的反思

中国传统思维是我们宝贵的历史遗产，要一分为二地去分析。中国古代传统技术的发达与中国传统思维密不可分，如中国的古代造纸、印刷、火药、指南针四大发明，世人皆知，而天文、陶瓷、中医中药等也是走在世界前列的。另外在人际关系的处理上，中国人有相当的学问。在家靠父母，出门靠朋友，这是普通百姓的处世经验，本着这个理论，很容易达成和谐的人际关系。相反，西方传统则强调的是人与上帝发生联系，不太强调人与人之间的联系。

但是，我们并不能以中华民族的灿烂文化来否定中国传统思维的消极一面。中国在近代的落后与中国传统思维有一定的关系。中国思维的直观整体性，对于认识事物虽然必不可少，但这种思维的方式有其片面性，如重整体上把握，不重视细节的研究，使认识陷于笼统、模糊，偏重于感觉经验，思维逻辑性不强，给主观随意的解释一直留有余地。中国传统思维注重于实用，使实用科学技术相对发达，但基础理论科学相对落伍。像数学这种具有高度抽象的理论性很强的学科，也是技术高于理论。中国古代数学的发达举世公认，如刘微的割圆术，祖冲之的圆周率的研究，但中国在数学发展史上没有出现像欧几里得几何、非欧几何那样的数学范式[1]。针灸、气功早已作为治病的手段，但对其理论研究却微乎其微。中医把整体观、系统观、动态观作为方法熟练地运用于医疗实践，却没有出现中医方法论的理论著作。《本草纲目》、《天工开物》等描述了许多经验体会，但却少有理论研究。目前的研究生论文答辩，委员们往往问该研究有何临床意义，否则便会认为该研究缺一条腿。各种基金的申请，申请者也要再三强调该研究的实用价值，否则便很难得到资助。其实，我们都知道“理论指导实践”，“理论在一定阶段可以超前于实践”的道理，现实却很难做到这一点。中国科学技术的片面性，缺乏科学技术发展的合理结构，与政治相关的人文科学较为发达，而自然科学的进步得不到重视，最终必会导致整个科技的落后。清朝乾隆年间，中国还是比较富强的，但当英国使者送了一个机械气球给乾隆帝时，乾隆帝竟不屑一顾。中国古代科学技术体系中，理论、技术、实践三者的离散，技术的相对发展，理论的落后和实践科学的不受重视，使科学技术的发展缺乏良性循环，不能使三者相互促进、不可避免地使中国近代文化落后于西方[2]。中国的四大发明功绩卓越，为何西方在武器、造纸方面的研究却能超出中国？答案与中国不能形成理论、技术、实践三足鼎立之势有关。不合理的科学结构得不到完善，中国的科技很难超越西方。

中国传统思维的片面性，其实从幼儿教育时期就已表露出来。杭州大学、日本大阪教育大学和筑波大学的儿童心理学家的最近一次调查显示：中国儿童分辨数的概念、分类、时间序列等能力较强，而日本儿童在运动、组会、容积、空间转换等方面则比中国儿童强，暴露出当前中国的幼儿教育仍存在着明显的误区，对幼儿过早地进行以数学、文字为主的所谓“学前教育”，不注意培养幼儿的空间转换、形体感知、想象力和创造力，最终幼儿的想象力、动手能力较弱。

三、展望未来

目前我们正经历第三次科技革命的浪潮，第一次、第二次科技革命我们不幸错过，但这一次我们一定要把握住。党和国家多次强调科技兴国，让我们感到兴奋与鼓舞，“思维科学”已逐渐形成了一门科学[3]。大系统、大开放、大目标、大科学的思维方式对科技革命的影响也得到了人们的重视。相信在不久，诺贝尔生理学或医学奖会有中国人的名字的。只要我们吸取中华传统思维之精华，剔除其糟粕，下个世纪，可能不是中国赶超世界，而是世界又要赶超中国了。

参考文献

[1] 肖家棋，宋秋芬. 创造思维秘诀. 西安：陕西人民出版社，1998. 68～70.

[2] 中央人民广播电台理论部. 现代思维与改革. 北京：中国广播电视出版社，1986. 38～43.

[3] 单秀法，刘化绵. 现代科学思维引论. 武汉：湖北人民出版社，1987. 64.

20 世纪的诺贝尔生理学或医学奖与 21 世纪的医学生素质①

| 段志光

世纪之交之际，回顾过去，前瞻未来，就会发现：现代科学技术在发展中的高速度、高起点、短周期、综合化和大科学体系等特征，以及随之带来的诸多正面与负面问题，都在提示我们：高等教育即将面临一场深刻的变革。一方面，面对现代社会对大学生带来的生理与心理的过重负荷，面对高科技对大学生越来越高的智力与非智力要求，人们对大学生的全面素质提出了越来越高的期望。另一方面，在当今以和平与发展为世界两大主题的世界态势中，人的素质正越来越成为衡量一个国家综合实力的一个主要指标。因此，面对新世纪的到来，如何提高我国大学生总体素质，就成为一个跨世纪的重大研究课题。

从 20 世纪的诺贝尔生理学或医学奖史和医学与教育未来发展趋势中，可以提炼出 21 世纪医学生需要具备的五种基本素质。

素质之一，具有医学科学、人文科学和社会科学的完整三维知识结构。

杨振宁博士认为，过去几十年国内的一个教育哲学倾向是，引导学生向专精的方向走，从而把他们眼界限制住了。这在今天尤其是不利的，因为随着科学技术的发展，各个不同的科技领域是新的知识非常之多，很多非常重要的新领域是多学科交叉、融合发展起来的。因此，把学生的知识面限制太窄是不利的。20 世纪诺贝尔生理学或医学奖获得者几乎都是同时熟悉多个领域、进行跨学科创造性思维的优秀科学家。经统计，在 165 位诺贝尔生理学或医学奖获得者中，有文字明确记述专修过文学、数学、物理学、化学、工学、农学、动物学等学科的至少有 75 位，占获奖总人数的 45.5%；其中有 50 位获得了相应学科的学士、硕士甚至博士学位，占

---

① 本文原题为《20 世纪的诺贝尔医学奖与 21 世纪的医学生素质》，刊载于《医学与哲学》1998 年第 4 期。

获奖总人数的30.3%；有60位又在此基础上获得了医学博士学位，占获奖总人数的36.4%。即使直接学医者，在其进行医学科学研究的过程中，也多方面地学习和应用了哲学、心理学、工学、数学、物理学、化学等其他相关学科的前沿知识与技术。

这充分说明，医学要解决的许多重大问题，不论是关于生命过程及其本质，还是当代医学的难题与科研重点，没有最新科学理论的指导和众多高新技术的支持，是无法进行的。在即将到来的21世纪，随着健康和卫生概念内涵的不断扩大，人们生活与社会环境和生态环境关系的日益密切，医学将涉及自然科学、人文科学和社会科学等全部科学领域中越来越多的学科。一方面，它需要集中许多学科的人员、理论和技术进行研究；另一方面，它要求未来医学科技人员具备生物、医学、数学、物理、化学、工程、计算机、心理、社会等多学科、完整而非单纯医学的知识结构。这是20世纪诺贝尔生理学或医学奖史对医学模式转变的诠释，对未来高等医学教育观念的启示，带给未来医学科技人员的全新观念，也必将被21世纪的医学实践所证实。因此，当前在培养目标上存在的侧重科学教育而忽视人文社科素质教育的问题必须迅速解决，必须按照现代医学模式的要求，使整体课程甚至每门课程，都能充分地反映出医学的生物、心理、社会性质，必须在培养中注意引导医学生建立一种以医学科学知识为核心、充分兼顾和有机融入人文与社会科学知识的完整三维知识结构。

素质之二，具有积极独立地获取新知识、掌握与应用新技术的意识和能力。

应该说，当前的应试教育是制约我们获取诺贝尔奖的重要原因之一。我们在国际数学、物理、化学等奥林匹克赛上披金挂银与在诺贝尔奖上默默无闻的强烈反差，足以证明这一点。因为，奥林匹克赛与诺贝尔奖虽不矛盾，但前者侧重于对知识的掌握与应用，后者注重对人类健康和进步有巨大实用价值的科技成果。应试教育所造成的误区之一，是一味追求基础知识教育，追求意义不大的考试、比赛，忽视了掌握动手能力、应用能力和创造能力；误区之二，是消极被动地学习，以传授知识为主的课堂中心教学法，使学生的知识面仅局限于设置课程或考试课程之内；误区之三，忽视了对学生科学技术意识的培养，使学生没有学会和培养出适应未来社会的能力。其结果导致绝大多数学生消极、被动地对待学习，积极主动地获取有限的即应试的知识，很少养成强烈地追求新知识和新技术的意识，很少形成获取新知识和掌握与运用新技术的能力。

诺贝尔生理学或医学奖获得者却早已用事实作了相反的证明。1944 年奖获得者厄兰格和加塞，把处于摇篮时代的电子技术用于研究神经活动，首先使用阴极射线示波器研究神经的电脉冲，为人类拍摄了第一张神经电脉冲照片，揭示了神经纤维的高度分化机能。1977 年奖获得者雅洛，就是由于把核物理学应用于临床医学，把放射性同位素示踪技术和免疫学结合起来，发明了放射免疫分析法而获奖。还有最初的青霉素制品的获得，等等。更有甚者，1931 年奖获得者瓦尔堡，一生中涉及的领域达 40 多个，对每个领域所发表的研究文章不下 5 ~ 10 篇。他不仅因发现呼吸酶获奖，还创立了一系列重要的生化研究方法，对解决生物化学和细胞生理学中的许多重大课题发挥了极其重要的作用；还揭示了光合作用中光能转变的机制，为量子生物化学奠定了基础。因而还曾于 1927 年和 1944 年两次被提名为诺贝尔生理学或医学奖获奖候选人。因此，我们在转变教育观念的同时，还要注意转变教育方式与教学方法。不能仅依靠开设一定数量的人文和社会科学选修课，而要将人文素质教育渗透于各教学环节；要真正在使学生全面发展和全面提高学生素质的前提下，既注意不同层次人才的培养，又注意培养所有学生积极独立地获取新知识、掌握与运用新技术的意识和能力。

素质之三，具有综合运用各种知识、技术、技巧和创造性地发现、提出与解决问题的能力。

我国能否实现 21 世纪的宏伟战略目标，能否实现诺贝尔生理学或医学奖零的突破，在很大程度上取决于能否造就出具有创造能力的优秀人才。因此，在未来的高等医学教育中，如何培养医学生的创造力成为一个重要而突出的问题。

事实证明，所有科学家的创造发明，都取决于其创造性思维。在人类历史形成和发展的过程中，创造性思维作为创造力的核心，始终具有至关重要乃至决定性的作用。20 世纪的诺贝尔生理学或医学奖，作为近百年医学科学研究中最具代表性的创造性思维成果的荟萃，生动地反映了这一点。1919 年奖的获得者为比利时微生物学家博尔德，他的成功在很大程度上得益于其巧妙的联想所提供的方法论基础。1936 年的获得者为奥地利生理学家勒韦，他的成功在于抓住了一闪即逝而又重新出现的灵感，从而以生物科学史上少有的利落、简单而又说明问题的实验，证明了蛙心跳动的化学媒介作用。1962 年奖的获得者为英国生物物理学家克里克和美国生物学家沃森，他们提出的 DNA 双螺旋结构模型，是生物学史上的革命性事件，标志着分子生物学的诞生。他们的成功在于大胆假设，把复杂的三维问题变为简单的一维问题处理，从而提出了 DNA 中碱基配对的思想。如此等等。

从这些科学创新中我们看到，新理论都是对原有科学理论的思想突破，这些突破正是创造性思维的具体体现。一般来说，创造性思维并不限于极少数天才，乃是人人皆有的普遍情形。也就是说，人与人在创造性思维方面的差异，仅有程度高低之别，而非全有或全无的问题。21 世纪的医学生，只有把创造力由低水平向高水平的转化作为学习的出发点和归宿，在努力丰富知识、占有足够信息、建立合理知识结构的基础上，综合运用各种知识和技术，善观察、敢质疑，学会发现和提出问题；积极发展想象力，培养科学思维能力；注意集中思维热点，及时捕捉灵感；积极参与和开展科研活动，努力追求教学与科研相结合；自觉塑造性格，磨炼意志，养成强烈的创造精神，才能保持自己创造力的可持续发展，最终培养创造性思维，发展创造力，为医学发展做出贡献。

素质之四，具有从事社会工作的能力，特别是团结协作能力

当今，科学研究进入“大科学”时代，任何一项认真的研究，几乎都离不开前人的劳动和今人的协作。在这一点上，杨振宁博士曾谈到自己的切身体会：“在科学研究中，如果没有与别人的合作与交流，只是埋头钻研，视野不开阔，在科学的研究道路上，就难免有局限性，还容易发生偏差。”诺贝尔生理学或医学奖获得者的成功史更证明了这一点。诺贝尔生理学或医学奖史上最突出的协作事例，当推“分子生物学之父”、美国生物学家、物理学家德尔布吕克领导的研究组，该组共有 8 人先后荣获诺贝尔生理学或医学奖。1939 年，德尔布吕克遇到了意大利细菌学家卢里亚，他邀请卢里亚到纽约冷泉港实验室，共同研究噬菌体的遗传学问题，卢里亚欣然前往。后来又接受美国生物学家赫尔希参加研究。1940 年，他们正式创建了噬菌体研究组，聚集了一大批有志于研究病毒自我复制的科学家。他们互相启发、互相补充、互相磋商，连续做出许多意义重大的发现。1969 年他们三人共同获奖。德尔布吕克在进行开拓性工作的同时，广泛接触各界人士，活跃思想，促进学术交流，从而推动了现代生物学的形成和发展，完成了生物学史上的一个伟大变革，为人类建立了不朽的功勋。

就当前的科技发展实践而言，其中合作研究的规模和数量已经远非诺贝尔奖诞生的时代可比。因为，在信息时代，个人的力量越来越小，单靠个人能力来解决大科研问题的可能性越来越小。时代需要人们具有组织能力和协作能力，更多的成果要依靠集体智慧，人才也将以一种集合体的方式体现出来。因而，如何在科学研究

中与人合作，成为一个科技人才能否取得成功的越来越重要的基本素质。

素质之五，具有良好的精神、道德和心理品质

这是一种比知识和技能更难学习与培养的基本素质，也是一个21世纪的医学生最应该重视的基本素质。其实质是学会做人，其价值在于它是衡量全面发展的首要标志。因为，科学技术越进步，社会物质文明越高速发展，就越要重视社会精神文明建设，重视具有良好的精神、道德和心理品质的高层次人才的培养。

众多诺贝尔生理学或医学奖获得者的成长史都表明，个人创造力的开发程度取决于其创造精神，这种精神既包括探索创新、奋力拼搏，也包括无私奉献、为社会服务。个人的成功还取决于其具有的良好道德和心理品质。如果说科学的发现往往具有惊人的相似，那么科学家的成功因素中的非智力因素也是这样。1976年奖的获得者美国科学家盖达塞克，1997年奖的获得者是美国科学家普鲁西纳。两人的研究均起因于对偶然遇见的不治之症患者死因的探究。结果一个揭示了南太平洋考察时发现的蔓延在土著人中间的“库鲁”病的病因，从此揭开了对慢性病毒病研究的序幕；一个揭示了在医院治疗中发现、与后来震撼英伦三岛、蔓延欧洲大陆的疯牛病有共同病原体的克－雅病的病因，从此揭开了对非传统意义的病毒、还有争议但极可能是一种全新病原体研究的序幕。更重要的是，两人从开始研究到获奖均用了25年左右的时间，在研究过程中均体现出了一种对患者的极大同情感和做医生的强烈责任感，为人类和社会无私奉献的高尚品德，崇高的敬业与创业精神。一开始，一个多次甚至一连18个月深入到土著人中间进行全面的调查研究，一个连续4年埋头于实验室进行全方位的深入研究，都锲而不舍地进行了大量艰苦琐碎的工作；中间，都曾遭遇到令人沮丧的失败，初步研究成果不被重视的情形，但两人均毫不气馁，持之以恒，反复试验。巧合的是，两人都是美国人，注意研究目标时都是住院医师，获奖时都是54岁左右。事实上，盖达塞克和普鲁西纳在科学研究中所表现出的良好精神、道德和心理品质，无不反映在165位诺贝尔生理学或医学奖获得者中的每一位身上。目前，在科研要求越来越高而科研经费相对不足的条件下，如何利用有限的资金做出创新的工作，解决科学和实际中的重大问题，除了面对现实的勇气和雄心壮志，还需要积极寻求智力、知识和技能以外的东西。只有重视这一点，并实际体现在未来的高等医学教育和对21世纪医学生的培养引导中，才能走出自己的路，在贡献人类和世界的同时，实现我国诺贝尔生理学或医学奖零的突破。

参考文献

[1] 李红华. 中国科学报，1997 年 7 月 4 日.

[2] 邢红军. 光明日报，1996 年 9 月 9 日.

[3] 段志光. 医学与哲学，1998，100 ~ 102.

[4] 段志光. 医学与哲学，1996，440 ~ 441.

[5] 唐朝阳. 诺贝尔奖获得者全书. 北京：团结出版社，1994.

[6] 巴德年. 学位与研究生教育，1996，7 ~ 9.

[7] 巴德年. 新华文摘，1996，10 : 185 ~ 187.

[8] 杨叔子. 新华文摘，1996，3 : 153.

[9] 文辅相. 新华文摘，1997，2 : 168.

[10] 韩济生. 学位与研究生教育，1996，5 : 20 ~ 21.

难道此生与诺贝尔奖无缘[①]

——一名普通医科大学学生的感悟

| 庄丽丽

诺贝尔奖自1901年颁发以来，获奖总人数达600多人（不包括和平奖），获奖国家38个。从获奖情况来分析，以美、英、德为首的传统西方国家占了绝对的压倒优势。而拥有世界人口近四分之一的中国人却一直缺席诺贝尔科学奖。因此，于情于理，每个中国公民都该有获得诺贝尔奖为国家争得荣誉的志向。但我作为一名医科大学的学生，却清楚地知道此生与诺贝尔奖无缘。

一、成长环境差异——使我们与诺贝尔奖无缘

缪勒，美国遗传学家，1946年诺贝尔生理学或医学奖获得者。8岁时父亲带他到自然史博物馆参观，以立体感受的实物标本在他心灵里留下了极深的印象，以至改变了他的志向。中学毕业后，缪勒考入哥伦比亚大学动物系，由于从小对动物有特殊情感，他把遗传学作为主攻方向，在系主任威尔逊的指导下，开始用遗传学的观点思考生物问题。经过努力，缪勒终于登上了诺贝尔领奖台。而我，中国成千上万医学院校的普通大学生之一。在以分取人的环境下，从小就被剥夺玩的权力转而参加各种补习班。中学里以优异的数理化成绩引起老师的关注而被说服进入理科班学习。经过两年的题海战顺利通过高考，在父母的劝服下踏上学医之路。纵观两者的成长史，缪勒自小培养了对自然的浓厚兴趣，由兴趣决定志向，由志向决定攻读方向，学在其中，乐在其中，经努力最终走向科学的辉煌殿堂。而我，却从小盲目追求分数，任由分数摆布，由分数决定去向，由成绩决定攻读方向。儿童好奇、探索的天性在过多的应试训练中过早的夭折，最终背着考试沉重的包袱艰辛地走在求学之路上。我和缪勒在成长方面的差异是我国大学生和大多数诺贝尔生理学或医学奖获得者在这方面差异的缩影。在唯高分是从的当下，我们被动的学习，以狭隘的思维全盘接纳老师所教授的知识。而诺贝尔奖获得者却是根据自己的兴趣和需要主

---

① 本文刊载于《医学与哲学（人文社会医学版）》2009年第1期。

动获取知识，为满足自己的好奇心而学习，他们不断的提问、探索、思考与创新。这或许就是我们与诺贝尔奖获得者的距离所在！

二、刻板机械的学习模式——使我们与诺贝尔奖无缘

长期以来，我们的学习以教师、课堂、教材为“三中心”，接受的是“灌输式”的教学模式，采用的是“听－背－考”的学习方式。这种模式重理论、轻实践；重记忆、轻思维；重结果、轻过程；重模仿、轻创新；受教日深，机械性日重。诺贝尔化学奖得主保罗·伯格在接受采访时谈到，中学时他遇到了一位对他一生有很大影响的老师——担任课外生物小组顾问的索菲亚·沃尔沃。她在辅导时并不把灌输知识作为重点，而是把启发学生对科学的兴趣，让学生学会自己去发现问题并掌握如何寻找答案和怎样学习的方法作为出发点。当学生提问时她很少给予直接的回答，而是鼓励学生自己去寻找答案，并教给他们如何到图书馆查找资料、如何做科学小实验。进入大学后，他的老师鼓励他们提出超出他们知识与经验之外的问题，思考那些他们不知道答案的事情。正是这些早年的经历激发了他探索未知世界并找出答案的欲望。诺贝尔生理学或医学奖获得者理罗伯茨在接受采访时强调“我鼓励所有的学生认真听讲并积极地向老师提问。在课堂上所学到的东西并不都是正确的，要勇于批判自己的老师[1]。”诺贝尔物理学奖获得者李政道也强调，“要开拓创新路子，最关键的是你会不会自己发现和提出问题，能正确地提出问题，就是创新的第一步。”[2]任何诺贝尔奖得主的创新发现都要经过提出问题、发现问题和自己寻找答案的过程。然而我们，满足于机械的复制他人的思维方式，将别人给予的答案奉为真理，毫无怀疑意识和问题意识，如此机械刻板的学习又如何能攀登诺贝尔高峰呢？

三、抹杀兴趣的应试教育——使我们与诺贝尔奖无缘

兴趣是天赋，是科学创新的原动力。诺贝尔生理学或医学奖获得者瑟夫·默里在他的自传中讲到“上高二的时候第一次看到元素周期表，我的兴奋至今记忆犹新。宇宙中的规律真是奇妙无比，我想学习尽可能多的自然科学。”一张对大多数人而言平凡无比的元素周期表引起了默里的兴趣，激发了他想学习更多自然科学的动力。而同样一份元素周期表对我们中国的广大学生而言它仅意味着无数的考题将由此而生。我们想了解的不是它背后所隐藏的自然规律，也不曾想过要探索与其相关的未解之谜。我们想要的仅仅是熟记它所呈现的最表浅的形态，即：元素种类、排列顺序、原子相对质量。这对应试教育下的我们而言是解决考题取得高分的知识要点，是走向高分行列的必经之路。显然，充满宇宙奥秘的元素周期表已成为大多数人失去欢乐的不良刺激物，对于一般学生而言，它只是应付考试的工具而已。从小学到大学，接连不断的各种考试和拿分数说话的重重关卡潜移默化学生将所学的知识分为考与不考。渐渐的所求的“知”也便局限于考试重点、考试题型、解题方式、考题答案。而遇到我们感兴趣的事，我们可以像斯金列在强调科学方法论的第一原则时说的那样“丢下手中的其他事去研究它”。然而，消耗时间与精力后仍徒劳的我们，学校宽容不得，家庭宽容不得，社会竞争更宽容不得。可见，应试教育在某种程度上已成为扼杀兴趣和抑制人们创新的幕后黑手。

四、极度贫乏的哲学思维——使我们与诺贝尔奖无缘

哲学教育是一种思维方式的教育。“批判性思维方式是哲学教育的本质。”[3]学习哲学可以体悟智慧、增进智慧。哲学思维方式更是产生奇思异想的土壤。恩格斯说：“理论思维仅仅是一种天赋的能力，这种能力必须加以发展和锻炼，而为了进行这种锻炼，除了学习以往的哲学，直到现在还没有别的手段。”“哲学思维作为一种世界观，渗透到生活各个方面，科研工作也不例外；它作为一种思维理论，人们怎样去处理认识和改造客观世界中的各种关系和矛盾，总是反映了一定思维理论的指导和影响”。[4]据统计，“仅 1958 ~ 1990 年诺贝尔生理学或医学奖获奖项目中，就有 16 项之多是通过哲学中的演绎推理的假说获得的”。[5]然而在中国，哲学课程往往受到同学的排斥，哲学也普遍被作为一门单纯的知识以听 - 背 - 考的形式来掌握。原本体悟智慧、增进智慧的哲学教学变成了日复一日、年复一年的知识点讲解、解题能力的训练。受教育者也没有真正体验到哲学独特的思维方式和特殊的价值。而我们南京医科大学，为加强对学生的哲学思维培养，对授课形式做了改革。以《自然辩证法》为例，由原来单纯的老师讲课、学生听课变为老师讲课、学生参与讨论、鉴赏科学家成才经历影片及课外选读刊物，期末作读书报告等。这种新型的授课方式使原本枯燥乏味的哲学学习变得轻松活跃，充分调动学生自主学习的积极性的同时，也使学生真正融入其中，领略到了哲学的深刻内涵。

五、单一狭隘的专业教学——使我们与诺贝尔奖无缘

跨学科研究，利用交叉学科的优势是医学创新的重要特征。据统计[6]，在 172 位诺贝尔医学奖获得者中，有明确记述专修过数学、物理、化学、工学、文学、动物学等学科的至少有 76 位，占获奖总人数 44. 19%；其中有 51 位获得相应学科的学士、硕士甚至博士学位，占获奖总人数29.65%；有61位又在此基础上获得了医学博士学位，占获奖总人数35.47%。整个20世纪的诺贝尔医学奖获得者几乎都是同时熟悉多个领域、进行跨学科创造的杰出科学家，他们基本具有医学科学、人文科学和社会科学的完整三维知识结构。这充分说明，当代科技的突出特点之一是在学科高度分化基础上的重新整合和跨学科发展。学科交叉的力度和广度已成为影响创新的关键因素之一。而我们的医学教学是以学科专业知识为中心培养医学人才，相对忽视与生命科学密切相关的数、理、化等方面的培养与拓展。诺贝尔曾说过：各种学科彼此之间是有内在联系的，为了解决某一个科学领域的问题，应该借助于其他有关的科学知识[7]。而仅注重专业知识的教学体系、过分地强调学科自身的完整性而忽视了学科之间的联系性和融合性。大量过时的课本知识、交叉重复的课程内容、过于饱和的学时总量难以容纳不断更新的科学知识和相关领域的前沿技术，以致于学生知识面窄而陈旧，知识结构不尽合理，更谈不上率先提出可改变他人思维方式的观念。

中国工程院院士、清华大学教授吴佑寿曾指出：制约我们获诺贝尔奖的关键因素在于我们缺乏创新精神。从以上分析可知，大多数诺贝尔科学奖得主都以兴趣为导向主动获取知识，使自身具备完整的知识结构和科学的思维结构，从而能立足一科的同时呼吸多种文化空气，并在此基础上“异想天开”取得突破性的伟大成就。而我们的学生，无论是差异悬殊的成长环境，刻板机械的学习经历，还是抹杀兴趣的应试教育，抑或是极度贫乏的哲学思维和单一狭隘的专业教学都在不同程度上抑制了创新精神，成为走向诺贝尔奖的绊脚石。

此生与诺贝尔奖无缘，但愿仅仅是我！

（指导老师：南京医科大学医政学院副教授刘虹）

参 考 文 献

[1] 张天蔚. 与诺贝尔大师面对面［M］. 北京：北京文化艺术出版社，2001：199－206.

[2] 陈东. 方法为王［M］. 上海：上海学林出版社，2007：5－6.

[3] 韩震. 以哲学的方式进行哲学教育口［J］. 中国高等教育，2004，（6）：24.

[4] 杨福生. 诺贝尔医学奖中哲学思维的重要作用［J］. 医学与哲学，1997，18（2）：104－105.

[5] 汪一江. 论哲学在医学科学创新中的作用 [J]. 医学与社会, 2004, 17 (4): 22.

[6] 段志光. 20 世纪的诺贝尔医学奖与 21 世纪的医学生素质 [J]. 医学与哲学, 1998, 19 (4) :385 -387.

[7] 王晓勇. 20 世纪诺贝尔生理学或医学奖获奖分析 [J]. 医学与哲学, 2000, 21 (12) 55 -58.

诺贝尔生理学或医学奖：我们何时有缘[1]

———21 世纪青年生物医学工作者的责任

段志光

一、别人为何与诺贝尔生理学或医学奖有缘

今天，我们要反思自己为何与诺贝尔生理学或医学奖无缘，需要先看看昨天别人为何有缘。以美国为例。在诺贝尔生理学或医学奖史上，美国获奖年度为 42 个，占总年度数的 48.28 %；获奖项目为 50 个，占总项目数的 50%；获奖为 79 人，占总人数的 48.17%。值得引起注意的是，虽然从总体上看，世界生物医学科学中心在欧美，但现在存在着一个从西欧向美国转移的趋势。我国学者将诺贝尔生理学或医学奖分为四个时期：第一期 1901 ~1928 年，第二期 1929 ~1957 年，第三期 1958 ~1981 年，第三期后 1982 年至今。依此统计，在第一、二、三期和第三期后四个阶段中，欧洲和美国在各期的获奖人数及占各期获奖人数的百分比分别为：欧洲 23 人、88.46%，24 人、53.33%，22 人、36.07 %，10 人、31.25%；美国 1 人、3.85 %，19 人、42.22 %，38 人、62.30%，21 人、65.63 %。诺贝尔生理学或医学奖为何越来越偏爱美国人？笔者认为，第一，可以归因于美国成功的移民政策。欧洲法西斯主义和反犹太主义的兴起，促使众多科学家移民美国，所以第一流的生物医学科技人才很快地成批涌现，为第二期中美国获奖人数骤然猛增奠定了基础。美国移民政策的思想，正如培根所言：人类最重要的国际贸易，“不是黄金、白银或金钢钻，也不是蚕丝，也不是香料，也不是任何其他的商品，而是上帝第一个精巧的创造物”，即人。从诺贝尔医学奖史来看，美国的移民政策的确达到了预期的目的。第二，第二次世界大战以后，正如美国马里兰大学科技史学家斯蒂芬·布拉

---

① 本文原题为《诺贝尔医学奖：我们何时有缘——21 世纪青年医学工作者的责任》，刊载于《医学与哲学》1997 年第 4 期。

什所说，美国“成功地建立了一个由联邦政府提供的大规模的科技体制”。这意味着美国在生命科学的基础研究方面有强大的经济资助即科研拨款的保证。这就充分保证了生命科学研究取得战略水平的成果所需要的物质条件：实验室普遍地装有高精尖的仪器设备、先进试剂和技术。第三，大力发展本国教育。在60年代初，中学普及率超过90%；在50年代，高等学校的入学率超过同龄人的10%，到70年代初几乎超过了20%。战后30年平均年增长率为5.33%，发展速度之快，为同期世界各国之首。同时，在改革内容上侧重于教育内容的现代化，增加教育拨款，加强了基础理论教学，大幅度减少专业教学时间，重视学生能力的培养，推崇终身教育。第三期中及第三期后，美国的获奖者绝大多数是在美国出生、在美国受教育、在美国成才的本国科学家，这充分证明美国本国的教育是这些科学家做出获奖项目的基础。第四，有一套较成熟的科技管理和科学人才识别与遴选机制。重视和鼓励青年人创造能力，形成了为数较多的学科群和科学家群落。美国社会科学家哈丽雅·朱克曼曾说，在美国所有的诺贝尔奖得主中，有半数人曾同其他诺贝尔奖得主一同工作或一同学习过。

二、我们为何与诺贝尔生理学或医学奖失缘

我们所以与诺贝尔奖失缘，一方面，在客观上有特殊的社会背景。在1600年以前，我国在科技方面远远超过西方，但在1600年以后，我国科学技术开始落后于西方国家，尤其近代在基础科学方面与世界先进水平相距甚远。另一方面，更有主观原因。仅科学意识而言，从1919年“五四”新文化运动倡导引入“赛先生”，到1995年国家把“科教兴国”作为战略举措提出，其间经历了漫长的76年之久，即使从新中国建立以后算，也已达46年之久。因而，我国学者提出的我国未能获得诺贝尔奖的四方面原因：科学知识积累不够，科研经费和时间投入不足，缺乏科学家群落，缺乏科学人才识别和遴选机制，教育体制存在缺陷等便不难理解。

从诺贝尔生理学或医学奖来看，我国未能获奖，至少还有一个原因，即医学模式的转变在实践上是滞后的。20世纪以后，特别是50年代以来，人类疾病谱、病因谱、死因谱发生了较大的改变。资料表明，生活方式、行为、环境因素已占致病因素的60%～70%，这就对现行生物医学模式构成了挑战，促使生物心理社会医学模式的提出。但在一定意义上说，在我国的实践中，医学模式并没有根本改变，甚至根本没有转变。这既有实践成因，又有理论责任。生物心理社会医学模式的理论研究尚处于初始阶段，或准理论状态，致使一方面自身缺乏严谨、缜密的体系，另一方面造成当前的医学教育模式仍沿袭着生物医学模式指导下的人才培养体系。而我国独具的中医和中西医结合的优势，在应用医学方面做出突破性贡献却是富有极大潜力和诱人前景的。

当然，我国也不是在一切科学领域都落后于西方国家或世界先进水平，如在生物医学领域，1956 年我国科学家汤非凡、张晓楼等解决了世界科学家几十年没有解决的沙眼病原体的分离问题，它所达到的水平可与 1954 年诺贝尔生理学或医学奖获奖项目在非神经组织培养中培养出脊髓灰质炎病毒相媲美。因此，在遗憾之余，我们没有理由气馁。我们现在所需要的，是通过全民族的行动，早日实现零的突破。

三、我们如何与诺贝尔生理学或医学奖结缘

要和诺贝尔生理学或医学奖结缘，最根本的是增强我国的生物医学科技实力。同时，事实证明，并非所有的获奖者及其所在国都有世界一流的科研条件，因为人的因素也是最重要的因素之一。至今，已有不在少数的有识之士提出，我国首先打破诺贝尔奖空白记录的，将是生物医学领域。对于将要成为 21 世纪生物医学科学研究主力军的当代青年生物医学工作者和在校生，最重要的是从诺贝尔生理学或医学奖史和获得者的发展中明确自己肩负的历史使命和现实责任，并努力体现在实际工作和学习中。

对于在校生而言，需要学习诺贝尔生理学或医学奖获得者的全面、创造、自主和终身学习观，在整个学习的过程中，正确处理好德与才、全面发展与个性发展、知识能力与素质的关系，做到全面发展。在具体的学习过程中，正确处理好通与专、基础知识与专业知识的关系，做到广博与精专的有机结合。在创造性思维的培养过程中，努力丰富知识，占有足够信息，建立合理知识结构；善观察，敢质疑，学会发现和提出问题；积极发展想象力，培养科学思维能力；注意集中思维热点，及时捕捉灵感；培养优良的个性品质和强烈的创造精神。在本科学习阶段，注意培养生物医学科学、人文科学和社会科学的完整三维知识结构，培养积极独立地获取新知识、掌握与应用新技术的意识和能力，培养综合运用各种知识、技术、技巧和创造性地发现、提出和解决问题的能力，培养从事社会工作的能力特别是团结协作能力，培养良好的精神、道德和心理品质。在研究生学习阶段，珍惜和充分利用对某个学科领域的系统理论基础与基本研究技能正规学习的机会，养成足够的科学素质，为将来从事科学研究活动打好基础。

对于青年科技工作者而言，需要通过诺贝尔生理学或医学奖获得者能产生乐观感受的亲身经历，感悟他们正确的科学观念，活跃的创新思维，深厚的实践底蕴，崇高的理想境界，高度的社会责任感；感悟他们重视信息和善于吸收综合其他学科最新成果的做法，在非一流环境中做出第一流成果的经验；感悟他们在他人甚至前几代人知识和技术经验积累基础之上形成的深厚学术思想积累；感悟他们在其持续增加科学知识总量的奋斗目标下，长期沉浸在高水平的学术研究环境中，积累的大量而丰富的常规研究基础；感悟他们作为自然科学家所具有的深厚人文底蕴；感悟他们追随学术精英、把握学科前沿、注重同行交流、利用学术 机会、积极争取投入、养成优良学风的学术环境追求；感悟他们的科学论文数量与质量的辩证关系带给科学工作者的思考；感悟获奖人数与其所属学科在科学界学科地呈正相关关系，以及获得者中传统生物医学家减少、现代生物医学家和交叉学科科学家增多带来的启示；感悟诺贝尔科学奖级的研究成果与科技强国之关系带来的压力与责任；更感悟国家对创新人才和创新成果的重视、科技水平快速提高和科技环境明显改善带来的动力与希望。

我们期盼着在诺贝尔起草设奖遗嘱二百周年之前，有不止一位的中国科学家载入诺贝尔生理学或医学奖史册。到那时，相信不仅是生命科学领域，而且也是全国全民族的一大盛事。

梦想能否成真，更多的希望在于21世纪的青年生物医学工作者。

参 考 文 献

[1] 段志光. 与医学生谈基础医学的重要性. 基础医学教育，1996，(2)：61～63.
[2] 傅杰青. 生理学或医学诺贝尔奖八十年. 北京：人民卫生出版社，1987 年.
[3] 张金钟. 加速医学模式在理论与实践上的转变. 健康报，1996 年 12 月 29 日.

附录：人名汉英对照表

A

埃利希，P.	P. Ehrlich	1908	生理学或医学奖
奥斯瓦尔德，F. W.	Friedrich Wilhein Ostwald	1909	化学奖
爱因托文，W.	W. Einthoven	1924	生理学或医学奖
奥伊勒，S. A.	Sir Arthur Harden	1929	化学奖
艾克曼，C.	C. Eijkman	1929	生理学或医学奖
艾德里安，E. D.	E. D. Adrian	1932	生理学或医学奖
奥乔亚，S.	S. Ochoa	1959	生理学或医学奖
埃克尔斯，J. C.	J. C. Eccles	1963	生理学或医学奖
阿克塞尔罗德，J.	J. Axelrod	1970	生理学或医学奖
奥伊勒，U.	Ulf Von Euler	1970	生理学或医学奖
阿尔伯，W.	W. Arber	1978	生理学或医学奖
埃利昂，G. B.	G. B. Elion	1988	生理学或医学奖
阿克塞尔，R	Richard Axel	2004	生理学或医学奖
埃文斯，M. J.	Martin J. Evans	2007	生理学或医学奖
昂格尔	Unger		

B

贝林，E.	E. A. V. Behring	1901	生理学或医学奖
巴甫洛夫，L. P.	I. P. Pavlov	1904	生理学或医学奖
博尔德，J.	J. Bordet	1919	生理学或医学奖
玻尔，N.	Niels Henrik David Bohr	1922	物理学奖
班廷，F. G.	Sir F. G. Banting	1923	生理学或医学奖
鲍林，L. C.	Linus Carl Pauling	1954/1962	化学奖/和平奖
比德尔，G. W.	G. W. Beadle	1958	生理学或医学奖
伯内特，F. M.	F. M. Burnet	1960	生理学或医学奖
贝凯西，G.	G. Bekesy	1961	生理学或医学奖

布洛赫，K. E.	K. E. Bloch	1964	生理学或医学奖
贝克特，S.	Samuel Beckett	1969	文学奖
巴尔的摩，D.	D. Baltimore	1975	生理学或医学奖
玻尔，A. N.	Aage N. Bohr	1975	物理学奖
布卢姆伯格，B. S.	B. S. Blumberg	1976	生理学或医学奖
贝纳塞拉夫，B.	B. Benacerrd	1980	生理学或医学奖
伯格，P.	Paul Berg	1980	化学奖
贝格斯特姆，S. K.	S. K. Bergstrom	1982	生理学或医学奖
布朗，M. S.	M. S. Brown	1985	生理学或医学奖
布莱克，J.	J. Black	1988	生理学或医学奖
毕晓普，J. M.	J. M. Bishop	1989	生理学或医学奖
布洛伯尔，G.	G. Blobel	1999	生理学或医学奖
布伦纳，S.	Sydney Brenner	2002	生理学或医学奖
巴克，L. B.	Linda B. Buck	2004	生理学或医学奖
巴格曼，C.	Cori Bargmann		
贝特森	Bateson		
伯克莱	Berkeley		
巴内特，J.	Jennifer Barnett		
包勒斯克，N.	Nicolae Paulescu		
贝斯特	Best		
贝尔纳，C.	Claude Bernard		
布莱雪	Bleichr der		
罗卜	Loeb		
北里柴三郎	Shibasaburo Kitasako		
拜比，R. W.	R. W. Bybee		
布兰玛查理，U.	Upendranath Brahmachari		
	C		
储祖，G.	Georg Zuelzer		
	D		
戴尔，H. H.	H. H. Dale	1936	生理学或医学奖
多马克，G.	G. Domagk	1939	生理学或医学奖
达姆，C. P. H.	C. P. H. Dam	1943	生理学或医学奖
多伊西，E. A.	E. A. Doisy	1943	生理学或医学奖

蒂勒，M.	M. Theiler	1951	生理学或医学奖
德尔布吕克，M.	M. Delbruck	1969	生理学或医学奖
迪夫，C.	C. de Duve	1974	生理学或医学奖
杜尔贝科，R.	R. Dulbecco	1975	生理学或医学奖
多塞，J.	J. Dausset	1980	生理学或医学奖
多尔蒂，P. C.	P. C. Doherty	1996	生理学或医学奖
多布森，M.	Mathew Dobson		
德拉姆，H. E.	H. E. Durham		
稻田伊多	Inada Ido		

E

厄兰格，J.	J. Erlanger	1944	生理学或医学奖
恩德斯，J. F.	J. F. Enders	1954	生理学或医学奖

F

费歇尔，E.	Emil Fischer	1902	化学奖
菲比格，J.	J. Fibiger	1926	生理学或医学奖
弗莱明，A.	A. Fleming	1945	生理学或医学奖
弗洛里，H. W.	H. W. Florey	1945	生理学或医学奖
福斯曼，W.	W. Forssmann	1956	生理学或医学奖
冯·弗里施，K.	K. Von Frisch	1973	生理学或医学奖
费希尔，E.	E, Fischer	1992	生理学或医学奖
福尔哈德，C. N.	C. N. Volhard	1995	生理学或医学奖
弗奇戈特，R. F.	R. F. Furchgott	1998	生理学或医学奖
菲尔，A. Z.	Andrew Z. Fire	2006	生理学或医学奖
富兰克林. R.	R. Franklin		
费曼，R.	Richard Feyman		
弗的罗纳，F.	Fnd Fdllona		
菲克，R.	Rudolph Fick		
弗里德伯格，A. S.	A. Stone Freedberg		
弗洛伊德	Freud		

G

古尔斯特兰德，A.	A. Gullstrand	1911	生理学或医学奖
格拉塞尔，D. A.	Donald A. Glaser	1960	物理学奖
格拉尼特，R. A.	R. A. Granit	1967	生理学或医学奖

盖达塞克，D. C.	D. C. Gajdusek	1976	生理学或医学奖
戈德斯坦，J. L.	J. L. Goldstein	1985	生理学或医学奖
特霍夫特，G.	Gerardus t Hooft	1999	物理学奖
格林加德，P.	Paul Greengard	2000	生理学或医学奖
格林，W. J.	W. J. Gehring		
戈果，M.	Max Gergel		
郭苏	Guo		

H

霍普金斯，F. G.	F. G. Hopkins	1929	生理学或医学奖
海曼斯，C. J. F.	C. J. F. Heymans	1938	生理学或医学奖
何塞，B. A.	B. A. Houssay	1947	生理学或医学奖
赫斯，W. R.	W. R. Hess	1949	生理学或医学奖
亨奇，P. S.	P. S. Hench	1950	生理学或医学奖
霍奇金，A. L.	A. L. Hodgkin	1963	生理学或医学奖
赫胥黎，A. F.	A. F. Huxley	1963	生理学或医学奖
哈金斯，C. B.	C. B. Hugguns	1966	生理学或医学奖
哈特兰，H. K.	H. K. Hartline	1967	生理学或医学奖
霍利，R. W.	R. W. Holley	1968	生理学或医学奖
霍拉纳，H. G.	H. G. Khorana	1968	生理学或医学奖
赫尔希，A. D.	A. D. Hershey	1969	生理学或医学奖
亨特，R. T.	R. Timothy Hunt	2001	生理学或医学奖
哈特韦尔，L. H.	Leland H. Hartwell	2001	生理学或医学奖
霍维茨，H. R.	H. Robert Horvitz	2002	生理学或医学奖
怀特，J.	John White		
霍格内斯，D. S.	D. S. Hogness		
霍夫曼，A.	Albert Hofman		
赫姆霍兹	Helrnholtz		
汉斯，L.	Langer hans		
哈里森，J.	J. Harrision		

I

艾姆基，H.	H. Ehmke		

J

焦尔季，A. V. S.	A. V. S. Gyorgyi	1937	生理学或医学奖

加塞，H. S.	H. S. Gasser	1944	生理学或医学奖
江崎玲於奈	Leo Esaki	1973	物理学奖
吉尔曼，R.	R. Guillemin	1977	生理学或医学奖
吉尔伯特，W.	Walter Gilbert	1980	化学奖
吉尔曼，A.	A. Gilman	1994	生理学或医学奖
津克纳格尔，R.	R. Zinkernagel	1996	生理学或医学奖
吉纳恩泰克	Genentech		
加藤玄	Genichi Kato		
加布里埃尔，P.	Processo Gabriel		

K

柯赫，R.	R. Koch	1905	生理学或医学奖
科歇尔，E. T.	E. T. Kocher	1909	生理学或医学奖
科塞尔，A.	A. Kossel	1910	生理学或医学奖
卡雷尔，A.	A. Carrel	1912	生理学或医学奖
克劳，A.	S. A. S. Krogh	1920	生理学或医学奖
科里，C. F.	C. F. Cori	1947	生理学或医学奖
科里，G. T.	G. T. Cori	1947	生理学或医学奖
肯德尔，E. C.	E. C. Kendall	1950	生理学或医学奖
克雷布斯，H. A.	H. A. Krebs	1953	生理学或医学奖
库南德，A. F.	A. F. Cournand	1956	生理学或医学奖
科恩伯格，A.	A. Kornberg	1959	生理学或医学奖
克里克，F. H. C.	F. H. C. Crick	1962	生理学或医学奖
卡茨，B.	B. Katz	1970	生理学或医学奖
克劳德，A.	A. Claude	1974	生理学或医学奖
克勒，G.	G. Kohler	1984	生理学或医学奖
科恩，S.	S. Cohen	1986	生理学或医学奖
肯德尔，H. W.	Henry W. Kendall	1990	物理学奖
克雷布斯，E.	E. Krebs	1992	生理学或医学奖
坎德尔，E. R.	Eric R. Kandel	2000	生理学或医学奖
卡尔松，A.	Arvid Carlsson	2000	生理学或医学奖
卡佩奇，M. R.	Mario R. Capecchi	2007	生理学或医学奖
科里	Corey		
科什兰德，D.	Dan Koshland		

库克，R.	Ron Cook		
康菲斯	Kemphues		
卡伦，W.	Williams Cullen		
克莱纳，I.	Israel Kleiner		
柯利普，J.	James Collip		
库尔南德	Cournand		
卡斯特拉尼，A.	Aldo Castellani		

L

拉韦朗，C. L. A.	C. L. A. Laveran	1907	生理学或医学奖
卢瑟福，E.	E. Rutherford	1908	化学奖
里谢，C. R.	C. R. Richet	1913	生理学或医学奖
拉曼，V.	Venkata Raman	1930	物理学奖
兰德斯坦纳，K.	K. Landsteiner	1930	生理学或医学奖
勒韦，O.	O. Loewi	1936	生理学或医学奖
赖希施泰因，T.	T. Reichstein	1950	生理学或医学奖
李普曼，F. A	F. A. Lipnann	1953	生理学或医学奖
罗宾斯，F. C.	F. C. Robbins	1954	生理学或医学奖
里查兹，D. W.	D. W. Richards	1956	生理学或医学奖
李政道	Tsung – Dao Lee	1957	物理学奖
利德伯格，J.	J. Lederberg	1958	生理学或医学奖
吕南，F.	F. Lynen	1964	生理学或医学奖
劳斯，F. P.	F. P. Rous	1966	生理学或医学奖
卢里亚，S. E.	S. E. Luria	1969	生理学或医学奖
洛伦兹，K. Z.	K. Lorenz	1973	生理学或医学奖
利根川进	Susumu Tonegawa	1987	生理学或医学奖
罗伯茨，R. L.	R. L. Roberts	1993	生理学或医学奖
罗德贝尔，M.	M. Rodebell	1994	生理学或医学奖
刘易斯，E. B.	E. B. Lewis	1995	生理学或医学奖
兰普伯特，H.	Henry Rapoport		
兰格尔翰斯，P.	Paul Langerhans		
理查兹	Richards		
卢克莱修	Lucretins		
罗杰斯，L.	Leonard Rogers		

卢瑟福	Rutherford		
勒夫，O.	Oskar Loew		

M

梅奇尼科夫，E.	E. Metchnickoff	1908	生理学或医学奖
迈尔霍夫，O. F.	O. Meyerhof	1922	生理学或医学奖
麦克劳德，J. J. R.	J. J. R. Macleod	1923	生理学或医学奖
摩尔根，T. H.	T. H. Morgan	1933	生理学或医学奖
缪勒，H. J.	H. J. Muller	1946	生理学或医学奖
米勒，P. H.	P. H. Mueller	1948	生理学或医学奖
莫尼茨，E.	E. Moniz	1949	生理学或医学奖
莫诺，J. L.	J. L. Monod	1965	生理学或医学奖
梅达沃，P. B.	P. B. Medawar	1960	生理学或医学奖
麦克林托克，B.	B. McLintock	1983	生理学或医学奖
米尔斯坦，C.	C. Milstein	1984	生理学或医学奖
蒙塔尔西尼，R.	R. Montalcini	1986	生理学或医学奖
穆利斯，K.	Kary Mullis	1993	化学奖
默里，J. E.	J. E. Murray	1990	生理学或医学奖
默拉德，F.	F. Murad	1998	生理学或医学奖
马歇尔，B. J.	Barry J. Marshall	2005	生理学或医学奖
梅洛，C. C.	Craig C. Mello	2006	生理学或医学奖
马迪恩，L.	Leone Mattion		
蒙太尼，A.	Agostino Molteni		
梅林，J. V.	Josef Von Mering		
闵可夫斯基，O.	Oskar Minkowski		
麦克劳德，J.	John Macleod		
马瑞	Marey		
蒙塔纳里	Montanari		
闵克夫斯基，H.	Hermann Minkowski		
铃木，梅太郎	Umetaro Suzuki		
麦卡里森	McCarrison		
梅里尔，J. P.	J. P. Merrill		
米切里，L.	Leonor Michaelis		

N

尼伦伯格，M，W.	M. W. Nirenberg	1968	生理学或医学奖
内森斯，D.	D. Nathans	1978	生理学或医学奖
内尔，E.	E. Neher	1991	生理学或医学奖
诺斯，P. M.	Paul M. Nurse	2001	生理学或医学奖
诺贝尔，A.	Alfred Nobel		
尼兰德，J.	Joe Neiland		

P

帕拉德，G. E.	G. E. Palade	1974	生理学或医学奖
普鲁西纳，S.	S. Prusiner	1991	生理学或医学奖
普鲁西纳，S.	S. Prusiner	1997	生理学或医学奖

Q

钱恩，E. B.	E. B. Chain	1945	生理学或医学奖
乔纳森，W. L.	W. L. Johannsen		
秦佐八郎	Sahachiro Hata		

S

施佩曼，H.	H. Spemann	1935	生理学或医学奖
桑格，F.	Frederick Sanger	1958/1980	化学奖
塞缪尔森	Paul A. Samuelson	1970	经济学奖
萨瑟兰，E. W.	E. W. Sutherland	1971	生理学或医学奖
沙里，A.	A. Schally	1977	生理学或医学奖
史密斯，H. O.	H. O. Smith	1978	生理学或医学奖
萨拉姆，A.	Abdus Salam	1979	物理学奖
斯内尔，G. D.	G. D. Snell	1980	生理学或医学奖
斯佩里，R. W.	R. W. Sperry	1981	生理学或医学奖
萨米埃尔松，B. I.	B. I. Samuelsson	1982	生理学或医学奖
萨克曼，B.	B. Sakmann	1991	生理学或医学奖
苏尔斯顿，J. E.	John E. Sulston	2002	生理学或医学奖
史密斯，O.	Oliver Smithies	2007	生理学或医学奖
斯科特，M. P.	M. P. Scott		
塞特斯	Cetus		
史蒂文斯	Stevens		
赛麦尔维斯	Semmelweis		

萨姆布鲁克，J.	J. Sambrook		
山际胜三郎	Katsus – aburo Yamagiwa		
斯科特，E.	Ernest Scott		
索恩，G.	George Thorn		
世古陽丸	Bunichi Hasama		

T

塔特姆，E. L.	E. L. Tatum	1958	生理学或医学奖
特明，H. M.	H. M. Temin	1975	生理学或医学奖
托马斯，E. D.	E. D. Thomas	1990	生理学或医学奖

W

瓦尔堡，O. H.	O. H. Warburg	1931	生理学或医学奖
韦勒，T. H.	T. H. Weller	1954	生理学或医学奖
沃森，J. D.	J. D. Watson	1962	生理学或医学奖
威尔金斯，M. H. F.	M. H. F. Wilkins	1962	生理学或医学奖
沃尔德，G.	G. Wald	1967	生理学或医学奖
维厄塞尔，T. N.	T. N. Wiesel	1981	生理学或医学奖
文，J. R.	J. R. Vane	1982	生理学或医学奖
瓦慕斯，H. E.	H. E. Varmus	1989	生理学或医学奖
维绍斯，E. F.	E. F. Wieschus	1995	生理学或医学奖
威特曼，M. J. G.	Martinus J. G. Veltman	1999	物理学奖
沃伦，J. R.	J. Robin Warren	2005	生理学或医学奖
唐纳休，J.	J. Donohue		
威尔逊，A.	Alan Wilson		
威利斯，T.	Thomas Willis		
吴肯	Ken Kure		
伍连德	Lien – TehWu		

X

希尔，A. V.	A. V. Hill	1922	生理学或医学奖
谢林顿，C. S.	C. S. Sherrington	1932	生理学或医学奖
薛定谔，E.	Erwin Schrodinger	1933	物理学奖
西奥雷尔，A. H. T.	A. H. T. Theorell	1955	生理学或医学奖
休伯尔，D. H.	D. H. Hubel	1981	生理学或医学奖
希钦斯，G. H.	G. H. Hitchings	1988	生理学或医学奖

夏普，F. S.	F. S. Sharp	1993	生理学或医学奖
辛西娅	Cynthia		
夏凡	Chauveau		
薛布尔，O.	Otto Schobl		

Y

杨振宁	Chen Ning Yang	1957	物理学奖
雅各布，F.	F. Jacob	1965	生理学或医学奖
雅洛，R. S.	R. S. Yalow	1977	生理学或医学奖
伊格纳罗，L. J.	L. J. Ignarro	1998	生理学或医学奖
约根森	Jorgensen		
耶尔森，A.	Alexandre Yersin		

Z

詹森，J. H. D.	J. Hans D. Jensen	1963	物理学奖
扎赫姆，R.	Richard Zakheim		
周芷	Louise T. Chow		
佐佐木	Takaoki Sasaki		
珍妮	Jenny		

注：

1. 表内生理学或医学奖、物理学奖、化学奖、和平奖、文学奖均指诺贝尔奖；

2. 1901 年至 1999 年诺贝尔生理学或医学奖获得者姓名参照段志光著《诺贝尔医学奖与大学生心理教育》（北京：中国城市出版社，2000）附录一、二；

3. 2000 年及以后诺贝尔奖获得者姓名均由相关网络查询；

4. 诺贝尔奖获得者姓名英汉对照由张持晨完成；

5. 非诺贝尔奖获得者姓名汉英对照由樊清华、马丽娃和张持晨完成；

6. 本表由张持晨负责汇总。

后　记

承蒙我国著名医学人文学家、《医学与哲学》杂志主编杜治政教授厚爱和《医学与哲学》杂志常务副主编赵明杰教授与《医者的菩提》丛书编委会支持，受托主持完成了本册的编辑工作。在此谨对他们的信任表示衷心感谢！

在1982～2009年的近30年间，《医学与哲学》杂志以“医学诺贝尔奖述评”、“诺贝尔医学奖研究”、“诺贝尔奖研究”、“诺贝尔生理学/医学奖研究”专栏为主，以“医学方法论”、“医学人物”、“医学教育”、“医学史研究”、“医坛花絮”、“科研述评”、“专论”、“人才培养研究”、“研究生论坛”、“外论选载”、“书刊评介”、“学科前沿评述”、“中医药理论研究”、“读者来信”等专栏为辅，先后发表了130篇关于诺贝尔奖（几乎均为诺贝尔生理学或医学奖，个别为诺贝尔化学奖）的研究文章，其中主标题含“诺贝尔”一词的文章84篇，主标题不含、但副标题内含“诺贝尔”一词的文章28篇，主、副标题均不含、但文内涉及“诺贝尔”的文章18篇。

在我国现有6170余种学术期刊中，数十年坚持开设诺贝尔奖研究专栏的情况不明，但数十年坚持开设“诺贝尔生理学或医学奖”专栏的仅《医学与哲学》杂志一种。《医学与哲学》杂志如今已成长为中国科技论文期刊统计源期刊（中国科技核心期刊）、国家中文核心期刊、CSSCI（中文社会科学引文索引）扩展版来源期刊、国家医学指导类核心期刊、颇具国际影响的医学人文期刊，在近30年前于国内最早明确设立专栏引导、鼓励、支持和宣传对诺贝尔奖的有关研究，算是开了先河，是需要敏锐的意识和富有远见的战略眼光的。今天看来，它不仅引领了国内诺贝尔奖的有关问题的研究，促进了国内对于诺贝尔奖有关问题的研究高潮的形成，丰富了医学哲学的学科内容，更培养了一批专业人才，可谓视角独特而超前，意义多元而非凡。

我们从《医学与哲学》杂志光盘电子版中全面、系统地收集、整理了近30年来先后发表的130篇相关文章的全文，按照文丛结构完整、逻辑清晰和文章次序合理的总要求和分册语言通俗、趣味性强、故事性强、有启发性和略带反思性的要求，作了以下工作：①粗览全文，进行分类，初选出70余篇有代表性的文章；②依据各篇内在逻辑设计了本册的总体架构，又依总体架构初步编制了目录并酌情修改被收录论文标题；③按照主题将全册分为六篇，进行二次和三次遴选，除第一篇外，其余各篇均分列6篇左右文章，确定35篇入选，并依篇内逻辑排序；④撰写篇前语，对各篇文章的形式和正文内容酌情进行修改，保留了参考文献，删除了中英文摘要、关键词、中图分类号、首页下注、作者简介、收稿日期、责任编辑等；⑤将文内的“诺贝尔医学奖”、“生理学或医学诺贝尔奖”、“诺贝尔生理学和医学奖”、“诺贝尔生理学与医学奖”和“医学奖”等，均统一为“诺贝尔生理学或医学奖”；⑥将文内涉及的诺贝尔奖获得者姓名和英文人名统一改为汉译名，在文后附录《人名汉英对照表》；⑦早期发表论文的参考文献不够规范，未要求作者修正，保持原样。

诺贝尔生理学或医学奖的生存和发展史，是一个动态系统的演变过程。直接研究这个过程，从中感悟并探寻启示与智慧，是我们解决科学史和科学现实的必由之路，也是我国实现诺贝尔生理学或医学奖零的突破的必由之路。《医学与哲学》杂志在近30年发表的130篇相关研究论文，可以说都是这类探寻的感悟。在客观上这为我们的遴选带来了难度，限于主题和篇幅，以及对作者类别、单位和同一作者发文数量等的考虑，相当一部分文章被忍痛割爱了，还请这部分文章的作者见谅。部分入选文章被按照主题要求进行了修改，若有不当之处，亦请这部分文章的作者见谅。

在本册的编辑过程中，《医学与哲学》杂志主编杜治政教授、《医学与哲学》杂志常务副主编赵明杰教授、中国协和医科大学出版社社长袁钟教授，始终给予了关心和指导，付出了心血，在此一并表示衷心感谢。山西医科大学卫生事业管理专业2007级硕士研究生张持晨同学帮助从《医学与哲学》杂志光盘电子版上收集、整理、打印了全部130篇文章，负责编制了《人名汉英对照表》和文内人名的英译汉工作；山西医科大学生理学博士生导师张策教授在论文排序（第二篇）和个别论文取舍上提出了参考意见；山西医科大学国际合作交流处副处长、博士生樊清华和马丽娃教授帮助完成了《人名汉英对照表》中非诺贝尔奖获得者的汉译工作；山西医科大学校长办公室文印室马峻宝同志帮助录入了本册的全部文稿；山西医科大学卫生事业管理专业2007级硕士研究生张持晨、刘小敏、梁少宇、闫俊、韩瑜和张蔷蔷等同学帮助进行了校稿，在此一并致以诚挚的谢意。

由于编者才疏学浅，加之时间仓促，书中错误或纰漏在所难免，诚望各位专家和同仁不吝赐教，敬请广大读者批评指正。

或许，我们达到诺贝尔奖级科学研究水平的办法之一，就是从那些诺贝尔科学奖获得者的重大发现过程中找到些什么。如此一来，对于众多无法与诺贝尔科学奖获得者直接进行交流的人来说，这本书正好成为帮助他们架起寻找这些大师思维过程或从他们的重大发现过程中找到些什么的桥梁。

不论您过去是否有所感悟，相信通过本书呈现给您的这些感悟，会使您有新的感悟。或许，作为一个学者或未来的学者，您的创新就从这次感悟开始。

段志光

2009 年 10 月

于山西医科大学